全国中医药高职高专院校配套教材

供中医学、针灸推拿、中医骨伤、护理等专业用

西医内科学
学习指导与习题集

—— 第 3 版 ——

主　编　许幼晖

副主编　姜宇宙　张荣珍　金　笛　周向阳

编　者　（以姓氏笔画为序）

于晓斌（四川中医药高等专科学校）

邓建梅（江西中医药高等专科学校）

邢冬杰（山东中医药高等专科学校）

许幼晖（江西中医药高等专科学校）

杨　峥（保山中医药高等专科学校）

杨述之（湖南中医药高等专科学校）

张红珍（山西中医学院）

张荣珍（安徽中医药高等专科学校）

金　笛（湖北中医药高等专科学校）

周向阳（南阳医学高等专科学校）

姜宇宙（黑龙江中医药大学佳木斯学院）

童金生（广东医学院）

人民卫生出版社

图书在版编目（CIP）数据

西医内科学学习指导与习题集/许幼晖主编. —3
版. —北京：人民卫生出版社，2015（2024.8 重印）
ISBN 978-7-117-21657-9

Ⅰ.①西… Ⅱ.①许… Ⅲ.①内科学－医学院校－教
学参考资料 Ⅳ.①R5

中国版本图书馆 CIP 数据核字（2015）第 252676 号

人卫智网	www.ipmph.com	医学教育、学术、考试、健康， 购书智慧智能综合服务平台
人卫官网	www.pmph.com	人卫官方资讯发布平台

西医内科学学习指导与习题集
第 3 版

主　　编：许幼晖
出版发行：人民卫生出版社（中继线 010-59780011）
地　　址：北京市朝阳区潘家园南里 19 号
邮　　编：100021
E - mail：pmph @ pmph.com
购书热线：010-59787592　010-59787584　010-65264830
印　　刷：北京中科印刷有限公司
经　　销：新华书店
开　　本：787×1092　1/16　印张：15
字　　数：374 千字
版　　次：2005 年 12 月第 1 版　2015 年 12 月第 3 版
　　　　　2024 年 8 月第 3 版第 3 次印刷（总第10次印刷）
标准书号：ISBN 978-7-117-21657-9
定　　价：26.00 元
打击盗版举报电话：010-59787491　E-mail：WQ @ pmph.com
质量问题联系电话：010-59787234　E-mail：zhiliang @ pmph.com
数字融合服务电话：4001118166　E-mail：zengzhi @ pmph.com

本学习指导与习题集以第 3 版新教材为基础，以中医学类各专业《西医内科学》课程教学计划和教学大纲为依据，同时与国家中医执业助理医师考试大纲要求及题型衔接，根据目前国家中医执业助理医师考试大纲和第 3 版《西医内科学》教材的要求编写。

本书中各章节病证的学习重点、难点解析与学法指导的内容，主要根据学科特点进行设计和编排，与教学大纲紧密联系而又有区别。难点不一定是重点，重点不一定是难点，目的是通过学习指导与习题集帮助学生更好地把握。

本书中各章节病证均有习题。其中选择题作为本书习题部分的主要内容，采用 A 型题、B 型题。题中信息量大，通过设置似是而非的干扰答案，有利于考察分析问题、判断问题和解决问题的能力，也有利于客观评定学习成绩，此类选择题型已为国家执业助理医师准入资格考试笔试选用，也被当今各类考试广泛采用。但单一的选择题对考核诸如中医名词术语概念的理解记忆，对临床病例的综合分析应用，对基本理论知识的理解和运用等，难以完全取代。因此，根据西医内科学的学科特点，还设有名词解释、填空题、简答题、论述题、病案分析题等传统题型，以弥补选择题型的不足。

习题覆盖了教材 90％以上的内容，其中教学大纲要求掌握的内容占 60％左右，要求熟悉的内容占 30％左右，要求了解的内容在 10％以内。每节习题后配有参考答案，书末附有模拟试卷及答案，作为考试组卷参考。

本书与教材和教学大纲紧密联系，同时还注意与国家中医执业助理医师考试大纲的要求衔接。因此，本书既可作为学生学习、复习、自测的辅导用书，又可作为参加国家中医执业助理医师考试的参考资料。

本书在编写过程中，参考了一些相关试题资料，得到了各编写单位的支持，在此一并致以衷心的感谢。由于编写水平有限，书中恐有不足和错误之处，敬祈广大师生不吝指正，以便今后进一步修改。

《西医内科学学习指导与习题集》 编写委员会

2015 年 2 月

题型简介与解题说明

题型简介

按高职高专教育考试命题特点，根据试题的性质分客观性试题和主观性试题。本习题集包括选择题、名词解释、填空题、简答题和论述题（含病案分析题）。

【客观性试题】

包括选择题（最佳选择题、配伍选择题、多项选择题）、名词解释、填空题。

一、选择题

选择题由题干和若干个备选答案组成。

（一）最佳选择题（A 型题）

A_1 型题由 1 个题干和 5 个备选答案组成。备选答案中只有一个是最佳选择，称为正确答案，其余 4 个均为干扰答案。干扰答案或是完全不正确或是部分正确，相互排斥的答案可同时提供。这类试题常常具有比较意义，在答题时，应当找出最佳的或最恰当的备选答案，排除似乎有道理而实际是不恰当的选择。A_1 型题可用以考核对知识的记忆、理解和简单应用。

例 1. 引起慢性肺源性心脏病的主要病因是

    A. 慢支并发阻塞性肺气肿   B. 重症肺结核

    C. 肺炎球菌肺炎   D. 肺血管病变

    E. 胸廓疾病

A_2 型题（病历摘要型最佳选择题）的试题结构由 1 个叙述性题干（1 个小病例或 1 个问题情景）和 5 个备选答案组成。主要考核对知识的分析能力。

例 2. 患者女，45 岁，咳嗽 2 个月余，偶有痰中带血，近来出现低热，消瘦，食欲缺乏，查体右上肺叩诊浊音，呼吸音减弱，血沉 43mm/h，患者可能的诊断是

    A. 肺癌   B. 肺结核   C. 慢性支气管炎

    D. 肺炎球菌肺炎   E. 支气管扩张症

A_3 型题是病例组合题，题干为描述以病人为中心的临床情景，下设 2~3 个与病例有关的问题，并各具 5 个备选答案。病例中提供与回答问题相关的必要信息，每一问题互相独立，但答案都不脱离题干，用以考核对知识的分析水平和综合应用能力。

例 3. 患者，女，23 岁，多种药物过敏史，1 周前上呼吸道感染使用红霉素治疗。今天去公园游玩时突然喘憋、端坐呼吸、大汗，两肺满布哮鸣音。

  1. 此患者可能的诊断是

    A. 气道异物   B. 急性喉炎   C. 药物过敏

    D. 急性左心衰竭   E. 支气管哮喘

  2. 对此患者，下列处理措施哪项是错误的

A. 立即吸氧　　　　　　　　B. 快速静脉推注氨茶碱

C. 沙丁胺醇吸入　　　　　　D. 氢化可的松静脉点滴

E. 口服硝苯地平

从这一例题可以看出，每一问题都是根据病史所提供的材料提出的。显然，应尽量避免用相互依赖的考题，否则，如果对一个问题作出了错误选择，那么，对另一问题也将可能作出错误的选择。

（二）配伍选择题（B 型题）

B 型题由若干道考题共用一组选项（5 个）备选答案。每一道考题只能选择其中最合适的一个答案，而每个备选答案可选用一次，也可被重复选用，或一次也不被选用。主要考核对密切相关知识的辨析能力。B 型题与 A 型题的区别是：A 型题一道题配一组答案，B 型题则是若干道题共用一组答案。

例 4. A. 茶碱类　　　　B. β₂ 受体激动剂　　　　C. 抗胆碱能类药

D. 糖皮质激素　　E. 抗过敏药

1. 沙丁胺醇属于

2. 丙酸倍氯米松属于

3. 异丙托溴胺属于

二、名词解释

简要解释某一概念、基本原理及临床意义。主要考核对知识的记忆和理解。

三、填空题

提出一个不完整的陈述句，要求考生填写的必须是关键的、重要的字、词，可空一处，也可空几处。填空题除考核对知识的记忆和理解之外，也可考核对知识的应用能力。

【主观性试题】

包括简答题和论述题（含病案分析题）。

一、简答题

能将学过的两三个知识点围绕问题中心，用自己的语言扼要阐明。主要考核对知识的应用和分析、综合能力。

二、论述题（含病案分析题）

能将学过的多个知识点，综合运用到较复杂或较抽象的问题情景中去。着重考核综合应用、创见能力。问题有一定深度，并突出重点章节内容，理论联系实际可涉及教材内容之外，但应是已学习过的医学原理和临床实践中所共识的内容（病案分析题应密切结合临床实际）。

解题说明

【客观性试题】

按客观评分标准解题。

一、选择题

1. A 型题要求从备选答案中选出一个最佳答案。

2. B 型题要求从备选答案中选配一个最合适的答案。

二、名词解释

要求解说简明、正确，对概念或范畴的解释应概括其基本特征。

三、填空题

要求按空格出现先后、顺序列出答案。

【主观性试题】

一、简答题

要求围绕问题的中心作简明的阐述。

二、论述题（含病案分析题）

要求按解答方向，理论结合实际作扼要的分析、归纳、总结、评价或论证。能抓住有关要素融会贯通，论述深入确切。

目　录

第一章　呼吸系统疾病

学 习 重 点

1. **急性上呼吸道感染**　是最多发的疾病,重者给病人带来痛苦甚至引起其他疾病。掌握发生的原因,有助于对本病的预防。早期诊断和及时治疗能缩短病程,防止并发症的发生。

2. **急性气管-支气管炎**　是儿童和老年人的多发性疾病。熟悉该病的病因和诱发因素,有利于预防;掌握本病的主要临床表现对于早期诊断有积极意义;掌握本病的治疗措施,有助于缩短病程,预防并发症的发生。

3. **慢性支气管炎和慢性阻塞性肺疾病**　慢性阻塞性肺疾病是多发性疾病,患病率和病死率不断增高。掌握本病病因,有助于预防。早期诊断和早期治疗是本病的关键,能防止进一步发展成慢性肺源性心脏病。

4. **慢性肺源性心脏病**　在我国是一种常见病和多发病,发病缓慢,病程较长,反复发作逐渐加重。熟悉本病的发生和发展,对疾病的预防有积极的意义。正确及时诊断和治疗慢性肺源性心脏病可有效控制病情发展。

5. **支气管哮喘**　是呼吸系统常见的慢性疾病,发病率逐年增高,防治任务艰巨。掌握本病的本质、典型临床表现和诊断要点,有利于早期诊断;掌握哮喘的治疗原则和具体处理措施,有助于制定正确的防治方法。熟悉危重哮喘的处理,对于降低死亡率有积极的意义。

6. **肺炎**　以肺炎球菌肺炎为最常见。近年由于抗生素广泛应用,临床上以轻型或不典型者为常见。了解肺炎球菌肺炎的病因和诱因可以预防本病的发生。掌握本病典型的症状、体征和 X 胸片表现特征,有利于早期诊断;虽然本病多数预后良好,但年老体弱、原有慢性疾病、病情严重并发休克者预后较差。因此对本病需要给予积极治疗。

7. **肺结核**　是由结核杆菌侵袭肺引起的慢性传染病,主要传播途径是飞沫传染。掌握肺结核的传染源、传播途径对本病的防控有积极的意义,掌握肺结核的诊断和治疗可以使患者得到及时正确的治疗,使其早日康复。掌握大咯血的紧急处理措施,有助于降低病死率。

8. **原发性肺癌**　熟悉主要的病因有利于防控本病;掌握典型的临床表现和诊断的线索对于尽可能早期诊断有积极意义。

9. 掌握气胸的典型临床表现和 X 线胸片的表现特点,对于正确及时的诊断有重要作用;掌握张力性气胸的处理方法,能及时避免呼吸循环功能衰竭的发生。

10. 掌握呼吸衰竭的概念和动脉血气分析检查的标准;掌握慢性呼吸衰竭的治疗措施。

难 点 解 析

1. **急性上呼吸道感染**　是最常见的疾病,需要注意以下几个问题:

(1)急性上呼吸道感染的概念及其类型。

（2）急性上呼吸道感染每种类型多由哪种病原体感染引起,应该如何治疗。

2. **慢性阻塞性肺疾病** 是本章的一个难点,正确掌握有关知识,需要注意以下几个问题:

（1）慢性阻塞性肺疾病的概念及其所包括的范围。

（2）慢性阻塞性肺疾病的特征为气流受限不完全可逆,呈进行性发展。

3. **慢性肺源性心脏病** 也是本章的一难点,学习中要注意以下几点:

（1）涉及呼吸和循环两个系统的疾病,正确理解其概念是非常重要的。其概念是由支气管-肺组织、肺血管或胸廓的慢性病变引起肺组织结构和（或）功能异常,致肺血管阻力增加,肺动脉压力增高,使右心室射血阻力增大,导致右心室肥大甚至衰竭的疾病。

（2）右心室功能逐渐从代偿进展到失代偿,临床上表现为肺、心功能代偿期和失代偿期,由于此过程是逐渐移行发展,两期之间并无截然的清晰界限。

（3）对于慢性肺源性心脏病心力衰竭的治疗,强调以控制呼吸道感染、改善呼吸功能为主要治疗措施,慢性肺源性心脏病由于缺氧、二氧化碳潴留、感染等,对洋地黄类药物耐受性较差,易导致中毒。因此应慎用或不用。利尿剂可能导致水、电解质紊乱,也需要小心谨慎使用。

4. **支气管哮喘** 学习中需要注意以下几点:

（1）正确理解支气管哮喘的概念,强调是由多种炎性细胞参与的气道慢性炎症性疾病。这种炎症使易感者对各种激发因子具有气道高反应性,并引起气道狭窄。

（2）随着对支气管哮喘的病因和发病机理的深入研究,认识到哮喘是一种气道慢性炎症,并具有气道高反应性的临床特征,认为单独使用支气管舒张药物进行治疗是不够全面的。对于中、重度哮喘,仅仅靠规律地使用支气管舒张剂甚至有害,因为 β_2 受体激动剂无抗炎作用,单纯对症治疗会掩盖炎症发展,使气道高反应性加重,因而必须联合应用抗炎药物。

（3）危重症哮喘由于支气管痉挛程度较重,哮鸣音会减弱甚至消失,但呼吸困难和发绀却加重,甚至可能出现意识障碍。

5. **肺结核** 学习中需要注意以下几点:

（1）肺结核的病理改变:取决于结核杆菌的数量、毒力、机体抵抗力及对结核杆菌的过敏反应。其基本病变主要有渗出、增生和变质。三种病变多同时存在,一般以某种病变为主,但可相互转变。

（2）肺结核的分型:2004 年我国采用了新的结核病分类标准,突出了对痰结核分枝杆菌检查和化疗史的描述,取消按活动性程度及转归分期的分类。

（3）肺结核的治疗:强调治疗的目的是治愈病变、防止复发、消灭传染源。所有开放性肺结核患者都要加强隔离措施。治疗的主要方法是化学治疗,而传统的营养、休息等疗法仅起辅助作用。熟练掌握肺结核的化疗原则及一线抗结核药物的使用。

6. **呼吸系统疾病的合理氧疗** 氧疗是纠正机体缺氧的重要方法,但呼吸系统的慢性疾病(如 COPD、慢性肺源性心脏病、慢性呼吸衰竭等)在慢性缺氧的同时伴二氧化碳潴留时,由于主动脉体和颈动脉体的兴奋性主要依靠缺氧的刺激维持,因此不能高浓度吸氧,只能是持续低浓度低流量吸氧。

7. **呼吸系统疾病的抗生素合理使用** 感染是众多呼吸系统疾病加重或复发的主要原因。感染导致分泌物增多阻塞气道而影响通气和换气功能,加重缺氧甚至二氧化碳潴留,同时病原体产生的毒素等进一步损害组织器官,使病情加重。因此本系统疾病治疗中对感染的控制是最重要的治疗措施之一,力求及时、足量使用敏感抗生素,痰培养药物敏感试验是指导抗生素选择的重要手段。

学法指导

1. 及时复习呼吸系统的解剖知识,清楚呼吸系统的主要功能,明确通气和换气等基本概念,熟悉缺氧和二氧化碳潴留的主要表现。

2. 需要结合诊断学的有关知识,对呼吸系统疾病的常见症状和体征需要重点掌握和理解。

3. 维持呼吸道通畅是呼吸系统疾病治疗措施中的首要原则。使用敏感抗生素控制感染有利于减少痰液的分泌,使用祛痰剂、翻身、拍背以及体位引流和机械吸痰等均有利于痰液的排出,支气管舒张剂能解除因支气管平滑肌痉挛导致的气道阻塞,必要时气管插管或气管切开等处理措施,旨在维持呼吸道的通畅。

4. 对慢性肺源性心脏病的知识学习时,需要清楚肺动脉与右心室的关系,理解肺动脉高压是右心负荷增加的主要原因,是肺心病形成的先决条件。明确右心功能不全导致体循环淤血从而出现一系列的体征,与循环系统疾病章节中右心衰竭的临床表现基本相同。

5. 对肺结核的临床类型学习时,不能单纯阅读和记忆文字,一定要结合对应的示意图或在授课教师的指导下阅读典型的 X 线胸片。

6. Ⅰ型呼吸衰竭由于发病急,往往以缺氧为主,二氧化碳潴留较少,可以给以高浓度、高流量间断吸氧。Ⅱ型呼吸衰竭时由于有慢性缺氧和长期的二氧化碳潴留,主动脉体和颈动脉体的兴奋性主要依靠缺氧的刺激维持,因此只能给予持续低浓度(浓度<35%)低流量吸氧,既可解除严重缺氧,保持机体基本代谢和生理功能,又可维持缺氧对外周化学感受器的刺激作用。

习　题

一、选择题

【A₁型题】

1. 普通感冒多由哪种病原体感染引起
   A. 鼻病毒　　　　　　B. 溶血性链球菌　　　　　C. 金黄色葡萄球菌
   D. 衣原体　　　　　　E. 支原体

2. 普通感冒的自然病程一般为
   A. 1~2 天　　　　　　B. 2~3 天　　　　　　　　C. 5~7 天
   D. 10~15 天　　　　　E. 1~2 月

3. 急性咽-扁桃体炎多由哪种病原体感染引起
   A. 金黄色葡萄球菌　　B. 溶血性链球菌　　　　　C. 鼻病毒
   D. 衣原体　　　　　　E. 支原体

4. 能引起急性气管-支气管炎的病因是
   A. 病原体感染　　　　B. 血脂升高　　　　　　　C. 高血压
   D. 中老年人　　　　　E. 饮酒

5. 急性气管-支气管炎的主要表现是
    A. 咳嗽、咯血   B. 咳痰、咯血   C. 咳嗽、咳痰
    D. 高热、胸痛   E. 呼吸困难

6. 急性气管-支气管炎胸部 X 线检查大多数表现为
    A. 大片均匀致密阴影   B. 斑片状阴影   C. 条索状阴影
    D. 卷发状阴影   E. 肺纹理增强

7. 慢性支气管炎典型肺部 X 线表现是
    A. 无特殊征象   B. 双肺纹理增粗、紊乱
    C. 肺野透光度增高   D. 膈肌下降
    E. 胸廓扩张,肋间隙增宽

8. 慢性支气管炎主要的临床表现是
    A. 咳嗽、咯血   B. 咳痰、咯血   C. 高热、胸痛
    D. 咳嗽、咳痰或喘息   E. 呼吸困难

9. 慢性支气管炎的诊断标准是
    A. 每年发病持续 3 个月,连续 3 年或以上
    B. 每年发病持续 3 个月,连续 2 年或以上
    C. 每年发病持续 2 个月,连续 3 年或以上
    D. 每年发病 2 个月,连续 2 年或以上
    E. 发病连续 5 年以上

10. 慢性阻塞性肺疾病发生发展的重要因素是
    A. 长期吸烟   B. 感染   C. 理化刺激
    D. 寒冷气候   E. 过敏因素

11. 慢性阻塞性肺疾病痰液的性状一般是
    A. 多为血丝   B. 均为脓痰   C. 白色黏痰
    D. 粉红色痰   E. 血性黏痰

12. 慢性阻塞性肺疾病祛痰镇咳,**不宜**选用的药物是
    A. 氯化铵   B. 溴己新   C. 可待因
    D. 棕色合剂   E. 甘草片

13. 引起慢性肺源性心脏病的主要病因是
    A. 慢支并发阻塞性肺气肿   B. 重症肺结核
    C. 肺炎球菌肺炎   D. 肺血管病变
    E. 胸廓疾病

14. 提示右心室肥大的体征是
    A. 心界向左下移位   B. 心音遥远
    C. 剑突下明显心脏搏动   D. 桶状胸
    E. 肺动脉瓣区第二心音亢进

15. 慢性肺心病的诊断主要依靠
    A. 长期吸烟
    B. 咳嗽、心率增快、心脏扩大
    C. 杵状指、口唇发绀

    D. 肺气肿体征

    E. 慢性胸肺疾病史、肺动脉高压、右心扩大等表现

16. 慢性肺心病肺动脉高压的主要形成机制是

    A. 肺小动脉闭塞

    B. 缺氧致肺小动脉收缩

    C. 肺泡壁毛细血管床减少

    D. 血容量增加,血液黏稠度增高

    E. 肺泡内压力增加,压迫肺泡壁毛细血管

17. 慢性肺心病呼吸衰竭时,下列哪项**不正确**

    A. 明显发绀　　　　　B. $PaCO_2$ 为 60mmHg　　　C. pH 为 7.36

    D. 肺部明显湿啰音　　E. PaO_2 为 89mmHg

18. 慢性肺心病死亡的主要原因是

    A. 肺部感染　　　　　B. 呼吸衰竭　　　　　C. 心力衰竭

    D. 酸碱平衡紊乱　　　E. 肺性脑病

19. 肺性脑病不能吸入高浓度氧气,主要是因为

    A. 缺氧

    B. 引起氧中毒

    C. 使二氧化碳排出过快

    D. 解除了主动脉体和颈动脉体的兴奋性

    E. 诱发代谢性酸中毒

20. 肺性脑病的主要症状是

    A. 呼吸困难　　　　　B. 咳嗽、咳痰　　　　C. 头痛、头晕

    D. 精神神经症状　　　E. 心力衰竭

21. 超声心动图提示右心室内径增大是指内径

    A. ≥10mm　　　　　B. ≥15mm　　　　　C. ≥20mm

    D. ≥25mm　　　　　E. ≥30mm

22. 肺心病心力衰竭时在哪种情况下使用强心剂

    A. 心率大于 120 次/分　　　　B. 两肺底湿啰音

    C. 气急发绀明显　　　　　　　D. 肺动脉高压

    E. 感染控制,利尿剂无效

23. 支气管哮喘的典型表现是

    A. 咳嗽、咳痰　　　　B. 咯血　　　　　　　C. 呼气性呼吸困难

    D. 吸气性呼吸困难　　E. 夜间阵发性呼吸困难

24. 判定支气管哮喘疗效最有意义的指标是

    A. 肺活量　　　　　　　　　　B. 嗜酸性粒细胞数

    C. 症状和体征　　　　　　　　D. 血气分析

    E. X 线肺野透亮度的变化

25. 支气管哮喘的主要体征是

    A. 两肺广泛哮鸣音　　B. 两肺广泛干湿啰音　　C. 心率增快

    D. 右心室肥大　　　　E. 气管移位

26. 血液检查对诊断支气管哮喘有价值的是
    A. 白细胞总数增高　　　B. 中性粒细胞增高　　　C. 嗜碱性粒细胞增高
    D. 嗜酸性粒细胞增高　　E. 红细胞降低

27. 支气管哮喘与心源性哮喘一时难以鉴别时可用下列哪种药物缓解
    A. 心得安　　　　　　　B. 肾上腺素　　　　　　C. 氨茶碱
    D. 去甲肾上腺素　　　　E. 吗啡

28. 抑制气道炎症目前最常用的药物是
    A. 糖皮质激素　　　　　B. 沙丁胺醇　　　　　　C. 氨茶碱
    D. 抗生素　　　　　　　E. 酮替酚

29. 当前控制支气管哮喘发作最有效的药物是
    A. 糖皮质激素　　　　　B. 茶碱类　　　　　　　C. 抗过敏类
    D. 抗胆碱能类　　　　　E. β_2受体激动剂

30. 哮喘患者气道高反应性的最重要因素是
    A. 变态反应　　　　　　　　　　　　B. 气道炎症
    C. 迷走神经功能亢进　　　　　　　　D. 遗传因素
    E. β-肾上腺素能受体功能低下

31. 支气管扩张的临床特征是
    A. 慢性咳嗽、大量脓痰、高热
    B. 慢性咳嗽、大量咯血、严重贫血
    C. 大量咯血、大量脓痰、严重贫血
    D. 慢性咳嗽、大量脓痰、反复咯血
    E. 大量脓痰、反复咯血、消瘦

32. 支气管扩张大咯血的原因是
    A. 动脉终末支扩张形成动脉瘤　　　B. 病灶部位毛细血管通透性增高
    C. 支气管壁破坏　　　　　　　　　D. 感染所致黏膜充血水肿
    E. 慢性溃疡侵蚀肺小血管

33. 确诊支气管扩张的检查方法是
    A. 血液常规　　　　　　B. B超　　　　　　　　C. 胸部X线
    D. 肺部CT　　　　　　　E. 痰液检查

34. 医院内获得性肺炎,最常见的致病菌是
    A. 真菌　　　　　　　　B. 肺炎球菌　　　　　　C. 厌氧菌
    D. 葡萄球菌　　　　　　E. 革兰阴性杆菌

35. 关于肺炎球菌性肺炎的治疗方法,下列各项中,哪项**不正确**
    A. 卧床休息,支持疗法
    B. 首选青霉素
    C. 青霉素过敏者选用红霉素
    D. 抗菌疗程一般为5～7天
    E. X线胸片示阴影消散后停用抗生素

36. 肺炎球菌肺炎发热的热型多是
    A. 弛张热　　　　　　　B. 回归热　　　　　　　C. 波状热

　　　D. 不规则热　　　　　　　E. 稽留热

37. 肺炎球菌肺炎主要表现**不包括**

　　A. 寒战高热　　　　　B. 咳粉红色泡沫痰　　　　C. 胸痛

　　D. 咳嗽　　　　　　　E. 痰中带血

38. 肺炎球菌肺炎产生铁锈色痰的最主要的原因是

　　A. 痰内混有巨噬细胞

　　B. 痰内有大量红细胞

　　C. 大量白细胞的分解产物

　　D. 红细胞破坏后释放出的含铁血黄素

　　E. 白细胞和红细胞混合的产物

39. 肺炎球菌通过哪一条途径扩散而使整个肺叶发生实变

　　A. 沿淋巴管扩散　　　　　　　　B. 经支气管扩散

　　C. 经 Cohn 孔扩散　　　　　　　D. 血行播散

　　E. 细菌荚膜直接侵袭破坏细胞

40. 肺炎球菌肺炎的临床体征**不包括**

　　A. 语颤增强　　　　　　　　　　B. 叩诊清音

　　C. 呼吸音减弱　　　　　　　　　D. 散在湿啰音

　　E. 可闻及支气管呼吸音

41. 肺炎出现感染性休克的**错误**治疗有

　　A. 补充血容量　　　　B. 应用多巴胺　　　　C. 使用大量抗生素

　　D. 使用速尿　　　　　E. 防止心肾功能不全

42. 肺炎球菌肺炎治疗首选抗菌药物是

　　A. 庆大霉素　　　　　B. 红霉素　　　　　　C. 青霉素

　　D. 林可霉素　　　　　E. 磺胺药

43. 治疗金黄色葡萄球菌肺炎首选抗生素是

　　A. 苯唑西林　　　　　B. 青霉素　　　　　　C. 哌拉西林

　　D. 丁胺卡那　　　　　E. 红霉素

44. 治疗肺炎杆菌肺炎首选抗生素是

　　A. 林可霉素　　　　　B. 氨基糖苷类　　　　C. 青霉素

　　D. 磺胺药　　　　　　E. 红霉素

45. 肺炎球菌肺炎患者在抗生素治疗下,体温接近正常后又升高,白细胞增多,首先考虑是

　　A. 细菌产生耐药　　　B. 抗生素用量不足　　　C. 药物热

　　D. 出现并发症　　　　E. 加用退热药

46. 肺癌最常见的类型是

　　A. 鳞状上皮细胞癌　　B. 腺癌　　　　　　　C. 小细胞未分化癌

　　D. 大细胞未分化癌　　E. 肺泡癌

47. 确诊肺癌主要依靠

　　A. 咳嗽、痰中带血　　　　　　　B. 消瘦、贫血、呼吸困难

　　C. 胸部 X 线检查　　　　　　　　D. 胸部 CT 检查

E. 痰细胞学或纤维支气管镜检查

48. 40 岁以上有长期吸烟史患者,在肺部同一部位反复发生感染,应首先考虑
    A. 肺结核　　　　　　　B. 迁延性肺炎　　　　　C. 肺不张
    D. 肺癌　　　　　　　　E. 胸膜炎

49. **不属于**中央型肺癌 X 线检查表现特点的是
    A. 癌瘤呈毛刺状阴影　　B. 阻塞性肺气肿　　　　C. 阻塞性肺不张
    D. 阻塞性肺炎　　　　　E. 纵隔肿块

50. 下列哪一种类型肺癌对化学药物治疗效果最敏感
    A. 鳞状上皮癌　　　　　B. 腺癌　　　　　　　　C. 小细胞肺癌
    D. 大细胞肺癌　　　　　E. 肺泡癌

51. 肺癌最常见的早期症状是
    A. 胸痛　　　　　　　　B. 低热　　　　　　　　C. 痰中带血
    D. 喘鸣　　　　　　　　E. 咳嗽

52. 肺癌最常见的肺外表现是
    A. 杵状指(趾)　　　　　B. 内分泌紊乱综合征　　C. 神经肌肉综合征
    D. Horner 综合征　　　　E. 库欣综合征

53. 肺结核的呼吸系统症状有
    A. 咳嗽、咳痰　　　　　B. 消瘦　　　　　　　　C. 低热
    D. 乏力　　　　　　　　E. 盗汗

54. 以下哪些检查对肺结核的诊断具有临床价值
    A. X 线检查　　　　　　B. B 型超声检查　　　　C. 红细胞计数
    D. 血小板计数　　　　　E. 白细胞计数

55. 抢救肺结核空洞大咯血窒息的关键措施是
    A. 静脉推注垂体后叶素　　　　　B. 解除呼吸道梗阻
    C. 吸氧　　　　　　　　　　　　D. 输血
    E. 静脉滴注呼吸兴奋剂

56. 继发性肺结核最常见的类型是
    A. 原发型肺结核　　　　　　　　B. 浸润型肺结核
    C. 血行播散型肺结核　　　　　　D. 慢性纤维空洞型肺结核
    E. 粟粒型肺结核

57. 下列各项中,哪种药物对早期结核的杀菌力作用最强
    A. 异烟肼　　　　　　　B. 利福平　　　　　　　C. 链霉素
    D. 吡嗪酰胺　　　　　　E. 乙胺丁醇

58. 肺结核大咯血的处理,下列哪项**不妥**
    A. 呼吸兴奋剂　　　　　B. 镇静止咳　　　　　　C. 吸氧、止血
    D. 输血　　　　　　　　E. 保持呼吸道通畅

59. 肺结核大咯血应采取
    A. 患侧卧位　　　　　　B. 健侧卧位　　　　　　C. 仰卧位
    D. 坐位　　　　　　　　E. 俯卧位

60. 肺结核传播的主要途径是

A. 饮用未消毒的牛奶　　　B. 呼吸道飞沫传播　　　C. 外伤

D. 泌尿系传播　　　E. 输血

61. 判断肺结核病人有无传染性,最主要的是

A. 肺部有无空洞　　　B. 痰中带血　　　C. 痰中找到结核菌

D. 结核菌素试验阳性　　　E. 消瘦、血沉增快

62. 鉴别结核性胸膜炎与恶性胸腔积液的主要指标是

A. 是否为血性胸腔积液　　　B. 肺内有无结核病灶

C. 胸腔积液细胞学和细菌学检查　　　D. 胸腔积液增长速度

E. 全身中毒症状的轻重

63. 判断恶性胸腔积液的最重要根据是

A. 血性胸腔积液　　　B. LDH 升高　　　C. ADA 不高

D. 病理细胞学检查　　　E. 胸水蛋白质 34g/L

64. **不属于**气胸临床体征的是

A. 患侧胸廓饱满、叩诊呈鼓音　　　B. 呼吸运动减弱

C. 语颤减弱　　　D. 纵隔向健侧移位

E. 可闻及湿啰音

65. 气胸治疗主要方法是

A. 抗感染　　　B. 止咳　　　C. 吸氧

D. 镇静　　　E. 排气

66. 慢性呼吸衰竭最常见的病因是

A. 慢性阻塞性肺病　　　B. 支气管哮喘　　　C. 细菌性肺炎

D. 肺结核　　　E. 原发性支气管肺癌

67. 对慢性呼吸衰竭,失代偿性呼吸性酸中毒的处理原则,最重要的是

A. 改善通气功能,增加通气量　　　B. 持续低流量给氧

C. 积极控制感染　　　D. 补充碳酸氢钠

E. 治疗原发病

68. 慢性呼吸衰竭病人,给氧 3 小时后出现呼吸变浅、变慢、暂停。首选的治疗措施是

A. 用人工呼吸机　　　B. 使用呼吸兴奋剂　　　C. 高频通气给氧

D. 广谱抗生素加大剂量　　　E. 使用皮质激素

69. 对 I 型呼吸衰竭吸氧的原则是

A. 高浓度间断吸氧　　　B. 持续低流量给氧　　　C. 间断低流量吸氧

D. 持续高流量给氧　　　E. 高压氧治疗

70. 慢性呼吸衰竭时何种情况使用呼吸兴奋剂

A. CO_2 潴留

B. 呼吸中枢兴奋性降低,CO_2 潴留明显,气道通畅

C. 呼吸道阻塞

D. 严重缺氧

E. 肺性脑病

【A₂ 型题】

71. 女性,55 岁,咳嗽,咳痰 10 余年,近 2 月来症状加重,出现呼吸困难、发绀、腹胀、下

肢浮肿,诊断考虑是

　　A. 肺结核　　　　　　B. 支气管哮喘　　　　C. 慢性肺源性心脏病

　　D. 肾小球肾炎　　　　E. 肝硬化

72. 女性,59岁,间断咳嗽、咳痰20余年,活动后气喘4年。近1周来,咳嗽,咳脓性痰,气喘加重,心慌,尿少,双下肢浮肿,以下治疗方案最重要的是

　　A. 利尿消肿　　　　　B. 应用呼吸兴奋剂　　C. 使用血管扩张剂

　　D. 镇咳祛痰　　　　　E. 控制肺部感染

73. 男性患者,56岁,有高血压及慢支病史多年。昨夜睡眠中突然出现气促、胸闷、端坐呼吸、咳泡沫样痰,血压升高200/130mmHg,治疗时下列哪种药物**禁用**

　　A. 吗啡　　　　　　　B. 氨茶碱　　　　　　C. 西地兰

　　D. 硝普钠　　　　　　E. 地塞米松

74. 慢性肺心病呼吸衰竭患者,血气分析结果动脉血 $PaCO_2$ 为84mmHg, PaO_2 为49mmHg,宜采用下列何种治疗措施

　　A. 高浓度氧疗

　　B. 呼吸中枢兴奋剂

　　C. 持续低浓度氧疗

　　D. 面罩吸氧

　　E. 持续低浓度氧疗加呼吸中枢兴奋剂

75. 患者有慢性肺源性心脏病10余年,现出现明显呼吸困难,发绀,考虑已发生慢性呼吸衰竭,最支持诊断的检查结果是

　　A. 红细胞增多　　　　　B. X线提示肺气肿

　　C. PaO_2 低于60mmHg　　D. 血 pH<7.35

　　E. 二氧化碳结合力增高

76. 45岁,男性,吸烟20年,近日高热,咳嗽,胸痛,X线示左中肺大片均匀致密阴影,诊断首先考虑是

　　A. 急性支气管炎　　　B. 肺炎球菌肺炎　　　C. 肺脓肿

　　D. 浸润型肺结核　　　E. 周围型肺癌

77. 患者,男性,26岁,2天前受凉,突然畏寒,发热,右上腹痛,呕吐,气急,咳嗽,咳铁锈痰,四肢厥冷。心率140次/分,BP 70/40mmHg,最可能的诊断是

　　A. 结核性胸膜炎　　　B. 急性胰腺炎　　　　C. 肺炎并发感染性休克

　　D. 急性心肌梗死　　　E. 胃溃疡穿孔

78. 患者女,45岁,咳嗽2月余,偶有痰中带血,近来出现低热,消瘦,食欲不振,查体右上肺叩诊浊音,呼吸音减弱,血沉43mm/h,患者可能的诊断是

　　A. 慢性支气管炎　　　B. 肺结核　　　　　　C. 肺癌

　　D. 肺炎球菌肺炎　　　E. 支气管扩张症

79. 女性患者,24岁,咳嗽,痰中带血半月,X线摄片示右肺斑片状模糊阴影,右中肺可见1.0cm×1.5cm薄壁空洞,痰涂片结核杆菌(+),诊断考虑是

　　A. 原发型肺结核　　　B. 血行播散型肺结核　　C. 继发型肺结核

　　D. 结核性胸膜炎　　　E. 原发性支气管肺癌

80. 患者男性,20岁,低热、盗汗、干咳伴疲乏无力半月,近1周患者又觉气促、胸闷,X

线提示右侧胸腔中量积液,诊断考虑是

  A. 右侧肺脓肿   B. 结核性胸膜炎   C. 化脓性胸膜炎

  D. 风湿性胸膜炎   E. 癌性胸膜炎

81. 患者,48 岁,体检中发现左肺下叶外带有一淡薄边界不清的圆形阴影,为明确诊断,简单而重要的检查方法是

  A. 磁共振显像   B. 支气管造影

  C. 纤维支气管镜检查   D. 痰脱落细胞检查

  E. 电子计算机 X 线体层扫描

82. 男性,65 岁,不明原因咳嗽 2 个月,1 周前出现右侧上眼睑下垂,眼球内陷,瞳孔缩小,X 线检查示右肺尖部有一密度增高阴影,最可能的临床诊断是

  A. 继发型肺结核   B. 中央型肺癌   C. 肺上沟癌

  D. 转移性肺癌   E. 肺脓肿

83. 男性,60 岁,刺激性咳嗽,痰中带血丝 2 个月,胸部 CT 显示右肺上叶近肺门处有一6cm×5cm 的肿块,边缘不锐利,肿块内有偏心厚壁空洞,最可能的诊断是

  A. 肺鳞癌   B. 肺腺癌   C. 小细胞肺癌

  D. 肺脓肿   E. 脓胸

84. 男,50 岁,咳嗽伴声音嘶哑 3 个月,右锁骨下窝触及一个肿大的淋巴结,质硬无压痛。提示该患者的诊断是

  A. 喉炎   B. 肺癌   C. 胃癌

  D. 鼻咽癌   E. 肺结核

85. 男性,64 岁,吸烟史 40 年,近半年有咳痰,痰中带血丝,近 3 个月出现声音嘶哑,查体右锁骨上窝触及一约 2cm×2cm 之肿大淋巴结,质硬,无压痛,则可能为

  A. 喉返神经损伤   B. 咽喉炎   C. 小叶性肺炎

  D. 肺癌   E. 肺结核

86. 患者,男性,65 岁,低热,咳嗽并痰中带血丝 3 个月。胸片显示左肺上叶不张,少量胸腔积液。为明确诊断,进一步检查应首选

  A. 胸部 CT   B. 剖胸探查

  C. 支气管镜检查   D. 胸腔镜检查

  E. 经胸壁穿刺活组织检查

87. 男,60 岁,发现左肺门区肿块 5 个月,近 1 个月来出现声嘶、吞咽困难,痰液细胞学检查发现鳞癌细胞。治疗选择应是

  A. 手术治疗   B. 化学治疗   C. 放射治疗

  D. 中医中药   E. 免疫治疗

88. 男性,52 岁,肺气肿病人,剧烈咳嗽后,突然出现呼吸困难,大汗、发绀,最可能的诊断是

  A. 急性肺水肿   B. 急性心肌梗死   C. 自发性气胸

  D. 支气管肺炎   E. 肺栓塞

89. 患者因突发性胸痛、呼吸困难,右侧胸廓饱满,气管向左侧移位,诊断考虑是

  A. 结核性胸膜炎   B. 心包炎   C. 急性肺水肿

  D. 呼吸衰竭   E. 气胸

90. 男性,45 岁,因肺创伤后突然出现极度呼吸困难,大汗,发绀,伤侧胸部饱满,肋间隙增宽,叩诊鼓音,听诊呼吸音消失。最可能的诊断是

    A. 闭合性气胸　　　　　B. 张力性气胸　　　　　C. 交通性气胸

    D. 脓气胸　　　　　　　E. 胸腔积液

【A_3 型题】

(91~92 题题干)

患者,男性,65 岁,慢性肺心病 7 年,一周前受凉感冒后,出现咳嗽,黄痰,呼吸困难,近 2 天来语言混乱,时有烦躁,昨晚开始嗜睡。血气分析:PaO_2 46mmHg,$PaCO_2$ 87mmHg。

91. 患者最可能的诊断是

    A. 肺心病合并肺部感染　　　　　　B. 肺心病,低氧血症

    C. 肺心病,老年痴呆　　　　　　　D. 肺性脑病

    E. 慢性阻塞性肺病

92. 对此患者,下列处理哪项**不正确**

    A. 立即大量吸氧　　　　　　　　　B. 使用抗生素

    C. 使用呼吸兴奋剂　　　　　　　　D. 使用碳酸氢钠

    E. 祛除痰液,保持气道通畅

(93~94 题题干)

患者,女,23 岁,多种药物过敏史,一周前上呼吸道感染使用红霉素治疗。发病当天去公园游玩时突然喘憋,端坐呼吸,大汗,两肺满布哮鸣音。

93. 此患者可能的诊断是

    A. 气道异物　　　　　　B. 急性喉炎　　　　　　C. 药物过敏

    D. 急性左心衰竭　　　　E. 支气管哮喘

94. 对此患者,下列处理措施,哪项是**错误**的

    A. 立即吸氧　　　　　　　　　　　B. 快速静脉推注氨茶碱

    C. 补液　　　　　　　　　　　　　D. 沙丁胺醇吸入

    E. 氢化可的松静脉点滴

(95~96 题题干)

患者女,27 岁,近 2 个月来经常咳嗽,有时痰中带血,伴午后低热,乏力,青霉素等抗生素治疗无效。

95. 应首先考虑的诊断是

    A. 慢性支气管炎　　　　B. 病毒性肺炎　　　　　C. 肺癌

    D. 肺结核　　　　　　　E. 急性支气管炎

96. 对此患者,下列哪项检查对确诊最有帮助

    A. 结核菌素试验　　　　B. 胸部 X 线检查　　　　C. 痰液中找癌细胞

    D. 痰液中找结核菌　　　E. 肺扫描

(97~98 题题干)

患者女性,55 岁,反复发作咳嗽、咳痰 20 余年,近日出现严重呼吸困难,发绀,双下肢明显水肿。

97. 该患者的完整诊断是

    A. 支气管哮喘

B. 肺性脑病

C. 支气管肺癌

D. 慢性呼吸衰竭

E. 慢性阻塞性肺病、慢性肺源性心脏病

98. 对此患者,下列哪项检查对确诊最有帮助

    A. 胸部 X 线检查　　　　　　B. 痰结核菌检查

    C. 肺功能及超声心动图检查　　D. 血常规检查

    E. 痰脱落细胞学检查

(99～100 题题干)

患者男性,30 岁,自幼体弱,反复发作呼吸道感染,近 2 月来出现咳嗽,黄脓痰,并有咯血,每次数十毫升,每日数次。

99. 根据病史,此患者最可能的诊断是

    A. 继发型肺结核　　　　　　B. 支气管扩张

    C. 原发性支气管肺癌　　　　D. 急性支气管炎

    E. 支气管哮喘

100. 该患者正确的处理是

    A. 镇静止咳　　　B. 应用垂体后叶素　　　C. 应用西咪替丁

    D. 输血　　　E. 应用呼吸兴奋剂

(101～102 题题干)

患者男性,50 岁,吸烟 30 年,2 个月前因咳嗽、发热,经胸部透视发现右肺上叶段性肺炎,经抗生素治疗后体温正常,病灶吸收。近 2 周咳嗽加重,痰量不多,偶有痰中带血,伴消瘦,胸透右上肺又出现炎症。

101. 这种情况下考虑首选哪种检查

    A. 痰细菌培养　　　B. 纤维支气管镜检查　　　C. 结核菌素试验

    D. 胸部 CT　　　E. 痰霉菌涂片

102. 对此病人,可能的诊断是

    A. 肺炎球菌肺炎　　　B. 肺脓肿　　　C. 原发性支气管肺癌

    D. 支气管扩张　　　E. 肺结核

(103～104 题题干)

患者男性,67 岁,慢性肺心病病史多年。3 天前,受凉感冒后,咳喘加重,大量脓痰,发热,烦躁,今日出现神志模糊,嗜睡,血压 100/60mmHg,神经系统检查未见明显异常。

103. 病人最可能的诊断是

    A. 肺心病合并休克　　　　　　B. 肺心病、肺性脑病

    C. 肺心病并发 DIC　　　　　　D. 肺心病合并急性脑血管病

    E. 肺心病并发消化道出血

104. 这种情况下考虑首选哪种检查

    A. 粪便隐血培养　　　B. 纤维支气管镜检查　　　C. 动脉血气分析

    D. 头颅 CT　　　E. 血常规检查

【B 型题】

(105～106 题共用备选答案)

A. 支气管哮喘　　　　B. 支气管扩张　　　　C. 急性气管-支气管炎

D. 支气管肺癌　　　　E. 肺炎球菌肺炎

105. 两肺哮鸣音及湿性啰音,呼气延长

106. 咳铁锈色痰

(107～109 题共用备选答案)

A. 痰量以清晨较多　　　B. 白色泡沫痰　　　　C. 痰中带血

D. 大量脓臭痰　　　　　E. 粉红色泡沫痰

107. 肺结核

108. 心源性哮喘

109. 支气管哮喘

(110～112 题共用备选答案)

A. X 线示双肺纹理增多、紊乱

B. X 线示双肺透光度增强,膈肌下降

C. X 线示下肺片状、边缘模糊阴影

D. X 线示肺门圆形分叶状阴影

E. X 线示肺尖絮状模糊阴影

110. 阻塞性肺气肿

111. 肺结核

112. 肺炎球菌肺炎

(113～114 题共用备选答案)

A. 结核菌素试验　　　　　　B. 痰液结核菌检查

C. 胃洗涤液找结核菌　　　　D. 胸部 X 线检查

E. 纤维支气管镜检查

113. 确诊肺结核主要依靠

114. 肺结核分型主要依靠

(115～116 题共用备选答案)

A. 肺性脑病　　　　　　　　B. 酸碱平衡失调及电解质紊乱

C. 心律失常　　　　　　　　D. 感染性休克

E. 消化道出血

115. 慢性肺心病患者死亡的主要原因是

116. 肺炎球菌肺炎的严重并发症是

(117～118 题共用备选答案)

A. 血常规　　　　　B. 心电图　　　　　C. 肺功能检查

D. 胸部 X 线　　　　E. 血气分析

117. 诊断慢阻肺主要依靠

118. 诊断呼吸衰竭主要依靠

(119～120 题共用备选答案)

A. 闭合性气胸　　　　B. 张力性气胸　　　　C. 交通性气胸

D. 脓气胸　　　　　　E. 血气胸

119. 通常先有气促,数小时后渐趋平稳

120. 迅速出现严重呼吸循环障碍

二、名词解释

1. 急性上呼吸道感染
2. 慢性阻塞性肺疾病
3. 慢性肺源性心脏病
4. 肺性脑病
5. 支气管哮喘
6. 气道高反应性(AHR)
7. 干性支气管扩张
8. 肺炎球菌肺炎
9. 原发综合征
10. 自发性气胸
11. 呼吸衰竭
12. DOTS策略

三、填空题

1. 呼吸系统是由_____和_____两个主要部分组成,呼吸系统的主要功能是进行_____,即不断地吸入组织代谢所需要的_____,呼出体内的_____。

2. 呼吸系统疾病常见的症状有_____,_____,_____,_____,_____。

3. 急性上呼吸道感染的临床表现类型有_____,_____,_____,_____,_____。

4. 咳大量脓臭痰多见于_____;铁锈色痰见于_____;胶冻样痰见于_____;痰有恶臭气味提示_____。

5. 急性气管-支气管炎临床主要症状有_____和_____。

6. 慢性阻塞性肺疾病是一种具有_____特征的肺部疾病,常见并发症有_____、_____、_____等。

7. 慢性肺源性心脏病在肺、心功能代偿期的临床表现主要是_____,常有_____体征。偶有肺动脉瓣区第二心音亢进。如剑突下见明显心脏搏动,提示有_____。常由于_____而诱发肺、心功能失代偿,此期主要表现是_____和_____。

8. 慢性肺源性心脏病最常见的并发症是_____,首要的死亡原因是_____,急性加重期治疗的关键是_____。

9. 支气管哮喘是由多种炎性细胞参与的气道慢性炎症,这种炎症使易感者对各种激发因子具有_____,并引起气道狭窄。临床表现为反复发作性的_____呼吸困难、胸闷或咳嗽等症状,常在_____发作、加剧,多数患者可_____或经治疗缓解。

10. 控制哮喘急性发作的首选药物是_____,当前防治哮喘最有效的药物是_____。

11. 支气管扩张临床主要表现为_____、_____、_____。儿童及青年期发病较多,与儿童期_____有密切联系。

12. 支气管扩张的重要发病因素是_____和_____。

13. 肺炎是指_____的炎症,病因以_____最常见,如细菌、病毒、支原体等;也可由理化因素、过敏、药物等引起。_____是最常见的肺炎,约占肺炎的80%。目前细菌性肺炎按病原体的获得方式可分为两大类:_____和_____。

14. 肺炎球菌肺炎临床上以突发高热、寒战、咳嗽、胸痛、咳_____痰、_____体征等为其特征。治疗的关键是_____。

15. 休克型肺炎抗休克的措施有_____、_____、_____、_____等;抗感染时抗生素使用的原则_____、_____、_____。

16. 金黄色葡萄球菌肺炎是由金葡菌引起的急性肺化脓性炎症。金葡菌侵入肺内的主要途径有_____、_____。确诊的主要依据是_____,抗菌药物宜选用_____或_____。

17. 克雷白杆菌肺炎也称_____肺炎,是由克雷白杆菌引起的急性肺部炎症。好发于_____男性。临床主要表现有高热、咳嗽、咳_____痰、胸痛、发绀、呼吸困难等。抗菌药物宜选用_____。

18. 目前公认引起肺癌的重要危险因素是_____,最常见的早期症状是_____,确诊肺癌的必要手段是_____。

19. 非小细胞肺癌的主要治疗方法是_____,治疗小细胞肺癌的首选方法是_____,放疗对_____肺癌效果较好。

20. 结核菌属分枝杆菌,又称_____杆菌。_____结核菌是人类的主要致病菌。

21. 结核病临床分_____、_____、_____、_____、_____五型。

22. 咯血是肺结核常见的症状之一,咯血后若出现持续高热多提示_____。大咯血还可发生_____和_____等严重并发症。

23. 早期发现肺结核的主要方法是_____,确诊肺结核最具特异性的方法是_____,考核疗效的重要指标是_____。

24. 肺结核化疗的原则有_____、_____、_____、_____。首选的化疗方法是_____。

25. 气胸按病因可分为_____、_____、_____三类。根据脏层胸膜破裂情况及胸膜腔内压力变化可将气胸分为三种类型:_____、_____、_____。

26. 气胸临床主要表现是_____、_____。诊断气胸的重要方法是_____。

27. 呼吸衰竭是指各种原因引起的呼吸功能障碍,导致_____或伴_____,从而引起的一系列生理功能和代谢紊乱的临床综合征。呼吸衰竭临床可按动脉血气分析分为两型:Ⅰ型呼吸衰竭为_____;Ⅱ型呼吸衰竭为_____。

28. 慢性呼吸衰竭最常见的病因是_____,其次有_____、_____、_____等。

29. 慢性呼衰最早出现的症状是_____,主要表现在呼吸的_____、_____和_____的改变。缺氧的典型表现是_____。_____是确定诊断和判断病情严重程度的重要依据。

30. Ⅰ型呼衰可予_____浓度吸氧,提高动脉血氧分压而不会引起二氧化碳潴留。Ⅱ型呼衰时可予_____浓度持续吸氧,既可解除严重缺氧,又可维持缺氧对外周化学感受器的刺激作用。

四、简答题

1. 慢性肺心病的临床表现有哪些?
2. 慢性肺心病强心剂的使用原则有哪些?
3. 支气管哮喘与心源性哮喘如何鉴别?
4. 简述危重症支气管哮喘的处理措施。
5. 肺炎球菌肺炎的临床表现有哪些?
6. 肺炎球菌肺炎出现哪些表现提示并发感染性休克?
7. 简述肺癌的早期诊断方法。
8. 肺炎球菌肺炎与干酪性肺炎如何鉴别?
9. 张力性气胸如何进行紧急排气?

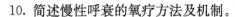

10. 简述慢性呼衰的氧疗方法及机制。

五、论述题

1. 肺炎球菌肺炎、金黄色葡萄球菌肺炎、肺炎杆菌肺炎如何鉴别?

2. 呼吸衰竭的临床表现有哪些?

3. 试述大咯血的处理措施。

4. 试述目前抗结核药物的药理作用及主要不良反应。

5. 哪些情况应高度怀疑肺癌可能?

六、病案分析题

1. 男,66 岁,有吸烟史 30 余年,慢性咳嗽、咳痰 20 余年,近几年来咳嗽咳痰明显加剧,常年不断,伴喘息和呼吸困难,冬春季更甚。5 天前因受凉而出现发热,咳嗽加重,伴有多量黄脓痰,气急,发绀。今晨起出现神志模糊、躁动不安,急送入院。体格检查:T 39.4℃,P 124 次/分,R 36 次/分,BP 160/90mmHg;半卧位,意识模糊,发绀,球结膜水肿,杵状指,桶状胸,双肺语颤减弱,叩诊过清音,听诊双肺闻及哮鸣音及湿啰音,心尖搏动不明显,心律齐,肝肋下 2cm。实验室检查:RBC 5.5×10^{12}/L,Hb160g/L,WBC 13×10^9/L,N 0.92,PaO_2 52mmHg,$PaCO_2$60mmHg。

(1)请回答患者的完整诊断及依据。

(2)如何进行治疗?

2. 男,12 岁,3 天前因咳嗽、胸闷、气喘等去医院静点头孢曲松钠和氨茶碱,病情缓解。今日因体育课跑步突然出现胸闷、呼吸困难、口唇发绀,立即送医院。体格检查:T 36.5℃,P 126 次/分,R 32 次/分,BP 110/70mmHg。意识清楚,口唇发绀,胸廓饱满,双肺叩诊过清音,听诊双肺闻及广泛哮鸣音,呼气音延长。6 年前曾患哮喘,经治疗后未再发作。实验室检查:RBC 5.3×10^{12}/L,Hb 130g/L,WBC 6×10^9/L,N 0.62,E 0.09

(1)患者最可能的诊断是什么? 提出诊断依据。

(2)还应做何种检查?

(3)如何进行治疗?

3. 男,62 岁,3 天前因受凉出现发热、咳嗽等症状,在家服用安瑞克、甘草片等,症状略有好转。昨日病情加重,出现高热、咳嗽、咳痰、呼吸困难,去医院静点头孢曲松钠和氨茶碱,病情略有缓解。今日病情加重,咳嗽、咳少量铁锈色痰,立即送医院。体格检查:T 35.5℃,P 128 次/分,R 30 次/分,BP 80/50mmHg。意识尚清,面色苍白、出冷汗、四肢不温、少尿、脉搏细速、口唇发绀、右肺叩诊呈浊音,听诊右肺呼吸音减弱,有少许湿啰音。实验室检查:WBC 13×10^9/L,N 0.82。胸部 X 线检查:示右中肺大片均匀致密阴影。

(1)患者最可能的诊断是什么? 提出诊断依据。

(2)如何进行治疗?

4. 学生,男,18 岁,剧烈运动后感觉呼吸困难、胸闷、胀痛,气促,出冷汗。查体:T 36.4℃,P 114 次/分,R 30 次/分,BP 110/70mmHg;神志清晰,面色苍白,口唇发绀,左上肺叩诊鼓音,呼吸音消失,心律齐,未闻及杂音。

(1)为明确诊断还应进一步做何种检查?

(2)患者最可能的诊断及依据是什么?

(3)如何进行治疗?

参 考 答 案

一、选择题

【A₁型题】

1. A	2. C	3. B	4. A	5. C	6. E	7. B	8. D	9. B
10. B	11. C	12. C	13. A	14. C	15. E	16. B	17. E	18. E
19. D	20. D	21. C	22. E	23. C	24. C	25. A	26. D	27. C
28. A	29. A	30. B	31. D	32. A	33. D	34. E	35. E	36. E
37. C	38. D	39. D	40. B	41. D	42. A	43. A	44. B	45. D
46. A	47. E	48. D	49. B	50. C	51. E	52. A	53. A	54. A
55. B	56. B	57. A	58. A	59. A	60. D	61. C	62. C	63. D
64. E	65. E	66. A	67. A	68. B	69. A	70. B		

【A₂型题】

71. C	72. E	73. A	74. E	75. C	76. B	77. C	78. B	79. C
80. B	81. D	82. C	83. A	84. B	85. D	86. D	87. A	88. C
89. E	90. B							

【A₃型题】

91. D	92. A	93. E	94. B	95. D	96. D	97. E	98. C
99. B	100. B	101. B	102. C	103. B	104. C		

【B型题】

105. A	106. E	107. C	108. E	109. B	110. B	111. E	112. C
113. B	114. D	115. A	116. D	117. C	118. E	119. A	120. B

二、名词解释

1. 急性上呼吸道感染:是指鼻腔、咽和喉部的急性炎症,简称上感。

2. 慢性阻塞性肺疾病:简称COPD,是一组以气流受限为特征的肺部疾病,其特征为气流受限不完全可逆,呈进行性发展。

3. 慢性肺源性心脏病:简称慢性肺心病,是由肺组织、肺血管或胸廓的慢性病变引起肺组织结构和(或)功能异常,产生肺血管阻力增加,肺动脉压力增高,使右心室扩张或(和)肥厚,伴或不伴右心功能衰竭的心脏病,并排除先天性心脏病和左心病变引起者。

4. 肺性脑病:是由于呼吸功能衰竭,缺氧或(和)二氧化碳潴留引起的各种神经精神症状,如头痛、精神错乱、抽搐、意识障碍等。

5. 支气管哮喘:简称哮喘,是由多种炎性细胞参与的气道慢性炎症,易感者对各种激发因子具有气道高反应性,并引起气道狭窄。临床表现为反复发作性的喘鸣、呼气性呼吸困难、胸闷或咳嗽等症状,常在夜间和(或)清晨发作、加剧,多数患者可自行或经治疗缓解。

6. 气道高反应性(AHR):表现为气道对各种刺激因子出现过强或过早的收缩反应,是哮喘发病机制的一个重要因素。

7. 干性支气管扩张:指支气管扩张病人以反复咯血为唯一症状,其病变多位于引流良好的上叶支气管,常见于结核性支气管扩张。平素无明显慢性咳嗽、咳脓痰病史。

8. 肺炎球菌肺炎:是由肺炎球菌引起的急性肺泡性炎症。临床上以突发高热、寒战、咳嗽、胸痛、咳铁锈色痰、肺实变体征等为其特征。好发于冬春季,以青壮年男性较多见。

9. 原发综合征:是初次感染结核菌引起的疾病,肺部形成的原发病灶、局部淋巴管炎和肺门淋巴结炎,构成了原发综合征。多见于儿童,好发于通气良好的肺区,如上叶的下部、中叶和下叶的上部。

10. 自发性气胸:是指在无外伤或人为因素情况下,脏层胸膜破裂,气体进入胸膜腔所导致的气胸,可能与非特异性炎症或肺组织先天发育不良有关。多见于 20～40 岁青壮年。

11. 呼吸衰竭:是指各种原因引起的呼吸功能障碍,导致缺氧或伴二氧化碳潴留,从而引起的一系列生理功能和代谢紊乱的临床综合征。

12. DOTS 策略:即"直接督导下的短程化疗",要求医护人员按时督促用药,加强随访,使病人坚持全程用药,提高结核化疗效果。

三、填空题

1. 呼吸道 肺 气体交换 氧 二氧化碳

2. 咳嗽 咳痰 胸痛 呼吸困难 咯血

3. 普通感冒 急性病毒性咽-喉炎 急性疱疹性咽峡炎 急性咽-结膜炎 急性咽-扁桃体炎

4. 肺脓肿 肺炎球菌肺炎 克雷白杆菌肺炎 厌氧菌感染

5. 咳嗽 咳痰

6. 气流受限 自发性气胸 慢性肺源性心脏病 呼吸衰竭

7. 原发病表现 肺气肿 右心室肥大 急性呼吸道感染 呼吸衰竭 右心衰竭

8. 电解质及酸碱平衡紊乱 肺性脑病 控制感染

9. 气道高反应性 呼气性 夜间和(或)清晨 自行

10. β_2 肾上腺素能受体激动剂 糖皮质激素

11. 慢性咳嗽 大量脓痰 反复咯血 呼吸道传染病

12. 支气管-肺组织感染 支气管阻塞

13. 终末气道、肺泡和肺间质 感染 细菌性肺炎 社区获得性肺炎 医院获得性肺炎

14. 铁锈色痰 肺实变 抗菌治疗

15. 补充血容量 纠正酸中毒 血管活性药物的应用 糖皮质激素的应用 早期 联用 静脉给药

16. 经呼吸道吸入 经血循环侵入 痰和血细菌学检查 耐青霉素酶的半合成青霉素 头孢菌素类

17. 肺炎杆菌 中老年男性 红棕色胶冻样 氨基糖苷类抗生素

18. 吸烟 咳嗽 细胞学和病理学检查

19. 手术治疗 化学药物治疗 小细胞肺癌

20. 抗酸杆菌 人型

21. 原发型肺结核 血行播散型肺结核 继发型肺结核 结核性胸膜炎 其他肺外结核

22. 结核病灶播散 失血性休克 窒息

23. X 线检查 结核菌检查 痰结核菌检查呈阴性

24. 早期 联合 适量 规律 全程 短程化疗

25. 创伤性气胸　自发性气胸　医源性气胸　闭合性气胸　张力性气胸　交通性气胸
26. 突然发生的胸痛　呼吸困难　X线胸片检查
27. 缺氧　二氧化碳潴留　只有缺氧而无二氧化碳潴留　缺氧伴二氧化碳潴留
28. 慢性阻塞性肺疾病　重症肺结核　重症哮喘　肺间质纤维化
29. 呼吸困难　频率　节律　幅度　发绀　动脉血气分析
30. 高　低

四、简答题

1. 本病进展缓慢,根据其心、肺功能情况可分为代偿期和失代偿期。①肺、心功能代偿期:主要是原发病的临床表现,如慢性咳嗽、咳痰、气促等症状,常有肺气肿体征。偶有肺动脉瓣区第二心音亢进。如剑突下见明显心脏搏动,提示有右心室肥大。②肺、心功能失代偿期:常由于急性呼吸道感染而诱发,故除呼吸道严重感染的表现外,主要表现是呼吸衰竭和右心衰竭。

2. 慢性肺心病由于缺氧、二氧化碳潴留和感染等,对洋地黄类药物耐受性较差,易导致中毒。因此应慎用或不用,确需应用时可选择作用快、排泄快的洋地黄制剂,用量为常规剂量的1/2～1/3,如毛花苷丙或毒毛花苷K等。

3. 支气管哮喘与心源性哮喘的鉴别:

	支气管哮喘	心源性哮喘
病史	可有过敏病史,既往有哮喘病史	多有高血压,冠心病或心瓣膜病史和反复发作史
发病年龄	青少年较多见	老年人多见
哮喘形式	为带有哮鸣的呼气性呼吸困难	吸气和呼气均感困难,重者咳粉红色泡沫痰
肺部体征	两肺可闻及哮鸣音	两肺可闻及广泛湿啰音和哮鸣音
心脏体征	心脏无异常	原有心脏病体征
X线检查征象	哮喘发作时两肺透亮度增加,缓解期正常,心影正常	有肺淤血或肺水肿征和心脏扩大影像

4. ①补液:以纠正脱水,稀释痰液。②氧疗:通常予鼻导管吸氧,一般吸入氧浓度为25％～40％,注意湿化。需严格控制吸入氧浓度和高浓度氧疗时间,防止氧中毒。③糖皮质激素:是控制哮喘严重发作的重要治疗措施。常用甲基强的松龙40～120mg静脉注射,6～8小时后可重复,病情好转后可改为口服或吸入。④氨茶碱静脉注射或静脉滴注。⑤β_2肾上腺素能受体激动剂:可予舒喘灵雾化吸入,2～6小时可重复使用。⑥纠正电解质、酸碱失衡。⑦抗菌药物:危重症哮喘往往合并呼吸道感染,应及时使用有效抗生素。

5. 症状:发病前常有受凉、疲劳、病毒感染史。起病多急骤,寒战、高热、全身肌肉酸痛,体温常在39～40℃,呈稽留热。患侧胸痛,病初多为干咳,1～2天后咳典型的铁锈色痰液,以后渐转为黏液脓性痰,最后为淡黄色痰。偶有恶心、呕吐、腹痛、腹泻。

体征:患者呈急性病容,口周可有单纯疱疹。早期体征可无明显异常,肺实变时叩诊呈浊音,触觉语颤增强并可闻及支气管呼吸音。严重感染时可伴发休克、昏迷等。

6. 肺炎球菌肺炎患者,尤为老年人,当出现血压减低、四肢厥冷、多汗、发绀、心动过速、心律失常等,而高热、胸痛、咳嗽等症状不明显时,提示并发感染性休克。

7. 肺癌的早期诊断包括两方面的重要因素,一是普及肺癌的防治知识,对任何可疑的肺癌症状及时进一步检查;二是医务人员应对肺癌早期征象提高警惕,避免漏诊、误诊。特别是对 40 岁以上长期大量吸烟者。影像学检查是发现肺癌常用而有价值的方法,细胞学和病理学检查是确诊肺癌的必要手段。

8. 肺炎球菌肺炎依据典型症状(寒战、高热、咳嗽、咳铁锈色痰、胸痛等)、体征(肺实变征),结合 X 线,血象检查,可作出初步诊断。浸润型肺结核形成干酪性肺炎时病灶呈大叶状,也可出现高热、咳嗽、胸痛及肺内大片炎症影像,与肺炎球菌肺炎相似,但干酪性肺炎的特点是常先有长期发热、乏力等结核中毒症状,病变多在上叶,易形成空洞和有支气管播散;痰液细菌学检查有助鉴别。

9. 张力性气胸病情危重,应迅速解除胸腔内正压以免发生严重的并发症,紧急时需立即胸腔穿刺排气。无其他抽气设备时,为挽救患者的生命,可用粗针头迅速刺入胸膜腔以达到暂时减压的目的;也可用粗针头,在其尾部扎上橡皮指套,指套末端剪一小裂缝,插入胸腔做临时排气,高压气体从小裂缝排出,待胸腔内压减至负压时套囊即自行塌陷,小裂缝关闭,外界空气即不能进入胸膜腔。

10. 慢性呼衰的氧疗应根据有无 CO_2 潴留、缺 O_2 和 CO_2 潴留的程度及酸碱失衡的情况进行综合评价。Ⅰ型呼衰主要是缺氧,因此可予高浓度吸氧(浓度>35%),提高动脉血氧分压而不会引起二氧化碳潴留。Ⅱ型呼衰时,呼吸中枢对二氧化碳的反应性差,呼吸的维持主要靠缺氧对外周化学感受器的兴奋作用,因此只能予低浓度(浓度<35%)持续吸氧,既可解除严重缺氧,又可维持缺氧对外周化学感受器的刺激作用。

五、论述题

1. 肺炎球菌肺炎以突发高热、寒战、咳嗽、胸痛、咳铁锈色痰、肺实变体征等为其特征,发病前多有受凉、淋雨、醉酒、精神创伤、上呼吸道病毒感染等诱发因素。X 线检查呈现典型的实变表现,为按肺叶或肺段分布的大片均匀的高密度阴影,多以叶间裂为界,边界清晰。金黄色葡萄球菌肺炎全身中毒症状重,易出现周围循环衰竭。症状有咳嗽,咳痰,多为脓血痰。易产生并发症和多发性脓肿病灶。X 线具易变性。肺炎杆菌肺炎多见于老年人,典型病人痰液呈红棕色胶冻样或黏稠脓性,毒血症状严重。X 线检查大多呈肺叶实变影像,叶间隙下坠,常有多发性肺脓肿影(空洞和液平面)。痰或血的细菌学培养是鉴别诊断的主要依据。

2. 除原发病的症状体征外,主要是缺氧和二氧化碳潴留引起的多脏器功能和代谢紊乱的表现。①呼吸困难:是慢性呼衰最早出现的症状,主要表现在呼吸的频率、节律和幅度的改变。危重者,还可出现潮式呼吸、比奥呼吸等。②发绀:是缺氧的典型表现。在口唇、甲床等处出现紫蓝色。严重贫血者可无明显发绀。③神经精神症状:脑对缺氧最为敏感。轻症可出现注意力不集中、定向力减退,随着病情加重,又可出现神志恍惚、躁动,甚至昏迷等表现。二氧化碳潴留对大脑皮质有先兴奋后抑制的作用,故患者往往先有失眠、烦躁不安等兴奋表现,继而处于抑制状态,出现神志淡漠、昏睡、昏迷等肺性脑病表现。④循环系统表现:缺氧和二氧化碳潴留可反射性兴奋交感神经,引起心率增快,血压升高。⑤血液系统表现:长期慢性缺氧可出现代偿性红细胞增多,增加血液黏稠度,会加重肺循环阻力和右心负担。⑥消化系统表现:呼衰可致应激性溃疡,甚而发生上消化道出血。缺氧还可直接或间接损害肝细胞,引起转氨酶增高,血浆白蛋白减少。⑦泌尿系统表现:缺氧可使肾血流量减少,肾功能受损,引起蛋白尿和管型。⑧电解质和酸碱平衡紊乱:慢性呼衰时可发生多种酸碱中毒和电解质紊乱。

3. 大咯血时,应:①严格卧床休息,患侧卧位,轻轻将气管内的积血咳出。②吸氧。③止血药物可选用脑垂体后叶素,具有收缩小动脉,减少肺血流量从而减少咯血的作用。可用脑垂体后叶素 5～10U 加入 50% 葡萄糖 40ml 中静脉缓慢推注,继以 10～20U 加入 5% 葡萄糖液 500ml 中静脉点滴维持。此药还可收缩冠状动脉及子宫平滑肌,故高血压、冠心病及孕妇忌用。④咯血量过多时,可予适量输血。⑤大咯血不止者,还可经纤支镜检查,发现出血部位后局部滴入止血药物。⑥在抢救大咯血时,应注意保持呼吸道通畅。窒息是咯血患者死亡的主要原因,需严加观察防范,若患者出现面色苍白、胸闷气急、口唇发绀及烦躁不安等症状,应立即取头低脚高位,轻拍背部,促进血块排出,并尽快吸出口、咽、鼻部的血块。必要时可作气管插管或气管切开,以解除呼吸道阻塞。⑦反复大咯血经内科治疗无效,在明确出血部位的情况下,可考虑外科手术作肺叶、段切除术。

4. 具体如下:

药　　物	药 理 作 用	不 良 反 应
异烟肼(INH)	抑制 DNA 合成,对巨噬细胞内外的结核分枝杆菌均具有杀菌作用	周围神经炎、偶有肝功能损害
利福平(RFP)	抑制 mRNA 合成,对巨噬细胞内外的结核菌均有迅速的杀菌作用,特别是对 C 菌群有独特的杀灭作用	肝功能损害、过敏反应
链霉素(SM)	抑制蛋白合成,对巨噬细胞外碱性环境中的结核菌有杀灭作用	听力障碍、眩晕、肾功能损害
吡嗪酰胺(PZA)	吡嗪酸抑菌,杀灭巨噬细胞内酸性环境中的 B 菌群	胃肠不适、肝功能损害、高尿酸血症、关节炎
乙胺丁醇(EMB)	抑制 RNA 合成	视神经炎

5. 对 40 岁以上长期大量吸烟者,有下列情况应进行有关排癌检查:①无明显诱因的刺激性咳嗽持续 2～3 周,治疗无效;②原有慢性呼吸道疾患,咳嗽性质改变;③持续或反复痰中带血而无其他原因可解释者;④反复发作的同一部位的肺炎,特别是段性肺炎;⑤原因不明的肺脓肿,无中毒症状,无大量脓痰,无异物吸入史,抗感染治疗效果不显著者;⑥原因不明的四肢关节疼痛及杵状指(趾);⑦X 线的局限性肺气肿或段、叶性肺不张,孤立性圆形病灶和单侧肺门阴影增大者;⑧原有的肺结核病灶已稳定,而形态或性质发生改变者;⑨无中毒症状的血性胸腔积液,积液量进行性增加。

六、病案分析题

1.(1)该患者临床诊断为慢性支气管炎,阻塞性肺气肿,慢性肺源性心脏病,慢性呼吸衰竭并肺性脑病。诊断依据:①咳、痰、喘 20 年,近几年来咳嗽咳痰明显加剧,常年不断,加重 5 天,血象高(急性感染),应诊断为慢性支气管炎急性加重期;②桶状胸及双肺语颤减弱、叩诊过清音为肺气肿典型体征;③肝大考虑为右心衰;④血气分析异常(PaO$_2$ 52mmHg 、PaCO$_2$ 60mmHg)支持呼吸衰竭诊断;⑤神志模糊、躁动不安等为肺性脑病的表现。

(2)①卧床休息,给予高热量、高蛋白、高维生素饮食,监测生命体征,意识障碍程度,复查血气分析;②保持呼吸道通畅,持续低浓度给氧;③控制感染可选用磺胺类、青霉素类、大环内酯类、喹诺酮类和头孢菌素类等抗菌药物;④祛痰镇咳:可给氨溴索 30mg,每日 3 次口服。因有多量黄脓痰,故不宜单用镇咳药;⑤解痉平喘:用氨茶碱0.25~0.5g,加入液体中静脉滴注;⑥必要时使用呼吸兴奋剂。

2.(1)患者最可能的诊断是支气管哮喘。诊断依据:①青少年,为本病好发年龄;②有突发呼吸困难、胸闷、咳嗽,与运动有关;③检查有桶状胸,双肺叩诊过清音,听诊双肺闻及广泛哮鸣音,呼气音延长;④有哮喘病史。

(2)还应做通气功能检测、动脉血气分析、X线胸部检查等。

(3)治疗:①给予清淡、易消化食物;鼓励多饮水;②休息,避免剧烈运动;③给予吸氧,氧浓度不超过40%;④药物治疗:沙丁胺醇100μg,每次1~2喷,每日3~4次;氨茶碱口服或静点;布地奈德500μg/d吸入。

3.(1)患者最可能的诊断是休克型肺炎。诊断依据:①3天前有受凉史并出现发热、咳嗽、咳少量铁锈色痰等症状;②口唇发绀、右肺叩诊呈浊音,听诊右肺呼吸音减弱,有少许湿啰音等表现;③有面色苍白、出冷汗、四肢不温、少尿、脉搏细速,以及体温、血压降低,呼吸脉搏增快;④WBC 13×10^9/L、N 0.82,胸部X线检查示右中肺大片均匀致密阴影。

(2)治疗:①给予吸氧、保暖;②补充血容量:可先给右旋糖酐40,然后给予糖、盐水等,使患者达到下述标准:手足温暖,收缩压>90mmHg,脉压>30mmHg,脉率<100次/分,尿量>30ml/h;③使用血管活性药物:可选用多巴胺等;④纠正酸中毒:可先予5%碳酸氢钠200~250ml静脉滴注,以后根据血气分析测定结果酌情选用;⑤可加用糖皮质激素,如地塞米松10mg/d,静脉滴注,3~5天;⑥注意预防肾功能不全、DIC等。

4.(1)为明确诊断还应进一步做胸片检查。

(2)患者最可能的诊断是自发性气胸。诊断依据是:①有剧烈体力活动的诱因;②有呼吸困难,胸闷,胀痛,气促,出冷汗,面色苍白,口唇发绀等症状;③有左上肺叩诊鼓音,呼吸音消失等典型的气胸体征。如果X线胸片检查显示病变部位透亮度增高,无肺纹理,在萎陷肺的边沿,脏层胸膜出现气胸线,纵隔向健侧移位,横膈下降等可确诊。

(3)①严格卧床休息,采取半卧体位,少讲话,以减少肺活动;②给予较高浓度氧疗(持续吸入氧流量3L/min);③给予止痛药:氨酚待因2片,1日2次口服;④排气疗法:可先采用胸腔穿刺排气,若不缓解则改用胸腔闭式引流排气;⑤预防及控制感染:可给予青霉素、头孢菌素等静点。

(姜宇宙)

第二章 循环系统疾病

学习重点

1. **掌握循环系统的主要症状及特点** ①呼吸困难:左心衰竭引起的呼吸困难最为常见,可表现为劳力性呼吸困难、阵发性夜间呼吸困难、端坐呼吸、肺水肿引起的呼吸困难,以后者引起的呼吸困难最为严重。②胸痛:引起胸痛的心血管疾病主要有:冠心病(心绞痛、心肌梗死)、心包炎、主动脉夹层分离等。③心悸:主要由心律失常引起;心脏搏动增强或心脏神经官能症等亦可引起心悸。④晕厥:心源性晕厥主要见于缓慢型心律失常或快速型心律失常;血管舒缩功能障碍亦是晕厥的常见原因。⑤水肿:心源性水肿一般认为是右心衰竭的表现。其特点是首先出现于身体下垂部位;长期卧床者以腰骶部、大腿后侧为重。

2. **心血管疾病常见的主要体征** ①视诊:可见发绀,颈静脉怒张或异常搏动,心尖搏动向左下移位、弥散等;②触诊:可触及收缩期或舒张期震颤;③叩诊:可见心脏扩大;④听诊:可有心音、心率和节律的变化、心脏杂音、心包摩擦音等。

3. **心功能诊断** 采用美国纽约心脏病学会(NYHA)四级分类法,根据自觉活动能力分为4级。Ⅰ级:患者有心脏病但活动不受限制。Ⅱ级:心脏病患者的体力活动轻度受限,一般活动下出现心悸、疲乏、呼吸困难。Ⅲ级:患者的体力活动明显受限,小于一般活动出现上述症状。Ⅳ级:患者不能从事任何体力活动,休息状态下,出现心衰症状,体力活动后加重。

4. **心血管疾病预防** 分①一级预防:去除心血管疾病的病因和危险因素;②二级预防:已患心血管疾病患者采取措施防止病情进展及预防并发症的发生。

5. **心血管疾病治疗** 包括①病因治疗;②矫治解剖病变;③病理生理治疗;④康复治疗。

6. **心力衰竭的基本病因** ①心肌收缩力减弱:由于心肌病变和心肌代谢障碍导致心肌损害,致使心肌收缩力减弱而发生心衰,其中冠心病导致的心肌收缩力减弱而引起的心衰占大多数。②心脏负荷过重:心脏前、后负荷增加可导致心衰。

7. **心力衰竭的诱因** 肺部感染、心律失常和治疗不当是心衰最主要的诱因,尤其是前者。其他诱因尚有过劳或情绪激动、血容量增加、妊娠和分娩等。

8. **左心衰竭的主要临床表现和阳性体征** 主要表现为肺淤血和心排出量降低。肺淤血表现为呼吸困难和咳嗽、咳痰、咯血;心排出量降低表现为疲乏无力、劳动耐量下降。左心衰竭的心脏体征主要有心脏扩大、心率增快、心尖区舒张期奔马律、P_2亢进;肺部体征主要有肺部湿啰音(两肺底湿啰音是左心衰的重要体征),如取侧卧,则着床侧肺部湿性啰音较多。

9. **右心衰竭主要临床表现和阳性体征** 以体循环静脉淤血表现为主。胃肠道和肝淤血可表现为食欲减退、恶心、呕吐、右季肋部胀痛等;肾淤血可引起尿少、夜尿增多等。右心衰竭的主要体征有:颈静脉充盈或怒张、肝颈静脉回流征阳性(该体征有助于鉴别心衰和其他原因引起的肝大)、肝大、下垂性对称性水肿、胸水和腹水(腹水多发生在疾病的晚期,多与心源性肝硬化有关)、右心奔马律、发绀等。

10. **全心衰竭主要临床表现和阳性体征** 左、右心衰的临床表现同时存在。由于右心排出量减少,可使左心衰的肺淤血临床表现减轻。兼有左心衰和右心衰的阳性体征。

11. **慢性心力衰竭的治疗原则和目的** ①改善症状,提高生活质量;②防止和延缓心室重塑的发展,延长患者的寿命,提高存活率。

12. **慢性心力衰竭的药物治疗** ①利尿剂:是唯一可以控制心衰液体潴留并治疗心衰的药物,比其他治疗心衰的药物更能迅速改善临床症状。恰当地使用利尿剂是其他治疗心衰药物取得成功的关键因素之一。②血管紧张素转换酶抑制剂(ACEI):ACEI 是治疗心衰药物的基石。适用于 NYHA 心功能分级Ⅰ～Ⅳ级所有患者,并应终生应用。本药是抑制心室重塑的重要药物。且有血管扩张作用。③β 受体阻滞剂:亦为抑制心室重塑的重要药物。适用于 NYHA 心功能分级Ⅱ～Ⅲ级病情稳定的患者。禁用于心功能Ⅳ级病情不稳定者。④洋地黄制剂:为治疗心衰的主要药物。适用于 NYHA 心功能分级Ⅱ～Ⅳ级收缩性心衰,禁用于单纯舒张性心衰。正确使用洋地黄制剂对改善病情、预防洋地黄毒性反应的发生是十分重要的。

13. **舒张性心力衰竭的治疗** 寻找和治疗基本病因;应用利尿剂和硝酸酯类药物缓解肺淤血;应用 β 受体阻滞剂和钙通道阻滞剂维持适宜的心室率;改善左室舒张早期充盈;禁用正性肌力药物。

14. **急性心力衰竭病因和发病机制** 二尖瓣狭窄、急性广泛心肌梗死、血压急剧升高、严重心律失常等,导致左心排出量迅速、显著下降,体循环供血不足和肺循环压力突然升高,出现急性肺水肿、休克。

15. **治疗** 急性左心衰竭急救措施:急性左心衰是内科危重急症,应积极迅速抢救,抢救措施包括体位、高流量吸氧、吗啡静脉注射、快速利尿、血管扩张剂静脉滴注、毛花苷 C 静脉注射和氨茶碱静脉滴注等,确定并治疗诱因及基本病因的诊断和治疗。

16. 心律失常的发病率较高,正确理解心律失常的概念和分类,掌握常见心律失常的诊断标准和防治方法。

17. 掌握窦性心动过速、窦性心动过缓的诊断、临床意义和治疗原则。

18. 掌握房性期前收缩的诊断、临床意义和处理原则。

19. 掌握心房颤动的分类、病因、临床表现、心电图特点和治疗原则。

20. 掌握室性期前收缩的病因、临床表现、心电图特点、诊断和治疗原则。了解室性心动过速的病因、临床表现、心电图特点、诊断和治疗原则。

21. 原发性高血压发病率很高,正确理解高血压的概念和血压的分类,掌握有关高血压的分级、危险性分层及临床分型,对于决定治疗方案,减少并发症,降低病死率,提高生活质量至关重要。

22. **高血压的定义** 1999 年世界卫生组织和国际高血压联盟及随后中国高血压联盟公布的结果,正常成年人的血压应≤139/89mmHg。当动脉血压即收缩压(SBP)和舒张压(DBP)同时或分别≥140/90mmHg 时称高血压。绝大多数高血压(95%以上)病因不明,称原发性高血压,亦称高血压。约 5%患者高血压是某种疾病的表现之一,称继发性高血压。

23. **高血压的发病机制**

(1)交感神经系统活性亢进。

(2)肾性水钠潴留。

(3)肾素-血管紧张素-醛固酮系统激活。

(4)细胞膜离子转运异常。

(5)胰岛素抵抗。

24. 高血压的病理基本病变是小动脉中层平滑肌细胞增殖和纤维化,管壁增厚和管腔狭窄,导致主要靶器官如:心、脑、肾组织缺血。

25. 掌握常用高血压药物的特点和针对病情选药的方法。目前常用的抗高血压药物有五类,应该了解这五类药物的作用和不良反应,掌握每一类代表药物的临床应用方法和注意事项。

26. 高血压患者血压控制的目标值。目前一般主张血压控制目标值至少<140/90mmHg。糖尿病或慢性肾脏病合并高血压患者,血压控制目标值<130/80mmHg。根据临床试验已获得的证据,老年收缩期高血压的降压目标水平,收缩压(SBP)140～150mmHg,舒张压(DBP)<90mmHg但不低于65～70mmHg,舒张压降得过低可能抵消收缩压下降得到的益处。

27. 高血压急症　是指原发性或继发性高血压患者,在某些诱因作用下,血压突然升高(一般超过180/120mmHg),伴有进行性心、脑、肾等重要靶器官功能不全的表现。高血压急症包括高血压脑病、颅内出血(脑出血和蛛网膜下腔出血)、脑梗死、急性心力衰竭、急性冠脉综合征、主动脉夹层、子痫、肾危象、嗜铬细胞瘤危象及围术期严重高血压等。

高血压亚急症　是指血压明显升高但不伴严重临床症状及进行性靶器官损害。患者可以有血压明显升高造成的症状,如头痛、胸闷、鼻出血和烦躁不安等。

血压升高的程度不是区别高血压急症和亚急症的标准,区别两者的唯一标准是有无新近发生的急性进行性靶器官损害。

28. 心绞痛的概念　心绞痛是因冠状动脉供血不足所致心肌急剧性、短暂性缺血、缺氧引起的临床综合征。其特点为左前胸(主要见于胸骨体中、上段之后)阵发性压榨性疼痛,可放射至心前区、左臂及左上肢,常于运动或情绪激动时发作,持续数分钟,休息或舌下含化硝酸酯类制剂后缓解或消失。

29. 从胸痛的性质、持续时间、部位、诱因和伴随症状等五个方面分析,掌握稳定型心绞痛的临床特点。①性质:心绞痛性质为发作性、压榨性、紧缩性疼痛,偶伴濒死性恐惧感觉。②持续时间:疼痛发生后可逐渐加重,通常持续3～5分钟,少有超过15分钟。休息或终止正在进行的活动或舌下含化硝酸甘油可在数分钟内缓解。③部位:以胸骨体中、上段之后多见,可波及整个心前区,界限不是很清楚,常放射至左肩、左臂内侧及无名指和小指,亦可放射至颈部、咽部、下颌以至上腹部。④诱发因素:常因劳累、饱餐、情绪激动、寒冷等诱发。疼痛常发生于劳累或情绪激动的当时,而不在劳累或激动之后。⑤伴随症状:心绞痛发作时可出现心率加快、血压升高、表情焦虑、皮肤出汗,非发作期通常无任何体征。

30. 心绞痛发作时心电图可出现相应导联 ST 段压低≥0.1mV 或 T 波倒置,变异型心绞痛发作时 ST 段抬高≥0.1mV。发过后 ST-T 改变逐渐恢复,此点对心绞痛的诊断十分重要。

31. 冠状动脉造影可显示病变部位和狭窄程度。是目前诊断冠心病最直接可靠的方法。

32. 心绞痛可分为如下两型:稳定型心绞痛和不稳定型心绞痛。冠心病中除典型的稳定型劳力型心绞痛之外,其他如恶性心绞痛、卧位型心绞痛、静息心绞痛、梗死后心绞痛、混合型心绞痛等,目前统称为不稳定型心绞痛(unstable angina,UA)。不稳定型心绞痛患者有进展至心肌梗死的高度危险性,必须予以足够的重视。

33. 冠心病心绞痛的治疗原则　①改善供血;②减少心肌氧耗;③防治动脉粥样硬化。

34. 心肌梗死的定义　病变冠状动脉供血急剧、严重减少或中断,导致相应部位心肌发生严重而持久的急性缺血性坏死,称心肌梗死,是冠心病的急重类型。

35. Q波心肌梗死的心电图特征

(1)病理性Q波:在面向透壁心肌坏死区的导联上出现宽而深的Q波,绝大多数永久存在。

(2)损伤性ST段抬高:在面向坏死区周围的心肌损伤区的导联上出现弓背向上的ST段抬高,绝大多数于数日或两周左右回到等电位线。

(3)缺血性T波:在面向损伤区周围的缺血区导联上出现的倒置T波,通常持续数日或两周左右渐变平或倒置,数周或数月后T波呈V形对称性倒置,可永久性存在,亦可较长时间内逐渐恢复正常。

(4)在背向心肌梗死区的导联上出现R波增高、ST段压低和T波直立或增高。

36. 非Q波心肌梗死的心电图特征　①始终无病理性Q波。②某些导联无ST段抬高反而ST段压低≥0.1mV,但aVR导联(有时还有V1导联)ST段抬高。③对称性的T波倒置。

37. 血清心肌坏死标记物及心肌酶增高　①肌红蛋白起病后2小时内升高,12小时内达高峰,24～48小时内恢复正常。②肌钙蛋白T(cTnT)和I(cTnI)起病3～4小时后升高,cTnI于11～24小时达高峰,7～10天降至正常,cTnT于24～48小时达高峰,10～14天降至正常。cTnI和cTnT的增高是诊断MI的敏感指标。③肌酸磷酸激酶同工酶(CK-MB)升高,在起病后4小时内增高,16～24小时达高峰,3～4天恢复正常,其增高的程度能较准确地反映梗死的范围,其高峰出现时间是否提前有助于判断溶栓治疗是否成功。

38. 急性心肌梗死诊断　根据①典型的临床表现;②特征性心电图变化;③典型的血清心肌坏死标记物改变。一般认为,具备前三项中的任何二项即可作出诊断。

39. 急性心肌梗死治疗原则　改善冠脉供血,减少心肌耗氧,挽救濒死心肌,防止梗死扩大,缩小缺血范围,维护心功能,及时防治并发症。

40. 心脏瓣膜病　是一种常见的心脏疾病,掌握心脏瓣膜病的典型临床表现和主要的辅助检查结果,有利于早期的临床诊断;熟悉心脏瓣膜病的并发症和主要的治疗措施,对于稳定病情、降低病死率有积极意义。

41. 心肌疾病　重点掌握心肌病的分类,病毒性心肌炎的诊断和治疗。

42. 感染性心内膜炎　是一种较严重的心脏疾病,掌握其诊断,对本病的正确治疗、改善预后有着十分重要的意义。心包炎目前较少见,应熟悉其常见病因、诊疗方法。

难点解析

1. 左心衰和右心衰的鉴别　左心衰竭以肺淤血及心排血量降低表现为主,主要表现有:程度不同的呼吸困难,咳嗽、咳痰、咯血,乏力、疲倦、头昏、心慌,少尿及肾功能损害症状,肺部湿性啰音,心脏体征(如心脏扩大,心尖区舒张期奔马律)。右心衰竭以体循环静脉淤血的表现为主,主要表现有:消化道症状,水肿,颈静脉征,肝大,心脏体征。

2. **血管紧张素转换酶抑制剂** 用于治疗慢性心力衰竭的主要机制是①抑制肾素-血管紧张素系统(RAS),除对循环 RAS 的抑制可达到扩张血管、抑制交感神经兴奋性的作用外,更重要的是对心脏组织中的 RAS 的抑制,在改善和延缓心室重塑中起关键的作用;②抑制缓激肽的降解可使具有血管扩张作用的前列腺素生成增多,同时亦有抗组织增生的作用。ACEI 除了发挥扩血管作用改善心力衰竭时的血流动力学,减轻淤血症状外,更重要的是降低心力衰竭患者代偿性神经-体液机制的不利影响,限制心肌、小血管重塑,维护心肌功能,推迟充血性心力衰竭进展,降低远期病死率。在心脏尚处于代偿期而无明显症状时,即可以开始 ACEI。常用药物有:卡托普利、依那普利、贝那普利、培哚普利等。其不良反应有低血压、肾功能一过性恶化、高血钾及干咳。临床上无尿性肾衰竭,妊娠哺乳期妇女及对 ACEI 过敏者禁用 ACEI。双侧肾动脉狭窄,血肌酐水平明显升高($>225\mu mol/L$)、高血钾($>5.5mmol/L$)及低血压者亦不宜应用 ACEI。

3. **洋地黄类药物的药理机制、适应证和禁忌证** 洋地黄类药物用于治疗慢性心力衰竭的主要药理作用是正性肌力作用,主要是通过抑制心肌细胞膜上的 Na^+-K^+-ATP 酶,使细胞内 Na^+ 浓度升高,K^+ 浓度降低,Na^+ 与 Ca^{2+} 进行交换,使细胞内 Ca^{2+} 浓度升高而使心肌收缩力增强。另外,对迷走神经系统的直接兴奋作用是洋地黄的一个独特的优点。长期应用地高辛,即使是较少剂量也可以对抗心力衰竭时交感神经兴奋的不利影响。心力衰竭是应用洋地黄的主要适应证,但对不同病因所致的心力衰竭对洋地黄的治疗反应不尽相同。肺源性心脏病导致右心衰竭,常伴低氧血症,洋地黄效果不好且易于中毒,应慎用。肥厚型心肌病主要是舒张不良,增加心肌收缩性可能使原有的血流动力学障碍更为加重,洋地黄属于禁用。常用药物有地高辛、洋地黄毒苷、毛花苷 C(西地兰)、毒毛花苷 K。洋地黄中毒临床表现有:各类心律失常,胃肠道反应,中枢神经的症状。洋地黄中毒的处理:发生洋地黄中毒后应立即停药。对快速性心律失常者,如血钾浓度低则可用静脉补钾,如血钾不低可用利多卡因或苯妥英钠;电复律一般禁用,因易致心室颤动;有传导阻滞及缓慢性心律失常者可用阿托品,一般不需安置临时心脏起搏器。

4. **原发性高血压和继发性高血压的区别** 绝大多数高血压(95%以上)病因不明,称原发性高血压,亦称高血压。约 5%患者高血压是某种疾病的表现之一,称继发性高血压。继发性高血压包括肾血管(肾小球肾炎、慢性肾盂肾炎、肾动脉狭窄),内分泌病型高血压(嗜铬细胞瘤、皮质醇增多症、原发性醛固酮增多症),大动脉病变(主动脉缩窄、大动脉炎),妊娠中毒症,明确病因对治疗有重要意义。

5. **分析高血压的危险分层中心血管危险因素、靶器官损害、并发症。** 用于分层的其他心血管危险因素有:①男性>55岁,女性>65岁;吸烟;血胆固醇$>5.72mmol/L$(220mg/dl);糖尿病;早发心血管病家族史(发病年龄女性<65岁,男性<55岁)。②靶器官损害有:左心室肥厚(心电图或超声心动图);蛋白尿和(或)血肌酐轻度升高($106\sim177\mu mol/L$ 或 $1.2\sim2.0mg/dl$);超声或 X 线证实有动脉粥样斑块(颈、髂、股或主动脉);视网膜动脉局灶或广泛狭窄。③并发症有:心脏病(心绞痛,心肌梗死,冠状动脉血运重建术后,心力衰竭);脑血管病(脑出血,缺血性脑卒中);肾脏疾病(糖尿病肾病,血肌酐升高超过 $177\mu mol/L$ 或 $2.0mg/dl$);血管疾病(主动脉夹层,外周血管病);重度高血压性视网膜病变(出血或渗出,视盘水肿)。

6. 目前常用的降压药物,并简要说明其药物作用特点。

(1)利尿药:有噻嗪类、袢利尿药和保钾利尿药三类,降压作用主要通过排钠,减少细胞外容量,降低外周血管阻力。降压起效较平稳、缓慢,持续时间相对较长,作用持久,服药2～3周后作用达高峰。

(2)β受体阻断药:有选择性(β₁)、非选择性(β₁与β₂)和兼有α受体阻断三类。常用的有美托洛尔、阿替洛尔、比索洛尔、卡维地洛、拉贝洛尔。降压作用可能通过抑制中枢和周围的RAAS,以及血流动力学自动调节机制。降压起效较迅速、强力,持续时间各种β受体阻断药有差异。适用于各种不同严重程度的高血压,尤其是心率较快的中、青年患者或合并心绞痛患者。

(3)钙拮抗剂:钙拮抗剂分为二氢吡啶类和非二氢吡啶类,前者以硝苯地平为代表,后者有维拉帕米和地尔硫䓬。根据药物作用持续时间,钙拮抗剂又可分为短效和长效。长效如氨氯地平;脂溶性膜控型药物如拉西地平和乐卡地平;缓释或控释制剂,例如非洛地平缓释片、硝苯地平控释片。降压作用主要通过阻滞细胞外钙离子(Ca^{2+})经电压依赖L型钙通道进入血管平滑肌细胞内,减弱兴奋-收缩偶联,降低阻力血管的收缩反应性。钙拮抗药还能减轻血管紧张素Ⅱ(AⅡ)和α₁肾上腺素能受体的缩血管效应,减少肾小管钠重吸收。钙拮抗药降压起效迅速而强力,降压疗效和降压幅度相对较强,短期治疗一般能降低血压10%～15%,剂量与疗效呈正相关关系,疗效的个体差异性较小,与其他类型降血压药物联合治疗能明显增强降压作用。

(4)血管紧张素转换酶抑制剂(ACE inhibitors,ACEI):根据化学结构分为巯基、羧基和磷酰基三类。常用有卡托普利、依那普利、贝那普利、赖诺普利、西拉普利、培哚普利、雷米普利和福辛普利。降压作用主要通过抑制周围和组织的ACE,使血管紧张素Ⅱ生成减少,同时抑制激肽酶使缓激肽降解减少,从而起降压作用。

(5)血管紧张素Ⅱ受体阻滞剂(ARB):常用的有氯沙坦、缬沙坦、伊贝沙坦、替米沙坦和坎地沙坦。降压作用主要通过阻滞组织的血管紧张素Ⅱ受体亚型AT_1,更充分有效地阻断血管紧张素Ⅱ的水钠潴留、血管收缩与组织重构作用。

7. **缓进型和急进型高血压的区别** 缓进型的临床特点,联系病理生理变化说明一般症状、血压、眼底和心脑肾等方面的表现,包括各种临床检查的结果,解释高血压性心脏病和高血压脑病。恶性或急进型的定义,诊断标准,发展快,心脑肾并发症多,但可以预防,早期治疗可以改善预后。

8. **掌握常用于诊断心律失常的辅助检查**,有心电图、动态心电图、运动试验、食管心电图、临床心电生理检查。心电图:是诊断心律失常最重要的一项无创伤性检查技术。可以分析心房与心室的节律和频率、PR间期、P波与QRS波群形态以及相互关系等。动态心电图:连续记录24小时心电图,患者日常工作与活动均不受限制。主要用于了解心悸与晕厥等症状的发生是否与心律失常有关、明确心律失常或心肌缺血发作与日常活动的关系以及昼夜分布特征、协助评价抗心律失常药物疗效、起搏器或埋藏式心脏复律除颤器的功能等。运动试验:观察心律失常的发生与运动的关系。食管心电图:经食管电极导管记录心房电位,并进行心房快速起搏或程序电刺激。可用于鉴别某些心律失常,了解室上性心动过速的发生机制,终止室上性心动过速。临床心电生理检查:经电极导管记录心腔各部位电活动,包括右心房、右心室、希氏束、冠状窦(反映左心房、室电活动)等,应用程序电刺激和快速心房或心室起搏,测定心脏不同组织的电生理功能;诱发临床出现的心动过速;对不同的治疗措施(如药物、起搏器、埋藏式心脏复律除颤器、导管消融与手术治疗等)的疗效作出预测与评价。

9. 根据心房颤动发生的持续状况,可分为阵发性、持续性与永久性心房颤动。心房颤动可见于正常人,可在情绪激动、手术后、运动或急性酒精中毒时发生。心脏与肺部疾病患者发生急性缺氧、高碳酸血症、代谢或血流动力学紊乱时亦可出现心房颤动。心房颤动常发生于原有心血管病者,常见于风湿性心脏病、冠心病、高血压心脏病、甲状腺功能亢进症、缩窄性心包炎、心肌病、感染性心内膜炎以及慢性肺源性心脏病等。心房颤动症状的轻重受心室率快慢的影响。心室率超过 150 次/分钟,患者可发生心绞痛与充血性心力衰竭。心室率不快时,患者可无症状。心房颤动并发体循环栓塞的危险性甚大。心房颤动的体检特点:心脏听诊第一心音强度变化不定,心律极不规则,脉搏短绌。心房颤动的心电图表现:①P 波消失,代之以小而不规则 f 波,形态与振幅均变化不定,频率约 350～600 次/分钟;②心室率极不规则;③QRS 波群形态通常正常。治疗原则:积极寻找和处理原发疾病和诱发因素,转复和维持窦性心律,减慢心室率,预防栓塞,射频消融。

10. 心脏骤停是指心脏射血功能的突然终止。导致心脏骤停的病理生理机制最常见为室性快速性心律失常(心室颤动和室性心动过速),其次为缓慢性心律失常或心室停顿,较少见的为无脉性电活动。心脏骤停发生后,由于脑血流的突然中断,10 秒左右患者即可出现意识丧失,经及时救治可获存活,否则将发生生物学死亡,罕见自发逆转者。心脏性猝死是指急性症状发作后 1 小时内发生的以意识骤然丧失为特征的、由心脏原因引起的自然死亡。无论是否知道患者有无心脏病,死亡的时间和形式未能预料。心脏骤停常是心脏性猝死的直接原因。绝大多数心脏性猝死发生在有器质性心脏病的患者。在西方国家,心脏性猝死中约 80% 由冠心病(其中 75% 有心肌梗死病史)及其并发症引起。心肌梗死后左室射血分数降低、频发性与复杂性室性期前收缩是心脏性猝死的高危因素。各种心肌病是冠心病易患年龄前(＜35 岁)心脏性猝死的主要原因。冠状动脉粥样硬化是最常见的病理表现。

11. 冠心病发病机制　正常冠状动脉循环储备能力强大,比如剧烈运动时,冠状动脉血流量可比静息时增加 6～7 倍。冠状动脉因粥样硬化发生狭窄、痉挛或闭塞时,其扩张性和血流量均减小即代偿储备能力降低。当心脏负荷增大时,心肌需血量随之增加,冠状动脉供血和心肌需血之间发生矛盾,心肌可因冠状动脉供血不足而发生急剧性、短暂缺血、缺氧导致心绞痛。支配心脏的神经是内脏自主神经,其对机械刺激并不敏感,但在缺血、缺氧的情况下,心肌过多积聚的代谢产物,如乳酸、丙酮酸、磷酸等酸性代谢产物和类似激肽的多肽物质,可刺激心内自主神经纤维末梢,传导至大脑产生疼痛感觉。

12. 冠心病的临床分型

(1)无症状性心肌缺血:患者无症状,但静息、动态或负荷试验心电图示有 ST 段压低,T 波减低、变平或倒置等心肌缺血的客观证据;或心肌灌注不足的核素心肌显像表现。

(2)心绞痛:有发作性胸骨后疼痛,为一过性心肌供血不足引起。

(3)心肌梗死:症状严重,由冠状动脉闭塞致心肌急性缺血性坏死所致。

(4)缺血性心肌病:表现为心脏增大、心力衰竭和心律失常,为长期心肌缺血或坏死导致心肌纤维化而引起。临床表现与扩张型心肌病类似。

(5)猝死:因原发性心脏骤停而猝然死亡,多为缺血心肌局部发生电生理紊乱,引起严重的室性心律失常所致。

13. 急性冠脉综合征(ACS)　包括不稳定型心绞痛、非 ST 段抬高性心肌梗死和 ST 段抬高性心肌梗死,或包括猝死型冠心病。

14. 不稳定型心绞痛(UA)的危险分组　①低危组:新发的或是原有劳力性心绞痛恶化

加重,发作时 ST 段下移≤1mm,持续时间<20 分钟。②中危组:就诊前 1 个月内(但 48 小时内未发)发作 1 次或数次,静息心绞痛及梗死后心绞痛,发作时 ST 段下移>1mm,持续时间<20 分钟。③高危组:就诊前 48 小时内反复发作,静息心绞痛 ST 段下移>1mm,持续时间>20 分钟。

15. 急性心肌梗死的诊断与鉴别诊断 根据典型的临床表现,特征性的心电图改变以及实验室检查发现,诊断本病并不困难。鉴别诊断包括:①心绞痛:根据疼痛的部位、性质、诱因、时限、发作频率、含服硝酸甘油的效果。心泵功能及心包摩擦音等情况。坏死物质的吸收、心肌标志物及心电图的改变可资鉴别。②急性心包炎:尤其是急性非特异性心包炎可有较剧烈而持久的心前区疼痛。但心包炎的疼痛与发热同时出现,呼吸和咳嗽时加重,早期即有心包摩擦音,当心包腔出现渗液时疼痛消失;全身症状一般不如心肌梗死严重;心电图除 aVR 外,其余导联均有 ST 段弓背向下的抬高,T 波倒置,无异常 Q 波出现。③急性肺动脉栓塞:可发生胸痛、咯血、呼吸困难和休克,急性右心衰的表现较突出,如第二心音亢进、颈静脉充盈、肝大、下肢水肿等。心电图示Ⅰ导联 S 波加深、Ⅲ导联 Q 波显著、T 波倒置,胸导联过渡区左移,右胸导联 T 波倒置等改变,可资鉴别。④急腹症:急性胰腺炎、消化性溃疡穿孔、急性胆囊炎、胆石等,均有上腹部疼痛,可能伴休克。仔细询问病史、做体格检查、心电图检查、血清心肌酶和肌钙蛋白测定可协助鉴别。

16. 急性心肌梗死的定位通常根据病理性 Q 波出现的导联而定:前间壁:V1~V3;前壁:V3~V5;前侧壁:V5~V7;广泛前壁:V1~V5;下壁:Ⅱ、Ⅲ、aVF;高侧壁:Ⅰ、aVL;后壁:V7~V8。

17. 急性心肌梗死溶栓疗法的适应证与注意事项。适应证:①两个或两个以上相邻导联 ST 段抬高(胸导联≥0.2mV,肢导联≥0.1mV),或病史提示急性心肌梗死伴左束支传导阻滞,起病时间<12 小时,患者年龄<75 岁;②ST 段显著抬高的心肌梗死患者年龄>75 岁,经慎重权衡利弊仍可考虑;③ST 段抬高的心肌梗死,发病时间已达 12~24 小时,但如有进行性缺血性胸痛,广泛 ST 段抬高者可考虑。禁忌证:①既往发生过出血性中风,1 年内发生过缺血性中风或脑血管事件;②颅内肿瘤;③近期(2~4 周)有活动性内脏出血;④可疑为主动脉夹层;⑤入院时严重且未控制的高血压(>180/110mmHg)或慢性严重高血压病史;⑥目前正在使用治疗剂量的抗凝血药或已知有出血倾向;⑦近期(2~4 周)创伤史,包括头部外伤、创伤性心肺复苏或较长时间(>10 分钟)的心肺复苏;⑧近期(<3 周)外科大手术;⑨近期(<2 周)曾有在不能压迫部位的大血管行穿刺术。

18. 心脏瓣膜病的临床表现也是本系统疾病的一个难点,学习中应注意如下几点:

(1)熟悉各瓣膜的病变特点与临床表现的关系,对于分辨各类表现出现的时期十分重要。

(2)分清哪些心脏杂音传导,如何传导?哪些杂音不传导,是何原因?

(3)各瓣膜病变为什么并发症不相同?

学 法 指 导

1. 从临床诊疗过程,分析熟悉高血压的分类、分级、心血管危险分层、高血压急症和高血压亚急症的诊断和治疗特点。对于一个前来就诊的患者,第一步要了解患者血压高不高,对于血压达到和超过上述标准的患者,第二步应通过鉴别诊断确定患者是原发性高血压还是继发性高血压,第三步通过了解患者的危险因素和靶器官损害的情况将患者进行危险性分层,第四步是制订治疗方案,第五步是观察治疗方案的效果,调整方案以达到最佳治疗效果。因此要掌握的重点内容应该是:血压的定义和分类,高血压的概念,原发性高血压与继发性高血压的鉴别诊断,高血压的危险度分层,抗高血压药物和制订治疗方案的原则。

2. 正确理解心律失常概念的三个"失常"　①心电冲动的起源点失常,即起源点在窦房结以外的其他部位;②心电冲动的频率和节律失常,即频率超出正常范围,节律超常的不规则;③心电冲动传导失常,即传导的路径和速度异常。

3. 理解心律失常的分类　首先要掌握心脏传导系统的解剖结构。按照窦房结、房间束、房室结、希氏束、浦肯野纤维等传导系统的结构顺序进行纵向思维,对于传导系统的每一结构再按照期前收缩、心动过速、扑动、颤动、传导阻滞等心律失常种类进行横向思维,两者结合起来,就能掌握心律失常分类的全貌。

4. 心律失常的治疗　引起心律失常的病因不同,治疗方法也不相同。如果心律失常是炎症引起,应首先抗感染治疗;如果是心腔内压力增高引起,就应该通过调整前后负荷、增强心肌收缩力,降低心腔内压力;如果是心肌缺血引起,应该扩张冠状动脉;如果是电解质失衡引起,应该调整电解质;如果是内分泌代谢病引起,首先应治疗内分泌代谢病。采取病因治疗后,大部分患者心律失常可以消失,对少数顽固的心律失常,可根据心律失常的性质使用抗心律失常药物。由自律性增高引起者,应选用具有负性频率作用的抗心律失常药,如β受体阻滞剂或钙通道阻滞剂;由折返引起者应选用能够延长或缩短不应期的抗心律失常药,如Ⅰ类或Ⅲ类抗心律失常药;由触发激动引起者,应选用钙通道阻滞剂。

5. 慢性收缩性心力衰竭的治疗小结　按心功能 NYHA 分级选择治疗方案:

Ⅰ级:控制危险因素,ACEI。

Ⅱ级:ACEI,利尿剂,β受体阻断药,用或不用地高辛。

Ⅲ级:ACEI,利尿剂,β受体阻断药,地高辛。

Ⅳ级:ACEI,利尿剂,地高辛,螺内酯;病情稳定后慎用β受体阻滞剂。

6. 有并发症的高血压患者药物选择原则。参考 JNC7 推荐的 6 大类疾病选择 6 类药物的基本原则。

(1)冠心病的一级预防可选择β受体阻断药和长效钙拮抗药。

(2)发生过心肌梗死患者应选择 ACEI 和β受体阻断与醛固酮受体阻断剂(如:螺内酯)改善心室重构。

(3)心力衰竭:高血压合并无症状左心室功能不全的降压治疗,应选择 ACEI 和β受体阻断药,β受体阻滞剂注意从小剂量开始;在有心力衰竭症状的患者,应采用 ACEI 或 ARB、利尿药、β受体阻断药和醛固酮受体阻断药等联合治疗。

(4)2 型糖尿病:高血压患者约 10%有糖尿病和糖耐量异常。多数糖尿病合并高血压患者往往同时有肥胖、血脂代谢紊乱和较严重的靶器官损害,属于心血管危险的高危群体,约 80%患者死于心、脑血管病。应该实施积极降压治疗策略,为了达到目标水平,通常在改善生活行为基础上需要 2 种以上降血压药物联合治疗。ARB 或 ACEI、长效钙拮抗药和小剂量利尿药是较合理的选择。ACEI 或 ARB 能有效减轻和延缓糖尿病肾病的进展,改善糖耐量异常。

(5)慢性肾衰竭:终末期肾病时常有高血压,两者病情呈恶性循环。降压治疗的目的主要是延缓肾功能恶化,预防心、脑血管病发生。应该实施积极降压治疗策略,通常需要 3 种或 3 种以上降血压药方能达到目标水平。ACEI 或 ARB 在早、中期能延缓肾功能恶化,但要注意在低血容量或病情晚期(肌酐清除率<30ml/min 或血肌酐超过 $265\mu mol/L$,即 3.0mg/dl)可能反而使肾功能恶化。血液透析患者仍需降压治疗。

(6)脑血管病:已发生过脑卒中的患者,降压治疗的目的是减少再次发生脑卒中。高血压合并脑血管病患者不能耐受血压下降过快或过大,压力感受器敏感性减退,容易发生体位性低血压,因此降压过程应该缓慢、平稳,最好不减少脑血流量。可选择 ARB、长效钙拮抗药、ACEI 或利尿药。注意从单种药物小剂量开始,再缓慢递增剂量或联合治疗。

7. 学习心脏瓣膜病时要理解并记忆心、血管循环原理以及相应的病理生理变化。

习　题

一、选择题

【A_1 型题】

1. 下列**不属于**左心衰竭表现的是
   A. 夜间阵发性呼吸困难
   B. 心源性哮喘
   C. 咯血
   D. 劳力性呼吸困难
   E. 肝颈静脉回流征阳性

2. 左心衰竭发展至全心衰竭时**不出现**
   A. 呼吸困难减轻
   B. 下肢水肿
   C. 咳嗽减轻
   D. 呼吸困难加重
   E. 疲倦加重

3. 右心衰竭的早期表现是
   A. 呼吸困难
   B. 颈静脉怒张
   C. 腹水、胸水
   D. 肝大
   E. 低垂性水肿

4. 左心衰竭最早出现和最重要的症状是
   A. 咳痰
   B. 疲倦、乏力
   C. 咯血
   D. 咳嗽
   E. 呼吸困难

5. 下列哪项引起右室压力负荷过重
   A. 三尖瓣关闭不全
   B. 肺动脉瓣关闭不全
   C. 肺动脉高压
   D. 严重贫血
   E. 静脉回流量增多

6. 心源性哮喘与支气管哮喘难以鉴别时,治疗宜选用
   A. 洋地黄
   B. 氨茶碱
   C. 硝普钠
   D. 利尿剂
   E. 吗啡

7. 洋地黄中毒出现频发室性期前收缩,治疗应首选
   A. 利多卡因
   B. 胺碘酮
   C. 普罗帕酮
   D. 美西律
   E. 电复律

8. 治疗急性肺水肿的主要措施是
   A. 快速利尿
   B. 休息
   C. 静脉补液
   D. 控制感染
   E. 限制钠盐摄入

9. 左心衰竭的临床表现主要是因为
   A. 左心室扩大
   B. 肺淤血、肺水肿
   C. 体循环静脉压增高

D. 心室重构　　　　　　　　　E. 肺动脉高压

10. 心脏病患者诱发心衰的最常见因素为
    A. 心律失常　　　　　B. 严重贫血　　　　　C. 过度劳累
    D. 呼吸道感染　　　　E. 摄入钠盐过多

11. 窦性心动过速的心率范围通常是
    A. 60～80 次/分　　　B. 80～100 次/分　　　C. 100～180 次/分
    D. 180～200 次/分　　E. 200～220 次/分

12. 下列哪项因素一般**不诱发**期前收缩
    A. 饮酒　　　　　　　B. 吸烟　　　　　　　C. 高脂饮食
    D. 咖啡　　　　　　　E. 情绪激动

13. 下列哪项**不是**阵发性室上性心动过速的特点
    A. 心率通常超过 150 次/分　　　　　B. 心律十分整齐
    C. 突然发作、突然终止　　　　　　　D. 第一心音强弱不等
    E. 多不伴有器质性心脏病

14. 目前我国引起心房颤动最常见的病因是
    A. 风湿性心脏病二尖瓣狭窄　　　　　B. 急性心肌梗死
    C. 甲状腺功能亢进症　　　　　　　　D. 缩窄性心包炎
    E. 高血压心脏病

15. 下列**不是**第三度房室传导阻滞的心电图表现为
    A. P 波与 QRS 波群无关　　　　　　B. R 波频率大于 P 波频率
    C. R-R 间距相等　　　　　　　　　　D. P-P 间距相等
    E. 心室率多在 30～40 次/分

16. 下列哪项有利于室性心动过速和室上性心动过速的鉴别
    A. 心室率 160 次/分
    B. 心脏扩大
    C. 心电图 QRS 波群宽大畸形
    D. 心电图有心室夺获和室性融合波
    E. 过去发现过室性期前收缩

17. 风湿性二尖瓣狭窄最常见的心律失常是
    A. 室上性心动过速　　　B. 心房颤动　　　　C. 室性期前收缩
    D. 房室传导阻滞　　　　E. 房性期前收缩

18. 二尖瓣狭窄大咯血的直接原因是
    A. 肺淤血　　　　　　　　　　　　　B. 肺栓塞
    C. 支气管黏膜血管破裂　　　　　　　D. 支气管扩张
    E. 支气管静脉曲张破裂

19. 下列哪项瓣膜病引起心绞痛
    A. 二尖瓣狭窄　　　　　　　　　　　B. 三尖瓣狭窄
    C. 二尖瓣关闭不全　　　　　　　　　D. 主动脉瓣狭窄
    E. 二尖瓣狭窄合并关闭不全

20. 二尖瓣狭窄最重要的体征是

A. 肺动脉瓣区第二心音亢进　　　　　B. 二尖瓣面容

C. 心尖区隆隆样舒张中、晚期杂音　　D. 心尖部全收缩期杂音

E. 二尖瓣开瓣音

21. 胸骨左缘第 3～4 肋间听到舒张早期叹气样杂音应考虑为

A. 二尖瓣狭窄　　　　　B. 二尖瓣关闭不全　　　　　C. 主动脉瓣狭窄

D. 主动脉瓣关闭不全　　E. 肺动脉瓣关闭不全

22. 风湿性心瓣膜病最常被侵犯的瓣膜是

A. 二尖瓣　　　　　　　B. 主动脉瓣　　　　　　　　C. 肺动脉瓣

D. 三尖瓣　　　　　　　E. 三尖瓣和主动脉瓣

23. 高血压伴发的血管重构包括

A. 血管壁的增厚　　　　B. 血管壁/腔比增加　　　　　C. 小动脉稀少

D. 血管功能异常　　　　E. 上述表现均存在

24. 下列有关收缩压和舒张压的叙述正确的是

A. 收缩期高血压危险性更大

B. 舒张期高血压危险性更大

C. 收缩期高血压不需要积极治疗

D. 收缩期高血压和舒张期高血压同样具有危险性

E. 对老年收缩期高血压患者,积极的降压总能够获益

25. 下列有关利尿剂降压作用特点的叙述**不正确**的是

A. 主要通过排钠利尿使血容量减少和血管平滑肌松弛,外周血管阻力降低

B. 其降血压作用温和

C. 服药数小时至数天疗效达高峰

D. 服药 3～4 周后疗效达高峰

E. 可强化其他降血压药物的作用

26. 下列何种血脂成分改变**不是**发生冠心病的高危因素

A. 血清总胆固醇增高　　　　　　　B. 低密度脂蛋白增高

C. 极低密度脂蛋白增高　　　　　　D. 载脂蛋白 B 增高

E. 高密度脂蛋白增高

27. 急性心肌梗死患者最常见的心律失常是

A. 窦性心动过速　　　　B. 房性期前收缩　　　　　C. 室性期前收缩

D. 房室传导阻滞　　　　E. 房性心动过速

28. 下列与肥厚型心肌病的发生**无**明确相关的因素是

A. 近 50% 的患者有家族史者

B. 儿茶酚胺分泌增多

C. 神经体液刺激钙调节异常

D. 病毒性心肌炎

E. 原发性心肌蛋白合成异常

29. 在我国急性心包炎的最常见病因是

A. 结核性　　　　　　　B. 风湿性　　　　　　　　　C. 化脓性

D. 病毒性　　　　　　　E. 肿瘤性

30. 下列有关高血压血管损害的描述正确的是
    A. 高血压早期仅表现为心排血量增加和全身小动脉张力的增加
    B. 随着高血压的持续和进展则可使全身小动脉发生玻璃样变
    C. 高血压可促进中等和大动脉粥样硬化的形成及发展
    D. 高血压后期还可能发生主动脉中层囊样坏死和夹层分离
    E. 以上说法均正确

31. 下列哪种情况**不是**应用β受体阻滞剂治疗心绞痛的**禁忌证**
    A. 气道痉挛性疾病　　　　　　　B. 低血压
    C. 心动过缓　　　　　　　　　　D. 血压水平为 180/105mmHg
    E. 二度或以上房室传导阻滞

32. 变异型心绞痛药物治疗宜首选
    A. 美托洛尔　　　　　　B. 硝酸甘油　　　　　　C. 硝苯地平
    D. 维拉帕米　　　　　　E. 阿替洛尔

33. 急性心肌梗死患者缓解疼痛的最有效手段是
    A. 用哌替啶 50~100mg 肌内注射
    B. 吗啡 5~10mg 皮下注射
    C. 用硝酸甘油或二硝酸异山梨醇舌下含服,用硝酸甘油静脉滴注
    D. 对血压较高、心率较快的前壁梗死患者应用β阻滞剂
    E. 心肌再灌注疗法

34. 下列哪项叙述**不是**扩张型心肌病的超声心动图表现
    A. 早期即可出现心腔的轻度扩大
    B. 后期四腔均增大,以左侧为显著
    C. 左室流出道亦扩大
    D. 室壁运动阶段性减弱
    E. 室壁运动普遍减弱

35. 下列有关扩张型心肌病的心电图改变**错误**的是
    A. R 波减低,低电压
    B. 可见各种心律失常
    C. 可见 ST-T 改变
    D. 以心室肥大、心肌损伤、心律失常为主
    E. 无病理性 Q 波出现

36. 肥厚型心肌病较为特征性的心电图改变是
    A. 左室肥厚最常见,V1、V2 有高 R 波
    B. ST-T 改变
    C. 出现巨大倒置的 T 波,类似冠状 T 波
    D. Ⅱ、Ⅲ、aVF、aVL 或 V4、V5 上出现病理性 Q 波
    E. 频发室性期前收缩

37. 下列有关肥厚型心肌病超声心动图改变的特点**错误**的是
    A. 室间隔的非对称性增厚
    B. 舒张期室间隔的厚度与后壁之比≥1∶3

C. 二尖瓣环扩张

D. 二尖瓣收缩期前向运动具有重要诊断意义

E. 左室流出道狭窄

38. 导致冠心病心绞痛的最主要病因是

A. 风湿性冠状动脉炎
B. 主动脉瓣狭窄或关闭不全

C. 冠状动脉粥样硬化
D. 肥厚型心肌病

E. 甲状腺功能亢进症

39. 下列有关心绞痛辅助检查方面**不正确**的叙述是

A. 胸片检查一般无异常发现

B. 静息心电图非发作时约半数无异常发现

C. 发作时心电图大多数患者可出现 ST 水平型或下斜型压低

D. 心绞痛发作时二维超声心动图可有普遍性室壁运动异常

E. 动态心电图 24 小时内监测患者的心电活动,以发现心肌有无缺血的改变

40. 下列有关急性心包炎症状的叙述**不正确**的是

A. 心前区疼痛常因深呼吸、咳嗽等加剧,坐位或前倾位时减轻

B. 呼吸困难是心包积液时最突出的症状

C. 可产生咳嗽

D. 可出现吞咽困难

E. 不会出现声音嘶哑

41. 急性心肌梗死患者出现室性期前收缩或室性心动过速,且血流动力学状态稳定应首选下列哪种药物静脉注射

A. 普罗帕酮
B. 胺碘酮
C. 利多卡因

D. 普鲁卡因胺
E. 奎尼丁

42. 下列哪项**不是**心包积液征的表现

A. 心尖搏动减弱、消失

B. 心尖搏动出现于心浊音界左缘处

C. 心浊音界向两侧扩大、相对浊音区消失

D. 心音遥远,心率快

E. 大量心包渗液时,左肩胛角下常有浊音区,语颤增强,并可听到支气管呼吸音

43. 诊断心包积液最快速、简便而又可靠的方法是

A. 心电图检查
B. X 线检查
C. 超声心动图

D. 心包穿刺
E. 核素显像

44. 下列有关急性心包炎治疗**错误**的是

A. 风湿性心包炎时应用抗生素治疗

B. 结核性心包炎时应尽早开始抗结核治疗

C. 化脓性心包炎时应选用足量对致病菌有效的抗生素

D. 化脓性心包炎如引流发现心包增厚,则可作广泛心包切除

E. 非特异性心包炎时肾上腺皮质激素可能有效

45. 高血压靶器官损害的表现**不包括**

A. 左心室肥厚

B. 蛋白尿或(和)血肌酐轻度升高

C. 超声或 X 线证实有动脉粥样斑块(颈、髂、股或主动脉)

D. 视网膜动脉局灶或广泛狭窄

E. 心肌梗死

46. 高血压心脏病并发的临床疾病**不包括**

A. 心绞痛 　　　　　　　　　B. 左心室肥厚

C. 心肌梗死 　　　　　　　　D. 心力衰竭

E. 冠状动脉血运重建术后

47. β受体阻滞剂改善心肌缺血的机制**不包括**

A. 降低心率

B. 降低血压

C. 降低心肌收缩力

D. 扩张冠状动脉

E. 使舒张期延长能使可逆的损伤区特别是心内膜下的血流增加

【A₂型题】

48. 男性,60岁,近日有夜间呼吸困难,呈端坐位,伴胸闷、咳嗽,在考虑心源性哮喘与支气管哮喘难以鉴别时,下列哪项有助于心源性哮喘的诊断

A. 肝大伴下肢水肿 　　　　　B. 心率超过 120 次/分

C. 双肺底湿啰音 　　　　　　D. 心脏向左扩大伴奔马律

E. 咳嗽、咳痰

49. 女性,25岁,诊断为"风湿性心脏病,二尖瓣狭窄伴关闭不全,心力衰竭",经服地高辛和利尿剂后症状减轻,但近日出现食欲缺乏、恶心、呕吐,心电图示频发室性期前收缩。下列哪种情况可能性最大

A. 洋地黄中毒 　　　B. 洋地黄用量不足 　　　C. 合并急性胃炎

D. 心衰加重 　　　　E. 合并肝炎

50. 男性,62岁,高血压病史 18 年,平时血压在 160/100mmHg 左右,突然出现胸闷、气短、咳嗽,端坐呼吸,血压 200/100mmHg,治疗应首选

A. 毛花苷 C 　　　　B. 呋塞米 　　　　C. 硝普钠

D. 氨茶碱 　　　　　E. 美托洛尔

51. 男性,65岁,突然失语,右侧肢体偏瘫,心电图示:P 波消失,代之以 f 波,R-R 间距绝对不齐,心室率 130 次/分,心电图诊断为

A. 房性心动过速 　　　B. 室性心动过速 　　　C. 窦性心动过速

D. 快速房颤 　　　　　E. 室上性心动过速

52. 一住院心脏病患者,心电图监测发生室性心动过速,心率 170 次/分,体检:BP 120/80mmHg,意识清楚,双肺呼吸音清晰,无湿性啰音,首选的治疗药物是

A. 普萘洛尔 　　　　B. 维拉帕米 　　　　C. 普罗帕酮

D. 利多卡因 　　　　E. 胺碘酮

53. 患者,女性,35岁,二尖瓣狭窄,呼吸困难,伴咯血 2 天,双肺底少许湿啰音,心脏正侧位片可见肺淤血,下列各项中最合适的处理是

A. 毛花苷 C 　　　　　B. 氨苯蝶啶 　　　　C. 吸氧

D. 硝苯地平　　　　　　　E. 硝酸甘油

54. 男性,34 岁,早年有风湿性关节炎病史,近两周有心悸、气急,不能平卧而入院,体检:心尖区第一心音减弱,有 3/6 级全收缩期杂音,向腋下方向传导,同时有中度舒张期隆隆样杂音伴舒张期震颤,其瓣膜病变最有可能的诊断是

    A. 二尖瓣狭窄伴主动脉瓣关闭不全

    B. 二尖瓣狭窄伴主动脉瓣狭窄

    C. 二尖瓣狭窄伴关闭不全

    D. 二尖瓣狭窄伴三尖瓣关闭不全

    E. 主动脉瓣关闭不全伴二尖瓣关闭不全

55. 患者,男,50 岁,最近 1 周常在半夜,偶在午睡时发作胸骨中段后部压迫样疼痛,同时向左肩放射,患者立即坐起或站立后数分钟缓解,含化硝酸甘油不易缓解,发作时心电图示 V1～V6 导联 ST 段显著性下斜性压低 0.2～0.3mV。问该患者最可能的诊断是

    A. 初发型心绞痛　　　　B. 恶化型心绞痛　　　　C. 卧位型心绞痛

    D. 变异型心绞痛　　　　E. 急性冠脉综合征

56. 患者,女,65 岁,最近 1 个月常在凌晨发作胸骨中段后部压迫样疼痛,同时向左肩、左臂内侧放射,多持续 10～20 分钟不等,动态心电图示发作时 V1～V6 导联 ST 段显著性抬高 0.3～0.45mV,发作过后 ST 段很快恢复等电线。问该患者最可能的诊断是

    A. 初发型心绞痛　　　　B. 恶化型心绞痛　　　　C. 卧位型心绞痛

    D. 变异型心绞痛　　　　E. 急性冠脉综合征

57. 患者,男,65 岁,最近 2 周快步行走或上三楼时反复出现发作性胸骨中上段后部压迫样疼痛,同时向左肩、左臂内侧放射,伴出汗,停止活动后约 2 分钟完全缓解。疼痛发作时心电图示 V1～V4 导联 ST 段显著性下斜性压低 0.2mV。问该患者最可能的诊断是

    A. 初发型心绞痛　　　　B. 恶化型心绞痛　　　　C. 卧位型心绞痛

    D. 变异型心绞痛　　　　E. 急性冠脉综合征

58. 患者,男,39 岁,因头晕查血压 190/90mmHg,心电图、超声心动图、肾功能、胸片均无异常发现,诊断为原发性高血压,既往糖尿病病史 1 年,该患者正确的分层诊断是

    A. 高血压 1 级,低危　　　B. 高血压 1 级,中危　　　C. 高血压 1 级,高危

    D. 高血压 3 级,高危　　　E. 高血压 3 级,极高危

59. 患者,男,65 岁,因头疼、乏力查血压 165/95mmHg,心电图示 Ⅱ、Ⅲ、aVF 病理性 Q 波,T 波对称性倒置,超声心动图发现下壁运动减弱,肾功能、胸片均无异常发现,既往心肌梗死病史 1 年,该患者正确的分层诊断是

    A. 高血压 1 级,低危　　　B. 高血压 1 级,中危　　　C. 高血压 1 级,高危

    D. 高血压 2 级,高危　　　E. 高血压 2 级,极高危

60. 男,48 岁,夜间熟睡时突发胸骨后压榨样疼痛,含服硝酸甘油后持续约 40 分钟完全缓解,发作时心电图示 Ⅱ、Ⅲ、aVF 导联 ST 段压低 0.4mV,发作后 1 小时复查心电图无异常,查血清心肌酶在正常范围。该患者胸痛最可能的诊断是

    A. 初发型心绞痛　　　　B. 恶化型心绞痛　　　　C. 卧位型心绞痛

    D. 变异型心绞痛　　　　E. 急性冠脉综合征

61. 女,56 岁,清晨活动时突发胸骨后压榨样疼痛伴向左肩背放射疼 2 小时,含服硝酸甘油无效急诊入院。查体心肺无明显异常发现,心电图示 Ⅱ、Ⅲ、aVF 导联 ST 段抬高

0.3mV,入院后 1 小时复查心电图 Ⅱ、Ⅲ、aVF 导联 ST 段仍抬高且与 T 波形成单向曲线,查血清心肌酶显著升高,该患者可诊断为

  A. 急性前壁心肌梗死   B. 急性前间壁心肌梗死

  C. 急性下壁心肌梗死   D. 变异型心绞痛

  E. 急性侧壁心肌梗死

62. 患者,男,62 岁,夜间熟睡时突发胸骨后压榨样疼痛伴向左肩背放射疼 4 小时,含服硝酸甘油无效急诊入院。查体心肺无明显异常发现,心电图示 Ⅰ、aVL、V1~V6 导联 ST 段显著性抬高 0.3~0.6mV,入院后 2 小时复查心电图有关导联 ST 段仍抬高且与 T 波形成单向曲线,查血清心肌酶显著升高,该患者可诊断为

  A. 急性前壁心肌梗死   B. 急性广泛前壁心肌梗死

  C. 急性下壁心肌梗死   D. 变异型心绞痛

  E. 急性侧壁心肌梗死

63. 男,68 岁,夜间熟睡时突发胸骨后压榨样疼痛伴向左肩背放射 2 小时,含服硝酸甘油无效急诊入院。查体心肺无明显异常发现,心电图示 V1~V3 导联 ST 段显著性抬高 0.6mV,入院后 4 小时复查心电图有关导联 ST 段仍抬高且与 T 波形成单向曲线,查血清心肌酶显著升高,该患者可诊断为

  A. 急性前壁心肌梗死   B. 急性前间壁心肌梗死

  C. 急性下壁心肌梗死   D. 变异型心绞痛

  E. 急性侧壁心肌梗死

64. 患者,男,34 岁,感冒后出现心前区疼痛,于深呼吸和咳嗽时加重,伴发热,体检闻及心包摩擦音,心电图示 Ⅰ、aVL、V1~V6 导联 ST 段弓背向下的抬高,未见异常 Q 波出现,血白细胞计数增高,超声心动图发现心包腔内有液性暗区。该患者可诊断为

  A. 急性广泛前壁心肌梗死   B. 初发型心绞痛

  C. 急性胸膜炎   D. 急性心包炎

  E. 肺炎

【A₃型题】

(65~67 题题干)

患者男性,62 岁,发现高血压 10 余年,胸闷、胸痛间歇发作 1 年。经诊断为"高血压,冠心病",给予普萘洛尔 10mg,一日 3 次口服治疗。突然出现胸闷、气急、咳泡沫痰。体检:端坐体位,心率 100 次/分,双肺底可闻及小水泡音,双下肢无水肿。

65. 该患者目前的诊断为

  A. 急性心肌梗死   B. 全心衰竭   C. 急性左心衰竭

  D. 变异型心绞痛   E. 支气管肺炎

66. 本疾患最有可能的诱发因素为

  A. 呼吸道感染   B. 抑制心肌收缩力药物的运用

  C. 过度劳累   D. 心动过缓

  E. 水、电解质紊乱

67. 治疗措施中,下列哪项是最主要的

  A. 强心、利尿、扩血管药物   B. 吸氧、休息、低盐饮食

  C. 平喘、止咳、化痰   D. 利尿剂＋氯化钾

E. 抗感染

（68～70 题题干）

男性,30 岁,反复阵发性心动过速史 10 余年,每次心动过速突然发作,持续数十分钟至数小时,此次心动过速发作 1 小时而来医院就诊。体检:BP 110/70mmHg,心脏无扩大,心率 200 次/分,节律规则。

68. 最有可能的临床诊断为

    A. 阵发性室性心动过速　　　　　　B. 阵发性室上性心动过速

    C. 心房颤动　　　　　　　　　　　D. 窦性心动过速

    E. 非阵发性交界性心动过速

69. 为尽快确定患者的临床诊断,首先应进行的辅助检查是

    A. Holter　　　　　　　B. 常规心电图　　　　　C. 心音图

    D. 超声心动图　　　　　E. X 线检查

70. 最佳的治疗措施是

    A. 静注维拉帕米　　　　B. 静注毛花苷 C　　　　C. 静注胺碘酮

    D. 静注普罗帕酮　　　　E. 静注苯妥英钠

（71～73 题题干）

患者女性,35 岁,劳累后心悸、气促 6 年。体检:第一心音亢进,心尖部可闻及中度隆隆样舒张期杂音,有开瓣音,P2>A2,心律规则,心界不大。

71. 该患者诊断为

    A. 二尖瓣关闭不全　　B. 二尖瓣狭窄　　　　C. 主动脉瓣关闭不全

    D. 主动脉瓣狭窄　　　E. 三尖瓣关闭不全

72. 该患者若进入左房失代偿期,其最严重的表现应是

    A. 咯血　　　　　　　B. 端坐呼吸　　　　　C. 周围器官栓塞

    D. 快速房颤　　　　　E. 急性肺水肿

73. 患者如发生上述严重表现,**不应**选用下列何种药物治疗

    A. 吗啡　　　　　　　B. 利尿剂　　　　　　C. 氨茶碱

    D. 洋地黄　　　　　　E. 硝酸甘油

（74～76 题题干）

患者男性,49 岁,因劳力性胸闷半个月,夜间熟睡时突发胸闷 2 小时入院。既往高血压病史 7 年。查体:血压 180/90mmHg,半卧位,呼吸急促。双肺清,肺底闻及多量湿性啰音。心浊音界略向左下扩大,心率 96 次/分,律齐,心音低钝,未闻杂音。双下肢胫前轻度可凹性水肿。辅助检查:心电图示左室肥厚改变。胸片见肺野模糊,肺门影增浓。尿常规及肾功能无异常,血脂检查示胆固醇 270mg/dl。

74. 该患者高血压危险分层诊断正确的是

    A. 原发性高血压 1 级,低危　　　　B. 原发性高血压 1 级,高危

    C. 原发性高血压 1 级,极高危　　　D. 原发性高血压 3 级,极高危

    E. 原发性高血压 3 级,高危

75. 该患者高血压最全面正确的诊断应该是

    A. 原发性高血压

    B. 原发性高血压,肺水肿

C. 原发性高血压,高血压性心脏病

D. 原发性高血压,高血压性心脏病,急性左心衰,高胆固醇血症

E. 原发性高血压,高血压性心脏病,急性左心衰

76. 此临床情形下,下列哪种药物**不宜**应用

A. 呋塞米静脉推注
B. 毛花苷 C 静脉推注

C. 依那普利口服
D. 硝酸甘油持续静脉点滴

E. 美托洛尔口服

(77~78 题题干)

患者女性,64 岁,无明显诱因突发胸骨后压榨样疼痛 3 小时入院,无放射痛,无胸闷、咳嗽。既往身体健康。体检:BP 120/75mmHg,双肺清,未闻及啰音。心界不大,心率 70 次/分,心音可,无杂音。心电图示 V1~V4 导联及Ⅱ、Ⅲ、aVF 导联 ST-T 出现动态演变,血清心肌酶显著升高达正常 5 倍。

77. 该患者可诊断为

A. 冠状动脉粥样硬化性心脏病,急性前壁、下壁心肌梗死

B. 冠状动脉粥样硬化性心脏病,急性下壁心肌梗死

C. 冠状动脉粥样硬化性心脏病,急性前壁心肌梗死

D. 冠状动脉粥样硬化性心脏病,不稳定心绞痛

E. 冠状动脉粥样硬化性心脏病,急性前间壁心肌梗死

78. 该患者的鉴别诊断应考虑

A. 不稳定心绞痛
B. 主动脉夹层
C. 急性心包炎

D. 胃食管反流病
E. 以上均包括

(79~80 题题干)

患者男性,54 岁,因"持续性胸痛 2 天,呼吸、咳嗽时加剧"入院。查体:平卧位,双肺清,未闻及干、湿啰音。心界不大,心率 90 次/分,心音可,无杂音,胸骨左缘第 3、4 肋间闻及心包摩擦音。腹部未发现异常。心电图示各导联见 ST 段呈弓背向下抬高及 T 波增高。入院后第 2 天未再胸痛,但其后渐感胸闷,听诊心率 110 次/分,心音遥远,未闻及心包摩擦音。复查心电图无明显变化。

79. 该患者最可能的胸痛原因是

A. 不稳定型心绞痛
B. 急性心肌梗死
C. 气胸

D. 急性心包炎
E. 流行性肌痛

80. 为明确患者胸痛消失,但渐感胸闷的原因最为有效的辅助检查是

A. 胸部 X 线片
B. 胸部 CT
C. 超声心动图

D. 血培养
E. 以上均不是

【B 型题】

(81~83 题共用备选答案)

A. 左室充盈障碍
B. 左室后负荷突然增加

C. 左室舒张期过短
D. 左室排血量急剧下降

E. 左室前负荷突然增加

关于急性肺水肿的发病机制

81. 快速房颤

82. 急性广泛前壁心肌梗死

83. 老年人输液速度过快

(84～87 题共用备选答案)

A. 奎尼丁   B. 普萘洛尔   C. 利多卡因

D. 胺碘酮   E. 维拉帕米

84. 属于钙离子拮抗剂

85. 属于延长动作电位药物

86. 属于 β 受体阻滞剂

87. 属 Ｉ A 类

(88～91 题共用备选答案)

A. Graham-steell 杂音

B. Austin-Flint 杂音

C. 胸骨左缘第 3 肋间喷射样收缩期杂音

D. 心尖部收缩中晚期喀喇音

E. 胸骨左缘第 2 肋间连续性杂音

以下疾病可以出现上述哪种杂音：

88. 二尖瓣脱垂

89. 二尖瓣狭窄

90. 主动脉瓣关闭不全

91. 主动脉瓣狭窄

(92～94 题共用备选答案)

A. 心脏浊音界正常

B. 第一心音可减弱,可出现第三或第四心音奔马律

C. 部分患者可出现心包摩擦音

D. 心尖区可闻及粗糙的收缩期杂音

E. 胸骨左下缘出现响亮的收缩期杂音

92. 急性心肌梗死患者发生二尖瓣乳头肌功能失调或断裂

93. 急性心肌梗死患者发生室间隔穿孔

94. 急性心肌梗死患者发生心室功能受损

(95～96 题共用备选答案)

A. 金黄色葡萄球菌   B. 流感嗜血杆菌   C. 草绿色链球菌

D. 肺炎球菌   E. 表皮葡萄球菌

95. 急性感染性心内膜炎最主要的病原体是

96. 亚急性感染性心内膜炎最主要的病原体是

(97～99 题共用备选答案)

A. T 波异常高大、两肢不对称的变化

B. 面向梗死区的导联出现异常 Q 波和 ST 段弓背向上与 T 波连接呈单向曲线

C. 面向梗死区的导联 ST 段逐渐恢复到基线水平,T 波变为平坦或显著倒置

D. T 波可呈 Ｖ 形倒置,其两肢对称,波谷尖锐

E. ST 段和(或)T 波恢复

97. ST 段抬高性心肌梗死最早期心电图表现

98. ST 段抬高性心肌梗死急性期心电图表现

99. ST 段抬高性心肌梗死亚急性期心电图表现

二、名词解释

1. 心力衰竭

2. 夜间阵发性呼吸困难

3. 心律失常

4. 阿-斯综合征

5. 期前收缩

6. Graham-Steell 杂音

7. Austin-Flint 杂音

8. 高血压脑病

9. 冠状动脉粥样硬化性心脏病

10. 心绞痛

11. 急性冠脉综合征

12. 急性心肌梗死

13. 心肌疾病

14. 病毒性心肌炎

15. 感染性心内膜炎(IE)

16. 心包炎

三、填空题

1. 左心衰竭时呼吸困难的表现形式有_____、_____、_____、_____。

2. 根据心力衰竭的发生部位可分为_____、_____、_____。

3. 右心衰竭的临床表现主要是_____所致。

4. 心力衰竭的基本病因是_____和_____。

5. 心力衰竭最常见的诱发因素是_____,诱发心力衰竭最常见的心律失常是_____。

6. 阵发性夜间呼吸困难的发生机制可能有_____、_____、_____、_____等。

7. 心律失常,按其发生原理可分为_____和_____。

8. 最常见的期前收缩是_____,其次是_____,_____较少见。

9. 心房颤动的典型体征是_____、_____、_____。

10. 窦性心律的 P 波在_____肢导联中直立,_____倒置,P-R 间期为_____。

11. 抗高血压治疗的目标是将血压恢复至_____以下。伴有糖尿病或慢性肾脏病合并高血压者应降压至_____。

12. 目前常用的降压药物可归纳为五大类,即_____、_____、_____、_____、_____。

13. 高血压是以体循环_____为主要表现的综合征,是最常见的心血管疾病之一。高血压可分为_____及_____两大类。绝大多数患者高血压病因不明,称为_____高血压。约 5% 的患者高血压是某些系统疾病的表现之一,本身有明确而独立的病因,称为_____高血压。

14. 血管紧张素转换酶抑制剂的降压作用是通过抑制_____使血管紧张素Ⅱ生成减少,同时抑制_____使缓激肽降解减少,两者均有利于血管扩张,使血压降低。

15. 冠状动脉粥样硬化性心脏病可分为_____、_____、_____、_____及_____五种临床类型。

16. 心肌梗死范围的大小及严重程度取决于_____的部位、程度、速度和_____情况。

17. 下壁心肌梗死多合并_____及窦性心动过缓,常能自行恢复。若前壁心肌梗死有_____发生,则说明梗死范围之广,病情严重。

18. 主动脉瓣狭窄的常见症状是_____、_____、_____。

19. 二尖瓣狭窄最常见的病因是_____。

20. 二尖瓣狭窄常见的症状有_____、_____、_____、_____。

21. 感染性心内膜炎依据病程分为_____和_____。_____感染性心内膜炎的病原体主要为金黄色葡萄球菌;_____感染性心内膜炎的病原体则以草绿色链球菌多见。感染性心内膜炎又可分为_____、_____和_____的心内膜炎。

22. 很多病毒都可引起心肌炎,其中以_____引起和_____的各种病毒最常见。肠道病毒中的_____、_____等是致心肌炎的主要病毒。

23. 心包摩擦音是_____特异性体征。在心前区均可听到,但在胸骨左缘第3、4肋间、胸骨下部和剑突附近最清楚。其强度常受_____和_____的影响。

四、简答题

1. 简述心力衰竭的分类。

2. 简述心力衰竭的诱因。

3. 简述右心衰竭的临床特征。

4. 简述急性左心衰竭的抢救措施。

5. 简述左心衰竭的临床特征。

6. 简述室性期前收缩心电图特征。

7. 简述心房颤动的临床特征和心电图特征。

8. 简述心房颤动的治疗原则。

9. 简述高血压急症的处理。

10. 简述典型心绞痛的胸痛特点。

11. 简述心绞痛的分型诊断。

12. 简述不稳定型心绞痛的处理。

13. 简述急性心肌梗死的特征性心电图改变。

14. 简述急性心肌梗死心电图的演变过程。

15. 简述急性心肌梗死溶栓疗法的适应证和禁忌证。

16. 简述急性心肌梗死的药物治疗。

17. 简述二尖瓣狭窄的常见并发症。

18. 简述二尖瓣狭窄咯血的原因。

19. 简述主动脉瓣狭窄的临床特征。

20. 简述感染性心内膜炎抗生素治疗应遵循的原则。

21. 简述扩张型心肌病的治疗。

22. 简述病毒性心肌炎的诊断依据。

五、病案分析题

1. 男,52岁。主诉:因反复头昏头痛15年,加重半年伴视物模糊1天入院。病史:患者近15年来无明显诱因出现轻度头昏头痛,尤以午后及情绪激动后为著。休息后可缓解。未加重视。去年体检时发现血压高,约220/110mmHg,服降压药物后症状有所减轻,后自行停药。近半年来,因工作繁忙,头痛明显加重,昨日因情绪激动后出现视物模糊,遂来院诊治。

体检:血压250/120mmHg,脉搏98次/分,呼吸20次/分,面色红润,神志清楚。双侧瞳孔等大等圆,对光反射灵敏。眼底检查:动脉呈银丝状,动静脉交叉压迹明显,左眼底可见散在出血及渗出物。肺部检查无异常。心尖搏动位于第 5 肋间左锁骨中线外 1.5cm，心界向左下方扩大，心音有力，心率 98 次/分，律齐，心尖处可闻及吹风样收缩期杂音，主动脉瓣区第二心音增强。余各瓣膜听诊区未闻及异常心音及杂音。

(1)该患者的可能诊断是什么？

(2)高血压靶器官损害有哪些？该患者出现了哪些靶器官损害？

(3)高血压的治疗原则是什么？

2. 男性，55 岁，胸骨后压榨性痛，伴恶心、呕吐 2 小时。患者于 2 小时前搬重物时突然感到胸骨后疼痛，压榨性，有濒死感，休息与口含硝酸甘油均不能缓解，伴大汗、恶心，呕吐过两次，为胃内容物，二便正常。既往无高血压和心绞痛病史，无药物过敏史，吸烟 20 余年，每天 1 包。查体：T 36.8℃，P 100 次/分，R 20 次/分，BP 100/60mmHg，急性痛苦病容，平卧位；无皮疹和发绀，浅表淋巴结未触及，巩膜不黄，颈软，颈静脉无怒张；心界不大，心率 100 次/分，闻及期前收缩 5～6 次/分；肺清、无啰音，腹平软，肝脾未触及，下肢不肿。心电图示：V1～V5 ST 段升高，V1～V5 QRS 呈 Qr 型，T 波倒置和室性期前收缩。

(1)诊断和诊断依据。

(2)拟定进一步的检查方案。

(3)拟定治疗原则。

3. 男性，60 岁，心前区痛 1 周，加重 2 天。一周前开始在骑车上坡时感心前区痛，并向左肩放射，经休息可缓解，2 天来走路快时亦有类似情况发作，每次持续 3～5 分钟，含硝酸甘油迅速缓解。发病以来进食好，二便正常，睡眠可，体重无明显变化。既往有高血压病史 5 年，血压 150～180/90～100mmHg，无冠心病史，无药物过敏史，吸烟十几年，1 包/天，其父有高血压病史。查体：T 36.5℃，P 84 次/分，R 18 次/分，BP 180/100mmHg，一般情况好，无皮疹，浅表淋巴结未触及，巩膜不黄，心界不大，心率 84 次/分，律齐，无杂音，肺叩清，无啰音，腹平软，肝脾未触及，下肢不肿。心电图检查侧壁导联 ST 段下斜性压低 0.15～0.3mV。

(1)初步诊断及诊断依据。

(2)需与哪些疾病鉴别？

(3)拟定进一步的检查方案。

(4)拟定治疗原则。

4. 患者女性，28 岁，农民。因反复心悸、气促 5 年，渐加重 1 年，少尿、下肢浮肿 1 周就诊。患者缘于 5 年前开始反复出现心悸、气促，经休息后可缓解。近 1 年来，症状逐渐加重，不能劳动。近 1 周来因"感冒"后症状又有明显加剧，稍事活动后即感心悸、乏力、气促。并出现尿量减少，双下肢浮肿而入院治疗。有"关节炎"史 8 年。查体：T37℃，P98 次/分，BP120/90mmHg。神清，气促。双肺呼吸音增强，未闻及干湿啰音。心率 116 次/分，律不齐，心音强弱不等，心尖区可闻及 3/6 级舒张期隆隆样杂音，传导局限。腹平软，肝脾未触及肿大。

(1)请写出该患者最可能的临床诊断并列出诊断依据。

(2)还需做哪些检查有助确诊？

(3)制订相应的治疗措施。

参考答案

一、选择题

【A₁型题】

1. E   2. D   3. B   4. E   5. C   6. B   7. A   8. A   9. B

10. D   11. C   12. C   13. D   14. A   15. B   16. D   17. B   18. E

19. D   20. C   21. D   22. A   23. E   24. D   25. C   26. D   27. C

28. D   29. A   30. E   31. D   32. C   33. E   34. D   35. E   36. D

37. C   38. D   39. D   40. E   41. D   42. E   43. D   44. A   45. E

46. B   47. D

【A₂型题】

48. D   49. A   50. C   51. D   52. D   53. E   54. C   55. C   56. D

57. A   58. E   59. C   60. E   61. C   62. B   63. B   64. D

【A₃型题】

65. C   66. B   67. A   68. D   69. B   70. A   71. C   72. E   73. D

74. D   75. C   76. E   77. A   78. E   79. D   80. C

【B型题】

81. C   82. D   83. E   84. B   85. D   86. B   87. A   88. D   89. A

90. B   91. C   92. D   93. E   94. B   95. A   96. C   97. A   98. B

99. C

二、名词解释

1. 心力衰竭:是指在足够静脉回流的前提下,心脏的收缩和(或)舒张功能下降,心排血量减少,组织器官灌注不足,不能满足机体代谢需要,伴肺循环和(或)体循环淤血的临床综合征。

2. 夜间阵发性呼吸困难:某些左心衰患者,常于夜间熟睡后憋醒,被迫坐起,呼吸深快,可伴阵咳、咳泡沫痰,重者可有哮鸣音,又称"心源性哮喘",多于端坐休息后可自行缓解。

3. 心律失常:是指心脏冲动的频率、节律、起源部位、传导速度或激动次序的异常。

4. 阿-斯综合征:指各种心脏病致心动过缓而出现脑缺血的一组临床综合征,可表现为昏厥、意识丧失、抽搐等。

5. 期前收缩:是指异位起搏点发出的过早冲动引起心脏提前搏动。

6. Graham-Steell杂音:二尖瓣狭窄患者,肺动脉高压,使肺动脉扩张,在胸骨左缘第2肋间可闻及递减型高调叹气样舒张早期杂音,为相对性肺动脉瓣关闭不全所致。

7. Austin-Flint杂音:指主动脉瓣严重关闭不全时,心尖部可闻及舒张中、晚期隆隆样杂音,为二尖瓣相对狭窄所致。

8. 高血压脑病:在血压急剧过度升高,超过脑血管自身调节能力时,脑灌注过多,大量液体通过血脑屏障漏出血管造成脑水肿和颅内压升高,引起严重头痛、烦躁、恶心、呕吐,重者可有神志改变、意识模糊、抽搐、癫痫样发作,甚至昏迷。

9. 冠状动脉粥样硬化性心脏病:是指冠状动脉粥样硬化性病变或在此基础上继发血栓形成等使血管腔狭窄或阻塞,和(或)因冠状动脉发生痉挛导致心肌缺血缺氧甚至坏死、纤维化而引起的心脏病,亦称缺血性心脏病。

10. 心绞痛:是冠状动脉粥样硬化狭窄等原因引起的心肌急剧而短暂的缺血、缺氧所致的临床综合征。其临床特点呈阵发性胸骨后压迫性闷痛,可放射至左肩、左臂内侧。

11. 急性冠脉综合征:包括不稳定型心绞痛、非 ST 段抬高心肌梗死和 ST 段抬高心肌梗死,或包括猝死型冠心病。它们共同的病理基础是不稳定的粥样斑块及所伴发的不同程度的继发性病理改变继而引发不同程度心肌缺血的结局。

12. 急性心肌梗死:是在冠状动脉病变的基础上,由于冠状动脉内血栓形成或(和)痉挛造成血供急剧减少或中断,使其供应的相应心肌发生严重、持久的急性缺血所导致的坏死病变。

13. 心肌疾病:是指除有明确病因的心脏疾病(如心脏瓣膜病、冠心病、高血压心脏病、先天性心脏病、甲状腺功能亢进性心脏病、肺源性心脏病等)以外,以心肌病变为主要表现的一组疾病。心肌病是指伴有心肌功能障碍的心肌疾病。

14. 病毒性心肌炎:是指由于病毒感染引起的心肌组织弥漫性或局灶性炎症病变,儿童和青少年多见。

15. 感染性心内膜炎(IE):系指心脏内膜表面的微生物感染并伴有赘生物形成。瓣膜为最常受累部位,但间隔缺损部位、腱索或心壁内膜也可受累。根据病程分为急性和亚急性。

16. 心包炎:是由多种致病因素引起的心包脏层和壁层炎性病变。

三、填空题

1. 劳力性呼吸困难 夜间阵发性呼吸困难 端坐呼吸 急性肺水肿

2. 左心衰竭 右心衰竭 全心衰竭

3. 体循环淤血

4. 原发性心肌损害 心脏负荷过重

5. 呼吸道感染 心房颤动

6. 平卧位回心血量增加 夜间迷走神经张力增加 横膈上移 呼吸中枢敏感性下降

7. 冲动形成异常 冲动传导异常

8. 室性期前收缩 房性期前收缩 房室交界区性期前收缩

9. 心律绝对不齐 S1 强弱不等 脉搏短绌

10. Ⅰ、Ⅱ、aVF aVR 0.12~0.20s

11. 140/90mmHg 130/80mmHg

12. 利尿剂 β受体阻滞剂 钙通道阻滞剂(CCB) 血管紧张素转换酶抑制剂(ACEI) 血管紧张素Ⅱ受体阻滞剂(ARB)

13. 动脉压增高 原发性 继发性 原发性 继发性

14. 血管紧张素转换酶 激肽酶

15. 无症状型 心绞痛型 心肌梗死型 缺血性心肌病型 猝死型

16. 冠状动脉闭塞 侧支循环形成

17. 房室传导阻滞 房室传导阻滞

18. 呼吸困难 心绞痛 晕厥

19. 风湿热

20. 呼吸困难 咯血 咳嗽 声嘶

21. 急性 亚急性 急性 亚急性 自体瓣膜 人工瓣膜 静脉药瘾者
22. 肠道 上呼吸道感染 柯萨奇病毒 埃可病毒
23. 纤维蛋白性心包炎 呼吸 体位

四、简答题

1. 心力衰竭的分类：①按部位分类：左心衰竭、右心衰竭和全心衰竭；②按发生的速度分类：急性心力衰竭和慢性心力衰竭；③按性质分类：收缩性心力衰竭和舒张性心力衰竭。

2. 心力衰竭的诱因：①感染；②心律失常；③血容量增加，如摄入钠盐过多，静脉输液过多、过快；④过度体力劳累或情绪激动；⑤治疗不当：如不恰当停用洋地黄制剂或降压药；⑥合并其他疾病或原有疾病加重。

3. 右心衰竭的临床表现以体循环静脉淤血表现为主。
症状：①消化道症状：腹胀、食欲缺乏、恶心、呕吐等，为胃肠和肝淤血所致；②劳力性呼吸困难；③少尿和夜尿增多，为肾淤血所致。
体征：①颈静脉充盈、怒张，肝颈静脉回流征阳性；②肝大；③水肿：主要表现为身体下垂部位水肿，严重者可出现胸水、腹水等；④心脏体征：原发病心脏体征；右室显著扩大，出现三尖瓣相对性关闭不全的收缩性杂音等。

4. 急性左心衰竭的抢救措施包括：
(1) 坐位、双腿下垂，以减少静脉回流，减轻心脏负荷。
(2) 高流量吸氧，加抗泡沫剂（酒精湿化）。
(3) 吗啡：5～10mg 静注或肌注，伴严重肺部疾患及昏迷、休克者禁用。
(4) 快速利尿：呋塞米 20～40mg 静注，4 小时后可重复使用。
(5) 血管扩张剂：如硝普钠、硝酸甘油等，减轻心脏负荷。
(6) 应用洋地黄，如毛花苷 C（西地兰）静注。
(7) 氨茶碱。
(8) 轮流结扎肢体，减少回心血量。

5. 左心衰竭的临床表现主要以肺淤血和心排血量降低表现为主：
(1) 肺淤血症状：主要为呼吸困难，依其轻重不同可表现为劳力性呼吸困难、端坐呼吸、夜间阵发性呼吸困难、急性肺水肿。肺泡及支气管黏膜淤血还可引起咳嗽、咳痰和咯血，痰常为浆液性，呈白色或粉红色泡沫状。
(2) 心排血量降低可致乏力、疲倦、头晕、心慌、少尿及肾功能损害的症状。
(3) 体征：肺部湿性啰音，肺动脉瓣区第二心音亢进，舒张期奔马律和基础心脏病固有体征。

6. 室性期前收缩的心电图特征：①提前出现的 QRS 波群时限≥0.12s，宽大畸形，ST 和 T 波方向与主波方向相反；②QRS 波群前多无相关 P 波；③室性期前收缩与其前面的窦性搏动之间期（配对间期）恒定；④多为完全性代偿间歇。

7. 心房颤动的临床特征：①房颤症状取决于心室率快慢。心室率不快者，无明显症状；心室率过快可出现心悸、胸闷、气促，重者可出现晕厥、急性肺水肿和心绞痛发作；房颤易发生体循环动脉栓塞，以脑栓塞最常见。②体征：第一心音强弱不等；心律绝对不规则；脉搏强弱不等，脉搏短绌。
心房颤动的心电图特征：①窦性 P 波消失，代之以大小不等、形态不一、间距不均的 f 波，频度 350～600 次/分钟；②R-R 间距绝对不等；③QRS 波形态一般正常，如伴有室内差异性传导,QRS 波群可增宽变形。

8. 房颤的治疗原则:①积极寻找心房颤动的原发疾病和诱发因素,作出相应处理;②有恢复窦性心律指征者,应尽量药物复律或电复律;③不能复律者应控制心室率,加华法林或阿司匹林长期抗凝。

9. 高血压急症的处理:及时正确处理高血压急症十分重要,可在短时间内使病情缓解,预防进行性或不可逆性靶器官损害,降低死亡率。高血压急症需要迅速降低血压,采用静脉途径给药;高血压亚急症需要在 24～48 小时内降低血压,可使用快速起效的口服降压药。①迅速降压:静脉滴注硝普钠、硝酸甘油或酚妥拉明,根据血压反应调整滴速;②去除靶器官损害:脑水肿时,应迅速降低颅内压,防止脑疝形成,可用 20%甘露醇快速静脉滴注,或用呋塞米静脉注射。抽搐时,可给地西泮静脉缓慢注射以镇静。

10. 典型心绞痛的胸痛特点是:①部位:疼痛多发生在胸骨上中段的后方,可稍偏左波及心前区。范围如手掌大小,其边界不清。常向左肩,左上肢尺侧直至环指和小指放射;②性质:多表现为压榨样或紧束感样胀闷或闷痛,常伴恐惧感,迫使患者中止原来活动而休息;③持续时间:大多数历时 3～5 分钟,一般不少于 1 分钟,不超过 15 分钟,疼痛可一天内发作数次,亦可数天或数周发作一次或多次;④诱因:劳累和情绪激动是增加心脏负荷的因素。心绞痛的发作是在诱因作用的同时,而不是在诱因消除之后;⑤缓解措施:停止活动后或舌下含化硝酸甘油,疼痛常 2～3 分钟完全缓解。

11. 心绞痛可分为如下两型:稳定型心绞痛和不稳定型心绞痛。冠心病中除典型的稳定型劳力型心绞痛之外,其他如恶性心绞痛、卧位型心绞痛、静息心绞痛、梗死后心绞痛、混合型心绞痛等,目前统称为不稳定型心绞痛(unstable angina,UA)。不稳定型心绞痛患者有进展至心肌梗死的高度危险性,必须予以足够的重视。

(1)劳累性心绞痛:特点是疼痛发作由体力活动、情绪激动等增加心肌需氧量的因素诱发,休息或含化硝酸甘油后迅速缓解。包括:①稳定型心绞痛:指劳累性心绞痛发作的性质在 1～3 个月内无改变,即每日和每周疼痛发作的次数基本相同,诱发疼痛的劳累强度和情绪激动的程度相同,每次发作疼痛的性质和部位相同,疼痛的时限差别不大,用硝酸甘油后在相同时间内见效;②初发型心绞痛:首次发作劳累性心绞痛时间小于 1 个月。有稳定型心绞痛的患者已数月未发作,现再次发作,时间未到 1 个月也可列入本型。本型临床表现差异较大,同一患者可在不同劳累程度下发作;③恶化型心绞痛:原属稳定型的患者,在 3 个月内疼痛发作的频率、程度、时限、诱因经常变化,呈进行性加重恶化,大多数患者经积极治疗可转为稳定型,部分患者可发展为急性心肌梗死或猝死。

(2)自发性心绞痛:心绞痛的发作与体力或脑力负荷引起心肌需氧量增加无明显关系,而与冠状动脉血流贮备量减少有关,为心肌一过性缺血所致。疼痛较重,时限较长,含化硝酸甘油不易缓解为其特点。包括:①卧位型心绞痛:常在半夜,偶在午睡时发作,患者立即坐起或站立,含化硝酸甘油不易缓解。②变异型心绞痛:临床表现与卧位型心绞痛相似,但发作时心电图有关导联的 ST 段抬高,与之对应的导联则 ST 段压低,症状缓解后,ST 段又回落到原来水平,为冠状动脉突发痉挛所致。③梗死后心绞痛:指急性心肌梗死后 1 个月内又发生的心绞痛,有缺血性心电图改变而无心肌酶学异常,系部分未坏死的心肌在严重缺血状态下而发生的疼痛,患者有随时再发生梗死的可能。④急性冠状动脉功能不全:也称中间综合征。疼痛发生在休息或睡眠时,持续时间较长,达 30 分钟以上,但无心肌梗死的客观证据,常为心肌梗死的前奏。

(3)混合性心绞痛:特点是心绞痛既可在心肌需氧量增加时发生也可在需氧量无明显增加时发生,系冠状动脉狭窄使冠状动脉血流贮备量减少,且不恒定又经常波动性地进一步减少而发作的心绞痛。

12. 不稳定型心绞痛的处理:应卧床休息,必要时住院治疗。有静息时心绞痛者给予心电监护、吸氧。取血测定心肌酶和动态观察心电图变化,以除外急性心肌梗死。尤其注意胸痛发作时做心电图。可应用以下药物治疗:

(1)抗血小板和抗凝治疗:阿司匹林仍为抗血小板治疗的首选药物,也可采用噻氯匹定或氯吡格雷治疗以及阿司匹林联合氯吡格雷治疗。静脉肝素治疗一般用于中危和高危险组的患者,低分子量肝素在降低不稳定心绞痛患者的心脏事件发生方面有更优或至少相同的疗效。

(2)缓解疼痛:硝酸酯类药物使用的主要目的是控制心绞痛的发作,心绞痛发作时应含硝酸甘油,若连续含硝酸甘油 3~4 片仍不能控制疼痛症状,需应用强镇痛剂以缓解疼痛,并随即采用硝酸甘油或硝酸异山梨酯静脉滴注。

(3)β 受体阻滞剂:对不稳定心绞痛患者控制心绞痛症状以及改善其近、远期预后均有好处,因此除有禁忌证如肺水肿、未稳定的左心衰竭、支气管哮喘、低血压(收缩压<90mmHg)、严重窦性心动过缓或二、三度房室传导阻滞者,主张常规服用。

(4)钙拮抗剂:控制心肌缺血的发作为主要目的。

内科药物治疗效果不佳的严重不稳定型心绞痛患者,有条件的医院应行紧急冠状动脉介入治疗或外科冠状动脉搭桥术。

不稳定型心绞痛患者出院后仍需继续进行抗血小板、调脂治疗,采取控制危险因素和改变不良的生活方式的措施。

13. 急性心肌梗死的特征性心电图改变:

(1)ST 段抬高性心肌梗死的心电图特点是:①坏死区的波形:面向坏死心肌的导联,出现深而宽的 Q 波;②损伤区的波形:面向坏死区周围心肌损伤区的导联,显示弓背向上型的 ST 段抬高;③缺血区的波形:面向损伤区外围心肌缺血区的导联,显示 T 波倒置。

(2)非 ST 段抬高性心肌梗死的心电图表现是:无病理性 Q 波,ST 段普遍性地压低≥0.1mV,但 aVR 导联 ST 段可抬高,或出现对称性的 T 波倒置。

14. 急性心肌梗死心电图的演变过程为:

ST 段抬高性心肌梗死表现:①最早期阶段心电图可无异常,或有 T 波异常高大、两肢不对称的变化;②起病时(急性期)面向梗死区的导联出现异常 Q 波和 ST 段明显抬高,后者弓背向上与 T 波连接呈单向曲线,R 波减低或消失,背向梗死区的导联则显示 R 波增高和 ST 段压低;③在发病后数日至 2 周左右(亚急性期),面向梗死区的导联,ST 段逐渐恢复到基线水平,T 波变为平坦或显著倒置,背向梗死区的导联则 T 波增高;④发病后数周至数月(慢性期),T 波可呈 V 形倒置,其两肢对称,波谷尖锐,异常 Q 波以后常永久存在而 T 波有可能在数月至数年内恢复。

非 ST 段抬高性心肌梗死可表现为上述的 ST 段和(或)T 波的改变持续数日或数周后恢复。

15. 急性心肌梗死溶栓疗法:无条件施行介入治疗者,如无禁忌证应立即行溶栓治疗。

(1)适应证:①病人缺血性胸痛持续半小时以上,至少两个相邻心电图导联 ST 段抬高(胸导联≥0.2mV,肢导联≥0.1mV);或病史提示急性心肌梗死伴左束支传导阻滞,起病在

12 小时以内,年龄<75 岁;②ST 段显著抬高的 MI 患者年龄>75 岁,经慎重权衡利弊仍可考虑;③STEMI,发病时间已达 12~24 小时,但如仍有进行性缺血性胸痛、广泛 ST 段抬高者也可考虑。

(2)禁忌证:绝对禁忌证主要包括:活动性的内出血;可疑主动脉夹层;持续时间较长的或造成损伤的心肺复苏,近期内有脑外伤或颅内新生物;近 2~4 周内有外伤史;近期(3 周内)有外科手术史者,糖尿病性出血性视网膜病及其他出血性眼病;妊娠;对溶栓剂如链激酶有过敏反应史;血压>180/110mmHg;既往有出血性脑卒中,6 个月内发生过缺血性脑卒中或脑血管事件。

16. 急性心肌梗死的药物治疗要点:

(1)静滴硝酸甘油:静脉应用硝酸甘油扩张心外膜的传导血管,增加侧支循环血流到缺血区的心肌,降低左心室的前负荷而有效地控制心绞痛,缩小梗死范围。

(2)β 受体阻滞剂:由于降低心率、血压或(和)心肌收缩力而减少心肌耗氧量,心率减慢使舒张期延长可能使可逆的损伤区特别是心内膜下的血流增加。选用 β 受体阻滞剂的适应证:①高动力状态患者(窦性心动过速、高血压而无心力衰竭或支气管痉挛证据);②持续反复缺血性胸痛;③快速心律失常如快速房颤;④血清心肌酶再次升高提示有梗死延展;胸痛发作 12 小时以内无论接受溶栓治疗与否,无 β 受体阻滞剂应用禁忌证者。禁忌证:①心率低于 60 次/分;收缩压低于 100mmHg;②轻至重度的左心衰;P-R 间期>0.22 秒或二度及三度房室传导阻滞;严重慢性阻塞性肺部疾病。对于血流动力学不稳定或老年患者,尤其下壁心肌梗死,不主张早期应用。

(3)钙拮抗剂:适应证:①梗死后心绞痛的发作与冠状动脉痉挛有关时;②非 Q 波心肌梗死无应用钙拮抗剂的禁忌证,可在发病后 48 小时开始应用;③经皮冠状动脉扩张术后预防冠状动脉痉挛,选用地尔硫䓬。

(4)血管紧张素转换酶抑制剂(ACEI):适应证:对所有急性心肌梗死患者,收缩压>100mmHg 并没有禁忌证都应考虑使用 ACEI,应在其他治疗措施如阿司匹林、β 受体阻滞剂、再灌注治疗等开始实施后尽早给药(24~36 小时内)。出院前应对患者重新评价,对有明显心衰、广泛左室受损或左室功能障碍的患者,应长期持续应用 ACEI 治疗。

(5)调脂治疗:他汀类药物可以改善内皮功能,稳定斑块,建议早期应用。药物选择和用量同稳定型心绞痛。

17. 二尖瓣狭窄的常见并发症:①心房颤动;②急性肺水肿;③栓塞;④右心衰竭;⑤感染性心内膜炎;⑥肺部感染。

18. 二尖瓣狭窄咯血的原因:①痰中带血丝或血痰乃肺泡或支气管内膜的毛细血管破裂所致;②支气管静脉曲张破裂常致喷射样大咯血,后期因静脉壁增厚,大咯血反而少见;③急性肺水肿时,大量浆液性粉红色泡沫痰;④肺梗死时血痰为暗红色胶冻痰。

19. 主动脉瓣狭窄临床表现:

(1)症状:①晕厥或接近晕厥;②心绞痛;③呼吸困难。

(2)体征:①S1 正常;S2 常为单一性,严重狭窄呈逆分裂;可闻及 S4。②胸骨右缘第 2 肋或胸骨左缘第 3 肋间可闻及收缩期杂音,为吹风样、粗糙的递增递减型杂音,可向颈动脉传导,常伴震颤。

20. 抗生素治疗为感染性心内膜炎最重要的治疗措施,应遵循下列原则:①早期用药;②剂量要足;③疗程要长;④选用杀菌剂;⑤联合用药;⑥静脉给药为主。

21. 扩张型心肌病的治疗原则：是纠正心力衰竭,控制各种心律失常。在应用洋地黄、利尿剂控制症状的同时选用β受体阻滞剂及血管紧张素转换酶抑制剂,从小剂量开始到靶剂量。对于重症晚期合并左束支传导阻滞的患者可植入双腔或多腔起搏器,内科治疗无效的严重患者可行心脏移植术。

22. 病毒性心肌炎的诊断:①发病前1～3周有肠道或上呼吸道病毒感染史;②与发热程度不平行的心动过速;③有明确的心肌损害证据:如心脏扩大、心律失常、心力衰竭、血清心肌酶和肌钙蛋白增高、心电图改变等;④心内膜心肌活检呈阳性结果。除外引起心肌炎的其他原因及β-受体功能亢进。

五、病案分析题

1.(1)诊断:高血压急症 高血压Ⅲ级:极高危组;高血压心脏病;高血压眼病:视盘水肿,左眼底出血。

(2)高血压靶器官损害主要表现在心、脑、肾、眼等重要器官的损害。长期升高的血压会使左心室负荷逐渐加重,左心室因代偿而逐渐肥厚和扩张。心肌肥厚会影响冠脉的供血,从而导致心肌缺血,引发心绞痛的发生;其次,心肌肥厚会降低心脏的顺应性,后期会使得心脏射血分数下降,最终导致心衰的发生。对脑的损害主要表现在发生脑出血、脑梗死等;对肾脏的影响为增加肾脏的肾小球滤过压,造成肾小球正常结构和功能的损害;对眼的损害为高血压眼病,导致视盘水肿、动脉痉挛、眼压升高等,严重的会导致失明的发生。该患者主要表现在心脏和眼底动脉的损害。

(3)治疗原则:尽早发现,尽早治疗,持续治疗,终身治疗,单药或多药联合治疗,直至达到目标血压(140/90mmHg);伴有糖尿病、肾病的患者还需要治疗原发病,并且血压达标值为130/80mmHg。

2.(1)诊断及诊断依据

诊断:冠心病急性前壁心肌梗死室性期前收缩心功能 Killip Ⅰ级。

诊断依据:①典型心绞痛而持续2小时不缓解,休息与口含硝酸甘油均无效,有吸烟史(危险因素);②心电图示急性前壁心肌梗死,室性期前收缩;③查体心界不大,有期前收缩。

(2)进一步检查:①动态观察心电图变化;②动态观察血清心肌酶及心肌损伤标志物的变化;③血常规检查、凝血功能检查,以备溶栓抗凝治疗;④化验血脂、血糖、肾功能;⑤超声心动图、胸部X线片检查以助心脏功能评估。并做冠状动脉造影与介入性治疗的准备。

(3)治疗原则:①绝对卧床休息3～5天,持续心电监护,低脂半流食,保持大便通畅;②溶栓治疗:发病6小时内,无出凝血障碍及溶栓禁忌证,可用尿激酶、链激酶或 t-PA 溶栓治疗;③抗凝治疗:溶栓后用肝素静滴,口服阿司匹林;④吸氧,解除疼痛:哌替啶或吗啡,静滴硝酸甘油;⑤消除心律失常:利多卡因;⑥有条件和必要时行介入治疗。

3.(1)诊断及诊断依据

诊断:冠心病不稳定型心绞痛(初发劳力型)心功能Ⅰ级;原发性高血压3级(极高危险组)

诊断依据:①冠心病典型心绞痛发作,既往无心绞痛史,在一个月内新出现的由体力活动所诱发的心绞痛,休息和用药后能缓解;②查体:心界不大,心律齐,无心力衰竭表现;③原发性高血压3级(极高危险组)。

(2)需要与以下疾病鉴别:①急性心肌梗死;②反流性食管炎;③心肌炎、心包炎;④夹层动脉瘤。

（3）进一步检查：①心绞痛时描记心电图或做 Holter；②化验血脂、血糖、肾功能、心肌酶谱及心肌损伤标志物；③眼底检查，超声心动图，必要时冠状动脉造影；④病情稳定后，病程大于 1 个月可做核素运动心肌显像。

（4）治疗原则：①休息，心电监护；②药物治疗：硝酸酯类药物扩张冠脉改善血供、控制血压、抗血小板聚集、抗凝治疗；③必要时 PTCA 治疗。

4.（1）最可能的临床诊断：心脏瓣膜病（风湿性），二尖瓣狭窄，心房颤动，心功能三级。诊断依据：①女性，28 岁，农民。因反复心悸、气促 5 年，渐加重 1 年，少尿、下肢浮肿 1 周。稍事活动后即感心悸、乏力、气促；②有"关节炎"史 8 年；③查体：P98 次/分，神清、气促，心率 116 次/分，律不齐，心音强弱不等，心尖区可闻及 3/6 级舒张期隆隆样杂音，传导局限。腹平软，肝脾未触及肿大。

（2）还需做心电图、超声心动图、X 线胸片、风湿活动系列检查有助确诊。

（3）治疗措施：完善各项检查；合理安排休息与活动，避免剧烈体力活动；给予高热量、高蛋白、高维生素、易消化饮食，心衰时应减少热量、限制钠盐摄入，伴水肿时应口服利尿剂。心房颤动者应满意控制心室率，争取恢复和保持窦性心律，预防血栓栓塞。有风湿活动者应长期甚至终身应用苄星青霉素 120 万 U，每月肌注 1 次。如有适应证尽早进行介入和（或）手术治疗。

（许幼晖 张荣珍）

第三章　消化系统疾病

学习重点

1. **胃炎、消化性溃疡**　是消化系统常见病、多发病,也是本章中的一个重点内容。胃炎与消化性溃疡在病因、发病机制、临床表现、辅助检查、诊断与治疗等方面有着密切的联系。正确理解两者之间的关系有助于临床思维能力的培养。学习中应重点掌握病因、典型临床表现、辅助检查结果和治疗措施,对于诊断和防治胃炎与消化性溃疡有着重要意义。

2. **肝硬化**　是本章中的另一个重点内容。掌握肝硬化的病因与发病机制有助于理解和记忆相关临床表现;掌握肝硬化的典型临床表现和主要的辅助检查结果,有利于早期的临床诊断;熟悉肝硬化的并发症和主要的治疗措施,对于稳定病情、降低死亡率有着积极意义。

3. **急性胰腺炎**　是消化系统常见病、多发病之一。掌握急性胰腺炎的诊断和鉴别诊断,以及治疗措施,有助于正确识别消化系统急症,并且能够积极实施有效地防治。

4. **原发性肝癌**　熟悉原发性肝癌筛选检查及其临床意义、诊断和鉴别诊断要点、治疗方案。

5. **肝性脑病**　熟悉肝性脑病的发生机制,有助于对治疗措施的理解和记忆。熟悉肝性脑病的临床表现、诊断和鉴别诊断要点、治疗措施。

6. **炎症性肠病**　熟悉炎症性肠病的病理、临床表现、诊断和鉴别诊断要点、治疗措施。

7. **肠结核和结核性腹膜炎**　熟悉肠结核和结核性腹膜炎的临床和病理特征、诊断和鉴别诊断要点、治疗措施。

8. **消化道出血**　掌握急性上消化道大出血的典型临床表现和诊断思路,有助于对上消化道出血的病因、疾病严重程度作出及时判断;掌握上消化道大出血的处理措施,有利于对急性上消化道大出血的现场急救能力的培养。

难点解析

1. 消化性溃疡是本章的一个难点,正确掌握有关知识,需要注意以下几个问题:

(1)首先需复习胃部的解剖结构与生理功能;掌握胃、十二指肠黏膜自身防御与侵袭因素之间的关系,明确只有自身防御削弱和(或)侵袭因素增强才能导致溃疡的形成。

(2)把握消化性溃疡的临床特征,尤其是节律性上腹痛的特点;理解四种并发症的特征。

(3)对于消化性溃疡的治疗,需联系只有增强自身防御或削弱侵袭因素才能促进溃疡愈合的原理,有助于相关治疗措施的理解和记忆。

2. 肝硬化是本章的另一难点,学习中要注意以下几点:

(1)肝硬化是临床常见的慢性肝病,发病与病毒性肝炎等关系密切,需联系相关病理、辅助检查、诊断学等知识,方可正确理解其定义与发病机制。

（2）对肝硬化临床表现的学习，应该结合解剖学、生理学、诊断学等相关知识，有助于重要知识点的理解和记忆。

（3）熟知腹水产生的主要机理，能帮助理解其治疗的手段和措施。

3. 消化道出血涉及比较多的疾病，学习中要注意以下几点：

（1）消化道出血虽然只是消化系统常见症状，但"同症异病"，病因较多，需明确常见病因，并且善于有效地进行正确区分。

（2）上消化道大出血是常见急症，注意掌握诊断与鉴别诊断相关知识，有助于培养临床急救能力和综合分析、判断、解决问题的能力。

学 法 指 导

1. 在学习消化性溃疡时，要注意以下几点：

（1）胃炎与消化性溃疡在黏膜自身防御与侵袭因素之间的关系方面，联系比较密切，可以把它们结合在一起进行学习，会有助于对一些概念的深入理解，学习这部分内容时应注意体会。

（2）促胃肠动力药和止痉药物在胃炎与消化性溃疡治疗中，两者之间存在较大差异，需结合胃溃疡和十二指肠溃疡的临床特点区别对待。

（3）学习胃溃疡和十二指肠溃疡时，需要理解在发病机制上二者的差别，利用教材提供的知识，对比临床表现的异同。

2. 在学习急性胰腺炎时，要注意以下几点：

（1）化学性炎症反应与细菌性炎症之间的差别，可通过复习相关病理学知识帮助理解与记忆。

（2）复习肝胆解剖知识，可以帮助对"共同通道学说"的理解和记忆。主要目的是要知道解剖学与临床医学有着密切的联系。

（3）区别急性胰腺炎严重程度的分级十分重要和必要，可以在学习中将其临床表现特征、辅助检查结果与治疗措施等方面的异同点加以列表对比，能较好地帮助理解轻度、重度急性胰腺炎的差异。

3. 学习肝硬化门脉高压的表现时，应当结合教材图 3-1（P174）熟悉门静脉系与腔静脉之间的关系，能有助于理解三支重要的侧支循环及临床表现。

4. 学习肝性脑病时，注意掌握肝性脑病临床表现中临床过程的分期，重点需要辨别早期症状中容易混淆的精神行为改变。

5. 学习肠结核和结核性腹膜炎时，应同时对照呼吸系统的肺结核疾病，认真区分两者之间的异同点，从而加深对结核病的理解和记忆。

6. 学习炎症性肠病时，需要记忆炎症性肠病行结肠镜和活组织检查时的典型表现。

7. 在学习消化道出血时，需要注意以下几个问题：

（1）首先掌握上消化道的解剖。明确上消化道与下消化道的分界，能够帮助理解消化道出血的概念，明确上消化道出血包括的范畴。

（2）牢记引起上消化道出血的主要原因，能够训练正确的临床诊断思维方法。

（3）治疗方法因病因不同而不同。可以将治疗方法分为食管胃底静脉曲张破裂出血和非食管胃底静脉曲张破裂出血两个大类，比较治疗手段的异同。

习　题

一、选择题

【A₁型题】

1. 消化系统疾病**不包括**
   - A. 消化器官
   - B. 肠系膜
   - C. 网膜的器质性和功能性疾病
   - D. 消化道及腹膜
   - E. 肾脏疾病

2. 慢性胃炎最主要的病因是
   - A. 幽门螺杆菌感染
   - B. 自身免疫因素
   - C. 理化刺激
   - D. 十二指肠液反流
   - E. 老年性改变

3. 慢性胃炎最可靠的诊断方法是
   - A. 胃液分析
   - B. 胃镜及活组织检查
   - C. 血清学检查
   - D. 钡餐检查
   - E. 幽门螺杆菌检测

4. 泌酸功能检查中,下列哪种消化道疾病胃酸减低最明显
   - A. 功能性消化不良
   - B. 慢性非萎缩性胃炎
   - C. 慢性萎缩性胃炎
   - D. 胃溃疡
   - E. 十二指肠球部溃疡

5. 幽门螺杆菌感染首先发生
   - A. 胃窦胃炎
   - B. 胃体胃炎
   - C. 胃小弯胃炎
   - D. 全胃炎
   - E. 十二指肠球部炎

6. 慢性胃炎有十二指肠液反流者,应给予
   - A. 胃蛋白酶合剂
   - B. 胃黏膜保护剂
   - C. 阿托品
   - D. 胃动力药物
   - E. 镇静药

7. 胃和十二指肠同时发生的溃疡称
   - A. 无症状性溃疡
   - B. 巨大溃疡
   - C. 球后溃疡
   - D. 幽门管溃疡
   - E. 复合性溃疡

8. 确诊消化性溃疡的首选和主要方法是
   - A. 胃液分析
   - B. 血清学检查
   - C. 胃镜及活组织检查
   - D. 钡餐检查
   - E. 幽门螺杆菌检测

9. 最易发生幽门梗阻的溃疡是
   - A. 胃角溃疡
   - B. 胃窦溃疡
   - C. 十二指肠球后溃疡
   - D. 幽门管溃疡
   - E. 复合性溃疡

10. 有关穿透性溃疡的正确解释是
    - A. 胃肠的内容物漏入腹腔
    - B. 常伴有消化道出血
    - C. 穿孔受阻于毗邻实质性器官
    - D. 可引起剧烈的上腹疼痛
    - E. 大剂量抗胆碱能药物有效

11. 下列哪种溃疡最易并发出血
    - A. 十二指肠球部溃疡
    - B. 十二指肠球后溃疡
    - C. 胃小弯溃疡
    - D. 幽门管溃疡
    - E. 复合性溃疡

12. 目前临床上最好的制酸剂是
    A. 雷尼替丁　　　　　　　B. 法莫替丁　　　　　　C. 质子泵抑制剂
    D. 甲氰米呱　　　　　　　E. 枸橼酸铋钾

13. 消化性溃疡时常选用阿莫西林，其作用机理是
    A. 制酸　　　　　　　　　B. 拮抗 H_2 受体　　　　C. 消除幽门螺杆菌
    D. 保护胃黏膜　　　　　　E. 清除大肠杆菌

14. 消化性溃疡具有特征性的临床表现是
    A. 恶心、呕吐　　　　　　　　　　B. 慢性贫血
    C. 常有嗳气、返酸　　　　　　　　D. 长期失眠
    E. 反复发作节律性上腹痛

15. 下列哪项**不是**消化性溃疡的手术指征
    A. 反复或大量出血，经治疗出血不止
    B. 器质性穿孔
    C. 严重食欲不振
    D. 器质性幽门梗阻
    E. 怀疑早期癌变

16. 消化性溃疡最常见的并发症是
    A. 出血　　　　　　　　　B. 穿孔　　　　　　　　C. 电解质紊乱
    D. 癌变　　　　　　　　　E. 幽门梗阻

17. 急性糜烂性胃炎的确诊应依据
    A. 上消化道出血的临床表现　　　　B. 胃液分析
    C. X 线胃钡餐检查　　　　　　　　D. 急诊胃镜检查
    E. 腹部 B 超

18. 下列哪项**不是**消化性溃疡的治疗目标
    A. 消除病因、缓解症状　　　　　　B. 避免并发症的发生
    C. 促进溃疡愈合　　　　　　　　　D. 防止复发
    E. 防止胃癌

19. 下列哪项**不能**作为幽门梗阻诊断依据的是
    A. 上腹部胀痛　　　　　　B. 呕吐大量宿食　　　　C. 胃型和蠕动波
    D. 空腹振水音　　　　　　E. 代谢性酸中毒

20. 消化性溃疡诊断的常规检查项目是
    A. 血清促胃液素测定　　　B. 胃液分析　　　　　　C. 黏膜活组织检查
    D. 幽门螺杆菌检测　　　　E. 腹部 B 超

21. 十二指肠溃疡好发于
    A. 升部　　　　　　　　　B. 降部　　　　　　　　C. 球部
    D. 水平部　　　　　　　　E. 后壁

22. 根除幽门螺杆菌治疗首选
    A. 硫糖铝＋选用两种抗菌药
    B. 米索前列醇＋选用两种抗菌药
    C. H_2 受体拮抗剂＋选用两种抗菌药

    D. 质子泵抑制剂＋选用两种抗菌药

    E. 质子泵抑制剂＋铋剂＋选用两种抗菌药

23. 溃疡病急性穿孔的诊断依据中,下列哪项**错误**

    A. 均有溃疡病史   B. 肝浊音界缩小或消失

    C. X 线检查可见膈下游离气体   D. 有腹肌紧张或板状腹表现

    E. 穿透至胰腺,血淀粉酶可升高

24. 结核性腹膜炎腹壁柔韧感的形成机制是

    A. 结核中毒症状   B. 结核的慢性炎症刺激和腹膜增厚

    C. 有腹水存在   D. 肠结核所致

    E. 干酪样坏死

25. 对肠结核的诊断具有确诊价值的检查是

    A. 胃肠 X 线钡餐检查   B. 腹腔镜检查

    C. 结肠镜 + 活组织检查   D. 临床表现

    E. 腹部 B 超

26. 肠结核常见的并发症是

    A. 肠梗阻   B. 急性肠穿孔   C. 慢性肠穿孔

    D. 腹腔脓肿   E. 肠瘘

27. 溃疡性结肠炎的主要临床表现为

    A. 腹痛   B. 黏液脓血便   C. 腹胀

    D. 恶心、呕吐   E. 发热

28. 溃疡性结肠炎患者一般均有

    A. 腹痛   B. 腹泻   C. 发热

    D. 食欲不振   E. 贫血

29. 溃疡性结肠炎与克罗恩病鉴别诊断的最重要手段是

    A. 血液检查   B. 粪便检查   C. 结肠镜检查

    D. 剖腹探查   E. X 线钡剂灌肠检查

30. 治疗溃疡性结肠炎的首选药物是

    A. 柳氮磺吡啶   B. 糖皮质激素   C. 免疫抑制剂

    D. 抗生素   E. 锡类散灌肠

31. 治疗重型和暴发型溃疡性结肠炎的首选药是

    A. 柳氮磺吡啶   B. 糖皮质激素   C. 免疫抑制剂

    D. 抗生素   E. 锡类散灌肠

32. 溃疡性结肠炎的治疗原则是**除了**

    A. 控制发作   B. 维持缓解   C. 减少复发

    D. 防治并发症   E. 疾病痊愈

33. 肝硬化最严重的并发症和最常见的死亡原因是

    A. 上消化道出血   B. 肝性脑病   C. 感染

    D. 肝肾综合征   E. 原发性肝癌

34. 治疗难治性腹水的较好方法是

    A. 利尿剂的应用   B. 放腹水加输注白蛋白

　　C. 导泻　　　　　　　　　　　　　　　　D. 自身腹水浓缩回输

　　E. 经颈静脉肝内门体静脉分流术

35. 下列哪项对诊断肝硬化门脉高压最具有确诊价值

　　A. 脾肿大

　　B. 蜘蛛痣和肝掌

　　C. 肝脏质地坚硬

　　D. 蛋白电泳 γ 球蛋白增高

　　E. 食管吞钡 X 线显示虫蚀样或蚯蚓状充盈缺损

36. 国内肝硬化最常见的原因是

　　A. 血吸虫病　　　　　　B. 病毒性肝炎　　　　　　C. 慢性酒精中毒

　　D. 胆汁淤积　　　　　　E. 循环障碍

37. 关于肝硬化腹水形成的因素,**不正确**的是

　　A. 门静脉压力增高　　　　　　　　B. 原发性醛固酮增多

　　C. 低白蛋白血症　　　　　　　　　D. 肝淋巴液生成过多

　　E. 抗利尿激素分泌过多

38. 肝硬化患者肝功能减退的临床表现**不包括**

　　A. 齿龈出血　　　　　　B. 脾大　　　　　　C. 黄疸

　　D. 浮肿　　　　　　　　E. 肝掌

39. **不是**肝硬化患者的内分泌紊乱症状的有

　　A. 男性乳房发育　　　　　　　　　B. 女性月经不调

　　C. 蜘蛛痣、肝掌　　　　　　　　　D. 腹壁静脉曲张

　　E. 皮肤暴露部位色素沉着

40. 肝硬化腹水患者在大剂量使用强利尿剂后不易引起的严重副作用有

　　A. 低钾低氯血症　　　　　　B. 肝肾综合征　　　　　　C. 诱发肝性脑病

　　D. 原发性肝癌　　　　　　　E. 代谢性碱中毒

41. 肝硬化早期突出表现为

　　A. 齿龈出血　　　　　　B. 脾大　　　　　　C. 上腹隐痛、恶心

　　D. 腹胀　　　　　　　　E. 乏力和食欲减退

42. 肝硬化失代偿期患者最突出的表现是

　　A. 出血倾向和贫血　　　　　　B. 腹水　　　　　　C. 侧支循环的建立

　　D. 内分泌紊乱　　　　　　　　E. 脾大

43. 目前诊断小肝癌和微小肝癌的最好方法是

　　A. 甲胎蛋白测定　　　　　　B. 超声显像及腹部 CT　　　　　　C. 选择性肝动脉造影

　　D. 腹腔镜检查　　　　　　　E. 剖腹探查

44. 原发性肝癌在目前唯一有根治希望的最好的治疗方法是

　　A. 手术切除　　　　　　B. 药物治疗　　　　　　C. 放射治疗

　　D. 中药治疗　　　　　　E. 冷冻和激光治疗

45. 原发性肝癌肝外转移最好发的部位是

　　A. 脑　　　　　　　　　B. 肺　　　　　　C. 肾

　　D. 骨　　　　　　　　　E. 胃

46. 对原发性肝癌定位诊断,最有价值的检查是
    A. 肝脏 CT 检查　　　　　B. 血清酶学检查　　　　　C. 肝超声波检查
    D. 肝功能检查　　　　　　E. 剖腹探查

47. 原发性肝癌发生转移时最早、最常见的途径是
    A. 肝内血行转移　　　　　B. 肝外血行转移　　　　　C. 淋巴转移
    D. 种植转移　　　　　　　E. 直接播散

48. 下列药物已确认**不会**诱发急性胰腺炎的是
    A. 糖皮质激素　　　　　　B. 噻嗪类利尿剂　　　　　C. 硫唑嘌呤
    D. 生长抑素　　　　　　　E. 磺胺类

49. 下列哪项表现仅见于急性出血坏死型胰腺炎
    A. 发热　　　　　　　　　B. 恶心、呕吐　　　　　　C. 休克
    D. 胰腺肿大　　　　　　　E. 剧烈腹痛

50. 急性胰腺炎时出现下列哪项常为预后不良的征兆
    A. 空腹血糖<10mmol/L
    B. 动态测定血清 IL-6 水平增高
    C. 血甘油三酯增高
    D. PaO_2<80mmHg
    E. AST 增高

51. 在我国引起急性胰腺炎最常见的病因是
    A. 胆道疾病　　　　　　　B. 暴饮暴食　　　　　　　C. 胰管阻塞
    D. 外伤　　　　　　　　　E. 肥胖

52. 重症胰腺炎常规使用抗生素的主要机制是
    A. 控制炎症　　　　　　　　　　　B. 治疗败血症
    C. 减少胰液分泌　　　　　　　　　D. 治疗胆道炎症
    E. 预防胰腺坏死合并感染

53. 诊断急性胰腺炎最重要的实验室指标是
    A. 血、尿淀粉酶　　　　　B. 血常规　　　　　　　　C. X线检查
    D. B超　　　　　　　　　　E. 腹水穿刺

54. 以下哪项**不符合**急性胰腺炎腹痛特点
    A. 持续腹痛、阵发性加剧
    B. 饱餐或饮酒后易发生
    C. 常伴频繁呕吐
    D. 疼痛常位于中上腹,也可偏左或偏右
    E. 进食后疼痛缓解

55. 为明确上消化性大出血的病因最先考虑的检查方法是
    A. 胃肠道钡餐检查　　　　B. 胃液分析　　　　　　　C. 选择性动脉造影
    D. 大便隐血试验　　　　　E. 纤维胃镜检查

56. 上消化道出血的特征性临床表现是
    A. 心悸、口渴　　　　　　B. 血压改变　　　　　　　C. 呕血、黑便
    D. 发热　　　　　　　　　E. 烦躁不安

57. 诊断消化性溃疡出血最可靠的方法是

    A. 胃液分析　　　　　　B. 钡餐透视　　　　　　C. 粪便隐血试验

    D. 早期胃镜检查　　　　E. 询问病史

58. 消化道大出血是指短时期内出血量多于

    A. 500ml　　　　　　　B. 750ml　　　　　　　C. 1000ml

    D. 1250ml　　　　　　 E. 1500ml

59. 上消化道出血最常见的病因

    A. 消化性溃疡　　　　　　　　　B. 胆道疾病

    C. 急性糜烂性胃炎　　　　　　　D. 贲门黏膜撕裂综合征

    E. 肝硬化食管静脉曲张破裂

60. 下列哪种疾病**不是**上消化道大出血的病因

    A. 严重烧伤　　　　　　B. 胆囊结石　　　　　　C. 机械性肠梗阻

    D. 急性出血性胰腺炎　　E. 脾动脉瘤

【A₂型题】

61. 患者,男性,30岁,反复上腹部疼痛十余年,以餐前饥饿痛为主,进食后可缓解,伴嗳气、反酸。该患者最可能的诊断是

    A. 胃溃疡　　　　　　　B. 十二指肠溃疡　　　　C. 慢性胃炎

    D. 胃癌　　　　　　　　E. 食管炎

62. 肝性脑病患者出现意识错乱、睡眠障碍和行为异常,定向力、理解力减退,语言不清,书写障碍;有睡眠倒错,有扑翼样震颤,腱反射亢进、肌张力增高。该患者属于

    A. 0期(潜伏期)　　　　　　　　B. 1期(前驱期)

    C. 2期(昏迷前期)　　　　　　　D. 3期(昏睡期)

    E. 4期(昏迷期)

63. 男,26岁,反复右下腹疼痛3年,在结核性腹膜炎和克罗恩病的鉴别诊断中,下列哪项更有助于克罗恩病的诊断

    A. 抗结核治疗1周无效　　　　　B. 间歇性低热

    C. 右下腹包块　　　　　　　　　D. 病情有缓解与复发的趋势

    E. 水样便

64. 女,38岁,餐后突起上腹持续疼痛6小时,伴呕吐。查体:P 110次/分,BP70/50mmHg,上腹有压痛;WBC14.0×10⁹/L,N78%,血淀粉酶560u(苏氏单位)。最可能的诊断是

    A. 消化性溃疡合并穿孔　　B. 胆结石　　　　　　　C. 急性胰腺炎

    D. 急性胃炎　　　　　　　E. 胆道蛔虫症

65. 女,36岁,餐后4小时突起上腹持续剧烈疼痛。既往有胆石症发作史。查体:巩膜黄染,中上腹压痛(+),反跳痛(-),墨菲征(+)。血淀粉酶600u(苏氏单位)。入院后黄疸进行性加深。当前最关键的治疗是

    A. 禁食　　　　　　　　B. 补充血容量　　　　　C. 解痉止痛

    D. 抑制胰酶分泌　　　　E. 手术解除胆道梗阻

66. 男,48岁,反复上腹痛3年余。近1周来加剧,钡餐提示胃角部龛影,直径1cm,胃酸分析为正常偏低。经内科保守治疗8周后疼痛有所减轻。进一步处理首选

　　A. 继续保守治疗　　　　B. 加大剂量　　　　　C. 反复大便潜血试验

　　D. 胃镜及活组织检查　　E. 手术治疗

67. 女,52 岁,肝硬化腹水患者,尿少,双下肢浮肿,脉搏 142 次/分,呼吸 36 次/分,端坐位,有脐疝。治疗时首选

　　A. 口服利尿剂　　　　　B. 限制钠、水摄入　　C. 多次输注白蛋白

　　D. 穿刺放腹水　　　　　E. 导泻

68. 男,56 岁,因肝硬化食管静脉曲张破裂出血入院。血压 140/90mmHg,心电图检查提示 V$_{4\sim5}$ST 段水平下移 2mm。下列处理哪项**不宜**

　　A. 三腔二囊管压迫止血　　　　　B. 静脉滴注垂体后叶素

　　C. 静脉注射立止血　　　　　　　D. 静脉滴注维生素 K

　　E. 口服凝血酶

69. 男,50 岁,右上腹痛 1 月余,全腹痛 1 小时。查体:T 38℃,巩膜轻度黄染;肝右肋下 4cm,质硬,触痛;脾未及;腹部呈弥漫性压痛,有可疑移动性浊音。腹穿抽出少量血性液体。该患者最可能的诊断是

　　A. 门脉性肝硬化伴门脉血栓形成　　B. 消化性溃疡合并穿孔

　　C. 门脉性肝硬化伴结核性腹膜炎　　D. 慢性阑尾炎合并穿孔

　　E. 原发性肝癌结节破裂出血

70. 男,39 岁,上腹部反复疼痛 4 年,受凉后易诱发。近 1 周来劳累后疼痛加剧,突然呕血约 500ml。10 年前曾患急性无黄疸型肝炎,HBsAg(一)。查体:BP95/60mmHg,巩膜无黄染,上腹部无压痛,肝脾未触及。最可能的诊断是

　　A. 肝炎后肝硬化　　　　B. 胃溃疡出血　　　　C. 急性糜烂性胃炎

　　D. 原发性肝癌　　　　　E. 胃癌

71. 男性,50 岁,突然呕血,色泽较鲜红,有血块,量约 1200ml,有肝炎病史已多年,近半年来除体力较差外无特殊。检查:贫血貌,巩膜无黄染,心肺检查未见异常,腹平软,无压痛及包块,肝肋下扪及,质中,脾未及,血红蛋白 60g/L,白细胞 3.0×10^9/L,血小板 52×10^9/L,心率 120 次/分,血压 80/50mmHg 诊断考虑为

　　A. 溃疡病出血

　　B. 胃癌出血

　　C. 胆道出血

　　D. 门脉高压症食管胃底静脉曲张破裂出血

　　E. 急性出血性胃炎

72. 男性,42 岁,因突发呕血 18 小时,查体贫血貌,脉搏 110 次/分,血压 90/60mmHg,可见腹壁静脉曲张,脾肋下 3cm。化验检查:血红蛋白 90g/L,红细胞 3.0×10^{12}/L,血小板 50×10^9/L,转氨酶升高,血清总蛋白 50g/L,白蛋白 23g/L,血清总胆红素 28μmol/L,直接胆红素 8μmol/L,在急诊处理中哪项是**错误**的

　　A. 立即剖腹探查　　　　B. 立即输液输血　　　C. 应用止血药

　　D. 三腔二囊管压迫　　　E. 静脉滴注垂体后叶素

73. 患者,女性,25 岁,平素有上腹部规律性疼痛,因工作熬夜,晨呕血 400ml,排柏油样便 4 次,自觉头昏、心悸。血压 96/60mmHg,心率 108 次/分,肝脾未触及,可能的诊断是

　　A. 肝硬化食管静脉曲张破裂出血

B. 消化性溃疡出血

C. 急性胃黏膜损伤

D. 食管贲门黏膜撕裂征

E. 胃癌出血

74. 患者,男性,45 岁,反复便血、呕血 1 周,下列哪项可判断出血停止

A. 血压脉搏继续恶化　　　　　B. 红细胞血红蛋白值继续下降

C. 暗红色便变成黑粪　　　　　D. 血尿素氮继续升高

E. 中心静脉压继续下降

75. 男,32 岁,十二指肠球部溃疡,8 小时前出现呕血和排柏油样便,血压 70/50mmHg,脉搏 120 次/分,血红蛋白 60g/L。应首选哪种处理

A. 大量输液　　　　　　　　　B. 内镜下电凝止血

C. 补液、输血　　　　　　　　D. 口服凝血酶

E. 肌注立止血(巴曲酶)

76. 男性患者,45 岁,平素身体健康,近 3 天有黑粪,近 2 天出现上腹部饱胀不适,伴食欲不振,最有诊断意义的检查是

A. 粪便隐血试验　　　B. 胃液分析　　　C. X 线胃钡餐检查

D. 胃镜检查＋活检　　　E. 腹部 B 超

77. 某肝硬化患者,因腹泻导致昏迷,查:血钾 2.6mmol/L,血钠 138mmol/L,血氯化物 110mmol/L,血氨 142μmol/L,血 pH7.40。宜选用的药物是

A. 谷氨酸钠　　　　　　　　　B. L-鸟氨酸-L-门冬氨酸

C. 精氨酸　　　　　　　　　　D. 乳果糖

E. 谷氨酸钾

【A₃型题】

(78～80 题题干)

女,42 岁,有乙型肝炎病史 15 年。因乏力、发热、腹胀来院就诊。查体:巩膜黄染,腹部膨隆,移动性浊音(＋),B 超提示:肝内纤维增殖,肝硬化结节形成,门静脉增宽,脾大。诊断为肝炎后肝硬化、门静脉高压症。

78. 下列哪项指标不能提示肝功能严重损害

A. 重度黄疸　　　B. 腹水形成　　　C. 扑翼性震颤

D. 转氨酶明显增高　　　E. 白蛋白明显降低

79. 对该患者不适合的治疗措施为

A. 卧床休息　　　　　　　　　B. 低盐饮食

C. 反复穿刺放腹水　　　　　　D. 给予白蛋白

E. 合并应用保钾和排钠利尿剂

80. 如果该患者合并自发性腹膜炎,其主要的致病菌多为

A. 大肠杆菌　　　B. 幽门螺杆菌　　　C. 链球菌

D. 伤寒杆菌　　　E. 肠球菌

(81～83 题题干)

男,54 岁,有胃溃疡史 15 年,近 1 个月疼痛加剧并失去节律性,多种制酸剂治疗无效。查体:贫血貌,腹平软,上腹部轻压痛,可触及包块。

64

81. 以下哪项检查为首选
    A. 胃液分析　　　　　　B. 大便潜血试验　　　　C. 胃镜及活组织检查
    D. 钡餐　　　　　　　　E. B 超

82. 根据以上资料,哪项诊断最有可能
    A. 复合性溃疡　　　　　B. 伴上消化道出血　　　C. 伴幽门梗阻
    D. 伴慢性穿孔　　　　　E. 胃溃疡癌变

83. 首选的治疗方法为
    A. 内科保守治疗　　　　B. 定期复查　　　　　　C. 手术治疗
    D. 化疗＋支持疗法　　　E. 放疗

(84～87 题题干)

男,28 岁,酗酒后突起上腹部持续剧烈疼痛,伴呕吐、腹胀。查体:腹平软,脐周轻压痛;血淀粉酶 500u(苏氏单位)。

84. 最可能的诊断是
    A. 急性胰腺炎　　　　　B. 急性胃炎　　　　　　C. 胆石症
    D. 急性胆囊炎　　　　　E. 消化性溃疡伴穿孔

85. 为了明确病变的性质、部位和程度,下列哪项检查最佳
    A. 腹部平片　　　　　　B. 腹部 B 超　　　　　　C. 腹部 CT
    D. 生化检查　　　　　　E. 血清脂肪酶测定

86. 下列哪项治疗措施是**错误**的
    A. 补液　　　　　　　　B. 禁食　　　　　　　　C. 止痛
    D. 抗生素的应用　　　　E. 利尿剂的应用

87. 该患者伴有下列哪种情况时可考虑短期使用肾上腺糖皮质激素
    A. 严重的低钙血症　　　B. 高血糖　　　　　　　C. 心律失常
    D. 胰腺脓肿　　　　　　E. 急性肾衰竭

【B 型题】

(88～90 题共用备选答案)
    A. 胃溃疡　　　　　　　B. 十二指肠球部溃疡　　C. 慢性萎缩性胃炎
    D. 慢性非萎缩性胃炎　　E. 胃泌素瘤

88. 基础胃酸分泌(BAO)为 18mmol/h

89. 胃酸缺乏

90. "O"型血者发生的危险性更高

(91～93 题共用备选答案)
    A. AFP＞500μg/L 持续 4 周
    B. 静脉血氨为 65μmol/L
    C. 食管钡餐检查可显示虫蚀样或蚯蚓状充盈缺损
    D. B 超提示肝脏密度增高
    E. X 线钡餐检查提示龛影

91. 肝硬化

92. 肝性脑病

93. 原发性肝癌

（94～95 题共用备选答案）

有关急性胰腺炎的实验室指标：

  A. 持续 1～2 天   B. 持续 3～5 天   C. 持续 5～10 天

  D. 持续 1～2 周   E. 持续 3～4 周

94. 血清淀粉酶

95. 尿淀粉酶

（96～97 题共用备选答案）

  A. 病变多累及直肠和乙状结肠   B. 病变多累及空肠

  C. 病变多累及小肠   D. 病变多累及回肠末端和邻近结肠

  E. 病变多累及右侧结肠

96. 溃疡性结肠炎

97. 克罗恩病

（98～100 题共用备选答案）

  A. 慢性、周期性、节律性上腹部疼痛患者上消化道出血

  B. 服用非甾体类抗炎药、酗酒后引起的上消化道出血

  C. 有病毒性肝炎病史或慢性酒精中毒病史，肝功能异常，腹水者并上消化道出血

  D. 老年人上腹痛，伴厌食，进行性消瘦，并见上消化道出血

  E. 高血压患者，突发头痛，昏迷，偏瘫，伴呕血

98. 消化性溃疡并上消化道大出血

99. 急性胃黏膜损害并上消化道大出血

100. 食管胃底静脉曲张破裂并上消化道大出血可能性大

二、名词解释

1. 消化性溃疡   6. 肝肾综合征

2. 功能性消化不良   7. 肝性脑病

3. 胃泌素瘤   8. 溃疡性结肠炎

4. 球后溃疡   9. 急性胰腺炎

5. 肝硬化   10. 急性上消化道大出血

三、填空题

1. 根据其在胃内的分布，慢性胃炎可有 _____、_____、_____。

2. 消化性溃疡的临床表现有三大特点，即 _____、_____、_____。

3. 消化性溃疡常见的并发症有 _____、_____、_____、_____。

4. 肝硬化失代偿期主要有 _____ 和 _____ 两大类表现。

5. 肝硬化在临床上有三支重要的侧支循环，分别为 _____、_____、_____。

6. 肝硬化常见的并发症有 _____、_____、_____、_____、_____、电解质和酸碱平衡紊乱、门静脉血栓形成等。

7. 原发性肝癌按大体形态分型可分为 _____、_____、_____；按组织学分型可分为 _____、_____、_____。

8. 肝性脑病自轻微精神改变到深昏迷分为四期：_____、_____、_____、_____。

9. 急性胰腺炎的病理变化分为两型：_____、_____。

10. 急性胰腺炎的常见症状有_____、_____、_____、_____。

11. 溃疡性结肠炎的临床特点为_____、_____、_____、_____。

12. 特殊类型的消化性溃疡包括_____、_____、_____、_____和难治性溃疡。

13. 急性胰腺炎患者的血清淀粉酶在起病后_____小时开始升高,_____小时开始下降,持续_____天;尿淀粉酶升高较晚,在起病后_____小时开始升高,下降缓慢,持续_____,尿淀粉酶值受患者_____的影响。

14. 急性胃炎的诊断要点:有_____及_____者应疑诊,确诊依靠_____。

15. 消化性溃疡的病因大致为_____、_____、_____、_____。

16. 胃镜是消化性溃疡诊断的首选方法和主要方法,其目的在于:①确定_____;②鉴别_____;③_____的评价;④对合并出血者给予_____。

17. 肝硬化失代偿期时肝功能试验有如下改变:转氨酶常有_____,以_____较显著;血清胆红素有_____;血清白蛋白_____、球蛋白_____,白蛋白与球蛋白比例(A/G)_____;凝血酶原时间有不同程度_____。

18. 溃疡性结肠炎在结肠镜下可见病变呈_____、_____分布,黏膜_____,粗糙呈颗粒状,质脆,可有_____分泌物,病变明显处可见_____,后期可有假息肉及桥状黏膜,结肠袋_____。

19. 上消化道出血程度的判断分为_____、_____、_____。

20. 原发性肝癌的转移途径有_____、_____、_____等。

四、简答题

1. 慢性胃炎的诊断要点有哪些?

2. 目前临床上根除幽门螺杆菌多采用的三联治疗方案包括哪些药物?

3. 如何鉴别胃溃疡和十二指肠溃疡的上腹部疼痛?

4. 消化性溃疡引起穿孔,当溃疡向深处发展,穿透胃、十二指肠壁,有哪几种后果?

5. 描述消化性溃疡并发上消化道大出血的治疗措施。

6. 描述肝硬化患者失代偿期肝功能减退的临床表现。

7. 肝硬化的病理演变过程有哪几方面?

8. 肝硬化腹水的治疗措施有哪些?

9. 哪些人群应高度警惕原发性肝癌的可能?

10. 哪些表现提示上消化道出血在继续?

五、病案分析题

1. 男性,26岁,反复上腹部疼痛5年,每年秋季发作,疼痛以餐前明显,有时有夜间痛,伴反酸;大便正常。查体:血压110/85mmHg,心肺未见异常,Murphy征(一),剑突下偏右轻压痛,肝脾未及,肠鸣音正常。

问题:(1)该患者最可能的诊断是什么?

(2)应做哪些检查确诊?

(3)抑制胃酸分泌最有效的药物是什么?

2. 男,45岁,司机。因1小时前呕吐咖啡样液一次约400ml急诊入院。追问病史,该患者10年前开始反复出现上腹部不适,以剑突下稍偏左为甚,呈胀痛,进食后明显,餐前可缓解。每年均有2～3次发作,未经任何正规检查及治疗。本次发病前有长途驾车后饮酒史。

否认肝炎病史。查体:血压 90/60mmHg,心肺未见异常,腹平软,中上腹轻压痛,无反跳痛,肝脾未及肿大,移动性浊音(一),肠鸣音 10 次/分,音调不高亢。

问题:(1)通过对该病史的分析,写出你的初步诊断。

(2)有哪些诊断依据?

(3)你认为该患者安排怎样的检查有利于急诊诊断?

(4)写出相应的鉴别诊断(2～3 个)

(5)制订相应的治疗措施。

3. 男,60 岁,反复上腹部胀痛 10 余年,伴恶心、呕吐、乏力、纳差,近 1 年来经常鼻出血、牙龈出血。患者有 30 余年持续饮酒史。查体:血压 130/90mmHg,消瘦貌,巩膜未见黄染,未见颈静脉怒张,前胸可见散在数个蜘蛛痣,心肺未见异常,腹部膨隆,腹壁静脉曲张,全腹无压痛,肝脾肋下未触及,移动性浊音(＋),双下肢呈凹陷性水肿。

问题:(1)该患者可能的诊断是什么?

(2)应进一步做哪些辅助检查来明确诊断?

(3)将来可能出现哪些并发症?

(4)请列出该患者目前的治疗措施。

4. 女,56 岁,有 20 余年"肝病"病史,近 3 个月来食欲明显减退,体重降低 10kg,1 周前出现右上腹持续胀痛,发热,巩膜黄染。查体:T 37.8℃,消瘦貌,面色晦暗,巩膜及皮肤黄染,右锁骨上可及蚕豆大小淋巴结,无压痛;心肺未见异常,右上腹膨隆,肝肋下 3cm,质硬,边缘不齐,脾未触及,双下肢无水肿。

问题:(1)该患者最可能的诊断是什么?

(2)应进一步做哪些辅助检查来明确诊断? 其中最有意义的是哪些检查?

5. 女,35 岁,进食油腻食物 3 小时后突发上腹部持续性剧烈疼痛,呈刀绞样,且阵发性加剧;疼痛向后背放射,伴恶心、呕吐,吐后腹痛不缓解。患者平时进食油性食物后可引起右上腹隐痛。查体:T38.2℃,血压 110/85mmHg,急性痛苦貌,巩膜无黄染,心肺未见异常,腹平软,上腹轻压痛,肝脾未触及。实验室检查:WBC10.8×10⁹/L,中性粒细胞占 78%;血清淀粉酶 600u(苏氏单位,正常值 180u)。

问题:(1)最可能的诊断是什么?

(2)诊断依据有哪些?

(3)制定相应的治疗措施。

6. 男,31 岁,反复中上腹胀痛,呕吐 6 天入院。患者于 6 天前饮白酒 500ml,6 小时后开始感上腹部持续性疼痛,伴恶心、呕吐,呕吐物为胃内容物。在私人诊所以"急性胃肠炎"输液治疗,腹痛稍有缓解。3 天前出现腹泻,每日十余次;1 天前进食后腹痛明显加剧,并开始出现腹胀,肛门停止排气排便。

查体:T 37.8℃ ,血压 85/55mmHg,巩膜无黄染,心肺未见异常,腹稍隆,未见肠型及蠕动波,腹部无明显压痛及反跳痛,Murphy 征(一),肝脾未及,移动性浊音(一),肠鸣音减弱。

实验室和辅助检查结果:血 WBC27.8×10⁹/L ,中性 87%;血清淀粉酶 280u/L,尿淀粉酶 8130u/L;血 K⁺3.25mmol/L, Na⁺134mmol/L, Cl⁻74mmol/L, Ca²⁺1.7mmol/L;血糖 16.8mmol/L;腹部平片示:小肠不全性梗阻;CT 提示:胰腺区可见低回声坏死区。

问题:(1)应急查哪些辅助检查以判断疾病?

(2)该患者的诊断是什么?

（3）制定相应的治疗措施。

　7. 男,64 岁,因发热、乏力、腹胀、少尿入院。自述年轻时患"血吸虫病",一般检查:T 38.2℃,BP 110/80mmHg,神清,面色晦暗,腹部隆起,呈蛙状腹。

　问题:(1)该患者考虑为"血吸虫性肝硬化",体检时应重点注意哪些内容?

　（2）应做哪些必要的辅助检查?

　（3）入院 1 周后,患者出现呕血,血压下降,神志恍惚。诊断为食管胃底静脉曲张破裂出血伴肝性脑病。此时应采取的紧急处理措施有哪些?

参考答案

一、选择题

【A₁型题】

1. E	2. A	3. B	4. C	5. A	6. D	7. E	8. C	9. D
10. C	11. A	12. C	13. C	14. E	15. C	16. A	17. D	18. E
19. E	20. D	21. C	22. D	23. A	24. B	25. C	26. A	27. B
28. B	29. C	30. A	31. B	32. E	33. D	34. E	35. B	36. B
37. B	38. B	39. D	40. E	41. E	42. B	43. C	44. A	45. C
46. A	47. C	48. D	49. E	50. B	51. A	52. D	53. B	54. E
55. E	56. C	57. E	58. C	59. A	60. C			

【A₂型题】

61. B	62. C	63. D	64. C	65. E	66. D	67. D	68. B	69. E
70. B	71. D	72. A	73. B	74. C	75. C	76. D	77. B	

【A₃型题】

78. E	79. C	80. C	81. C	82. E	83. C	84. A	85. C	86. E
87. C								

【B型题】

88. E	89. C	90. B	91. C	92. B	93. A	94. B	95. D	96. A
97. D	98. A	99. B	100. C					

二、名词解释

　1. **消化性溃疡**:指胃肠道黏膜被自身消化而形成的慢性溃疡,以胃溃疡(GU)、十二指肠球部溃疡(DU)最为常见,临床上以慢性、周期性、节律性上腹痛为特征。因溃疡的形成与胃酸-胃蛋白酶的消化作用有关而得名。

　2. **功能性消化不良**:是指上腹不适反复发作,但排除器质性消化不良的一组症候群。病情明显受精神因素影响,常伴有消化道以外的神经官能症表现,心理治疗、安定剂、对症处理常能收效;X 线、内镜检查为阴性结果。

　3. **胃泌素瘤**:亦称 Zollinger-Ellison 综合征。由促胃液素瘤或促胃液素细胞增生所致,临床以多发、顽固的不典型部位消化性溃疡,腹泻,高胃酸分泌,血促胃液素水平升高为特征。

　4. **球后溃疡**:指发生在十二指肠球部以下的溃疡。具有 DU 的临床特点,夜间痛和背部放射痛更为常见,药物治疗效果差,易并发出血。

5. 肝硬化：由多种原因引起的以肝组织弥漫性纤维化、假小叶和再生结节形成为特征的慢性肝病，临床上以肝功能损害和门静脉高压为主要表现。

6. 肝肾综合征：由于大量腹水，导致有效循环血量不足及肾内血流重分布等因素而引起，其特征为少尿或无尿，氮质血症，稀释性低钠血症和低钠尿，但肾无重要病理改变。

7. 肝性脑病：由严重肝病引起的、以代谢紊乱为基础、中枢神经系统功能障碍为主要表现的综合征。临床主要表现为行为失常、意识障碍和昏迷。

8. 溃疡性结肠炎：是一种原因不明的直肠和结肠慢性非特异性炎症，病变限于大肠黏膜和黏膜下层。临床特点为反复发作的腹痛、腹泻、黏液脓血便及里急后重。

9. 急性胰腺炎：是多种病因导致胰腺组织自身消化所致的胰腺水肿、出血及坏死等炎性损伤。临床以急性上腹痛及血淀粉酶或脂肪酶升高为特点。

10. 急性上消化道大出血：是指上消化道出血在数小时内失血量超过 1000ml 或者达到自身循环血量 20％以上，并伴有急性周围循环衰竭表现。

三、填空题

1. 胃窦炎 胃体炎 全胃炎

2. 慢性病程 周期性发作 节律性上腹部疼痛

3. 上消化道出血 穿孔 幽门梗阻 癌变

4. 肝功能减退 门静脉高压症

5. 食管胃底静脉曲张 腹壁静脉曲张 痔静脉曲张

6. 上消化道出血 肝性脑病 感染 肝肾综合征 原发性肝癌

7. 块状型 结节型 弥漫型 肝细胞型 胆管细胞型 混合型

8. 前驱期 昏迷前期 昏睡期 昏迷期

9. 急性水肿型 急性出血坏死型

10. 急性上腹痛 恶心、呕吐及腹胀 发热 低血压或休克 水、电解质及酸碱平衡紊乱

11. 反复发作的腹痛 腹泻 黏液脓血便 里急后重

12. 无症状性溃疡 复合性溃疡 幽门管溃疡 球后溃疡 巨大溃疡

13. 2～12 48 3～5 12～14 1～2周 尿量

14. 相关病因 临床表现 胃镜

15. 幽门螺杆菌感染 药物 胃酸和胃蛋白酶 其他因素

16. 有无病变、部位及分期 良、恶性溃疡 治疗效果 止血治疗

17. 轻、中度增高 ALT增高 不同程度增高 降低 增高 降低或倒置 延长

18. 连续性 弥漫性 充血水肿 脓性 糜烂或多发性浅溃疡 变钝或消失

19. 轻度 中度 重度

20. 血行转移 淋巴转移 种植转移

四、简答题

1. 慢性胃炎的诊断要点：①病程长，病情反复；②可有长期进食过热、过冷、过酸的食物或饮酒、咖啡等诱因；③常有上腹饱胀不适、隐痛，以餐后为甚；可伴有嗳气、反酸、恶心、呕吐、食欲减退等症状及上腹部轻压痛体征；④胃镜及活组织检查可明确诊断。

2. 奥美拉唑或枸橼酸铋钾，选加两种抗菌药，如克拉霉素、阿莫西林、甲硝唑。

3.

	胃 溃 疡	十二指肠球部溃疡
部位	剑突下或稍偏左	剑突下或稍偏右
性质	以钝痛、饱胀感为主	以饥饿感为主
程度	隐痛	隐痛
规律	进食-疼痛-缓解	疼痛-进食-缓解
缓解因素	空腹时可缓解	进食后可缓解
夜间痛	少见	多有

4. 当溃疡向深处发展,穿透胃、十二指肠壁,可有三种后果:

(1)穿孔破入腹腔引起弥漫性腹膜炎,表现为突发剧烈腹痛,持续而加剧,先出现于上腹,继之延及全腹;体征有腹膜刺激征,肝浊音界缩小或消失,部分患者出现休克;透视发现膈下有游离气体。

(2)穿孔受阻于毗邻实质性器官,如肝、胰、脾等称为穿透性溃疡,发生较慢,改变了腹痛规律,变得顽固而持续。如穿透至胰腺,腹痛可放射至背部,血淀粉酶可升高。

(3)穿孔破入空腔器官形成瘘管:十二指肠球部溃疡可以穿破胆总管,胃溃疡可穿破十二指肠或横结肠。可通过钡餐或CT检查确定。

5. 消化性溃疡并发上消化道大出血病情危急,严重者可危及生命,必须积极治疗。

(1)一般治疗:绝对卧床休息,注意保暖,保持安静;呕血者应暂时禁食;严密监测生命体征,观察呕血和黑便的情况,定期复查血象。

(2)积极补充血容量 尽快建立有效的静脉输液通道,积极补充血容量。

(3)止血措施:①抑制胃酸分泌的药物:如质子泵抑制剂(PPI)和 H_2 受体拮抗剂(H_2RA)。②内镜止血治疗:出血处喷洒药物、电凝及使用止血夹等。③药物止血:凝血酶、巴曲酶。④介入治疗。⑤手术治疗:如经内科积极规范治疗,仍出血不止危及生命时,须不失时机行手术治疗。

6. 肝功能减退的临床表现:

(1)消化不良:食欲不振为常见症状,厌食,进食后上腹饱胀不适,恶心呕吐,稍进油腻饮食即容易发生腹泻。大量腹水时产生的腹胀,成为患者最难忍受的症状。

(2)黄疸:半数以上患者有轻度黄疸,少数有中、重度黄疸。

(3)内分泌紊乱:对雌激素的灭活功能降低的表现:男性患者常有性欲减退、毛发脱落、乳房发育;女性有月经不调、闭经、不孕等;有蜘蛛痣和肝掌。肝硬化时促黑色素细胞激素增加,患者面部和其他暴露部位的皮肤色素沉着、面色黑黄、晦暗无光,称肝病面容。对醛固酮灭活功能减退,引起继发性醛固酮和抗利尿激素增多,从而导致或加重腹水和水肿。

(4)出血倾向和贫血:常表现为鼻出血、牙龈出血、皮肤紫癜、胃肠道出血等,与肝合成凝血因子障碍、脾功能亢进引起血小板减少有关。贫血多因出血、营养不良、肠道吸收障碍和脾功能亢进等因素所致。

(5)低血糖、低胆固醇血症。

(6)全身症状:一般情况和营养状况较差、消瘦乏力、精神不振、可有夜盲、不规则发热等。

7. 其病理演变过程包括以下四个方面:①致病因素的作用使肝细胞广泛的变性、坏死,

71

肝小叶纤维支架塌陷。②残存的肝细胞不沿原支架排列再生,形成不规则的结节状细胞团(再生结节)。③各种细胞因子促使纤维化的产生,自汇管区-汇管区或自汇管区-肝小叶中央静脉延伸扩展,形成纤维间隔。④增生的纤维组织使汇管区-汇管区或自汇管区-肝小叶中央静脉之间纤维间隔相互连接,包绕再生结节或将残留肝小叶重新分割,改建成为假小叶,形成肝硬化典型形态改变。

8.肝硬化腹水的治疗措施:①限制钠、水摄入;②利尿剂的应用;③提高血浆胶体渗透压;④难治性腹水的治疗:自身腹水浓缩回输,大量排放腹水加输注白蛋白,经颈静脉肝内门体静脉分流术(TIPS)。

9.对下列人群应高度警惕原发性肝癌的可能:①有肝病病史的中年人,特别是男性,出现不明原因的肝区疼痛、进行性消瘦及肝大时;②高危人群(各种原因所致的慢性肝炎、肝硬化以及大于 35 岁的 HBV 或 HCV 感染者);③AFP 持续低水平增高但转氨酶正常,应警惕亚临床型肝癌。

10.若有以下迹象可考虑继续出血:①反复呕血,或黑便次数增多、粪质稀薄,伴有肠鸣音亢进;②出现周围循环衰竭经积极补液、输血等治疗未见明显改善,或暂时好转后又恶化;③红细胞计数、血红蛋白浓度、血细胞压积继续下降,网织红细胞计数持续增多;④在充分补液、尿量足够的情况下,血尿素氮持续增高。

五、病案分析题

1.(1)十二指肠球部溃疡。

(2)胃镜及胃黏膜活组织检查,X 线钡餐检查,幽门螺杆菌检测

(3)质子泵抑制剂,如奥美拉唑 、兰索拉唑。

2.(1)胃溃疡合并上消化道出血。

(2)①中年人,本病的好发人群;②有慢性反复发作病史;③上腹部不适,以剑突下稍偏左为甚,呈胀痛,进食后明显,餐前可缓解;④中上腹轻压痛;⑤本次发病有劳累和饮酒的诱因;⑥有呕吐咖啡样液史;⑦有血压下降,肠鸣音活跃等体征。

(3)急诊胃镜检查。

(4)①十二指肠球部溃疡:慢性反复发作,疼痛规律多为疼痛-进食-缓解,胃镜检查可明确鉴别;②胃癌:多发中老年人,疼痛失去规律性,胃镜及活组织检查可明确鉴别。③食管胃底静脉曲张破裂出血:有肝硬化病史,体检及腹部 B 超可发现肝硬化征象,胃镜检查可发现食管静脉曲张的位置及程度。

(5)治疗措施:①一般治疗:绝对卧床休息,注意保暖,保持安静;禁食;严密监测生命体征,观察呕血和黑便的情况,定期复查血象;②积极补充血容量:尽快建立有效的静脉输液通道,可先输入葡萄糖盐水、生理盐水、林格液、右旋糖酐或其他血浆代用品补充血容量,同时立即查血型和交叉配血;③止血措施:a. 抑制胃酸分泌的药物:如质子泵抑制剂(PPI)和 H_2 受体拮抗剂(H_2RA);b. 内镜止血治疗:出血处喷洒药物、电凝及使用止血夹等;c. 药物止血:凝血酶、巴曲酶;d. 介入治疗;e. 手术治疗:如经内科积极规范治疗,仍出血不止危及生命时,须不失时机行手术治疗;④对症支持治疗。

3.(1)酒精性肝硬化,肝功能失代偿期。

(2)血常规、大便常规、大便潜血试验、肝功能试验(包括蛋白测定、A/G 等)、腹部 B 超、食管 X 线钡餐检查、腹水诊断性穿刺,必要时可配合腹部 CT、MRI 检查。

(3)上消化道出血,肝性脑病,感染,肝肾综合征,原发性肝癌,电解质和酸碱平衡紊乱,

门静脉血栓形成等。

(4)①积极治疗原发病因;②卧床休息;③应进食易消化的食物,以碳水化合物为主,蛋白质摄入量以患者可耐受为宜,辅以多种维生素,可给予胰酶助消化;每日限制氯化钠摄入量在 2.0g 以下,进水量限制在 1000ml/d;④口服维生素和消化酶;⑤螺内酯(安体舒通)和呋塞米(速尿)联合应用增强利尿效果,但利尿治疗以每日体重减轻不超过 0.8～1kg 为宜;⑥每周定期少量、多次输注白蛋白;可以每周放腹水 1 次,每次 4000～6000ml,同时静脉输注白蛋白 8～10g/L 腹水;⑦积极预防并发症。

4.(1)原发性肝癌。

(2)血常规、尿常规、大便常规、大便潜血试验、肝功能试验(包括血浆蛋白测定、A/G等)、肝炎分型、甲胎蛋白测定、腹部 B 超、淋巴结诊断性穿刺,必要时腹部 CT 检查。其中以甲胎蛋白测定、腹部 B 超最有意义。

5.(1)急性胰腺炎,慢性胆囊炎。

(2)①慢性胆囊炎病史,有进油腻食物的诱因;②上腹部持续剧烈疼痛,呈刀绞样,阵发性加剧;疼痛向后背放射,吐后腹痛不缓解;③上腹轻压痛;④血清淀粉酶 600u。

(3)治疗措施如下:①禁食 3～5 天,胃肠减压。②积极补充血容量,维持水、电解质和酸碱平衡,注意维持热量供应。③止痛:如阿托品 0.5mg 或山莨菪碱 10mg,肌内注射,每日 2～3 次。必要时可给予哌替啶 50～100mg,肌内注射。④抗生素的应用:常用喹诺酮类、氨苄青霉素联合甲硝唑治疗。⑤抑酸治疗:常用 H_2 受体拮抗剂或质子泵抑制剂。

6.(1)血常规、血电解质、血糖、血尿淀粉酶、血气分析、脂肪酶、C 反应蛋白、动态测定血清 IL-6、腹部 B 超、腹部平片、腹部 CT 等。

(2)重度急性胰腺炎,不完全性肠梗阻。

(3)必须采取综合性措施,积极治疗:①监护:转入重症监护病房(ICU),密切监测血压、血氧、尿量及其他生命体征;②禁食,胃肠减压;③维持水、电解质和酸碱平衡:积极补充液体及电解质,维持有效血容量;④减少胰液分泌:奥曲肽,首剂 100μg 静脉注射,以后每小时 250μg 持续静脉滴注 3～7 天;⑤抑制胰酶活性:应早期应用如抑肽酶、加贝酯;⑥抗生素的应用:常用喹诺酮类或氨苄青霉素联合甲硝唑治疗;⑦营养支持:早期一般采用全胃肠外营养,应尽早进行空肠插管,过渡到肠内营养;⑧必要时外科手术治疗。

7.(1)巩膜皮肤有无黄染,有无肝掌、蜘蛛痣,乳房发育征,腹壁静脉有无曲张,肝脾触诊情况,腹部有无压痛及移动性浊音,肠鸣音情况。

(2)血常规、大便常规、大便潜血试验、肝功能试验(包括胆红素、血浆蛋白测定、A/G等)、血糖、肾功能、腹部 B 超、胃肠 X 线钡餐检查、腹水诊断性穿刺、腹部 CT 和 MRI 检查。

(3)①严格卧床休息,有条件时应转入重症监护病房(ICU),严密观察生命征、意识状态、瞳孔等变化,监测肝、肾功能及水、电解质变化;禁食,营养支持治疗;②静脉给予止血药物如血管加压素或生长抑素;③在药物治疗无效时,用三腔二囊管压迫止血;④内镜治疗、经颈静脉肝内门-体分流术(TIPS);⑤根据出血情况补充新鲜血液以维持有效血容量,注意维持水、电解质的平衡;⑥静脉注射 L-鸟氨酸-L-门冬氨酸 20g/d 降低血氨,调节神经递质治疗及人工肝;⑦出血停止后灌肠排除积血;⑧如果止血无效,应急诊外科手术。

(周向阳)

第四章　泌尿系统疾病

学习重点

1. 熟悉泌尿系统疾病常见症状的特点,掌握肾炎综合征和肾病综合征的概念。

2. 熟悉肾小球疾病发病机制及原发性肾小球疾病的临床和病理分型。掌握急性肾小球肾炎、急进性肾小球肾炎、慢性肾小球肾炎、肾病综合征等的病理特征、临床表现、诊疗要点、常见并发症的防治。熟悉糖皮质激素的使用原则。

3. 熟悉尿路感染的概念。掌握尿路感染的常见病因、感染途径及易感因素;尿路感染的临床表现、辅助检查、诊断和鉴别诊断要点、治疗要点和药物选择方案。熟悉无症状细菌尿的概念。

4. 掌握慢性肾衰竭的临床表现、诊断、鉴别诊断及主要治疗措施。掌握高钾血症的临床表现及治疗。熟悉慢性肾脏病的分期及其对临床治疗的指导意义;慢性肾衰竭进展的危险因素和慢性肾衰竭的发病机制。熟悉慢性肾衰竭透析治疗的指征。

难点解析

1. 肾性水肿是本章节的一个难点内容,其最先发生的部位、水肿向全身发展的速度、水肿的伴随症状等,均与心源性水肿和肝源性水肿有所不同,应注意鉴别。

2. 肾性高血压的诊断也是本章节的一个难点内容,正确掌握其容量依赖性和肾素依赖性特点。与原发性高血压鉴别时,应详细询问病史,注意血压升高与肾脏损害症状发生的先后顺序。

3. 肾小球疾病是一组病变主要累及双侧肾小球,临床表现以水肿、高血压、蛋白尿和肾功能损害为特征的肾脏疾病,它们的病理类型不同其临床表现、治疗及预后亦有所不同,病理类型是学习的一个难点内容,在学习中需要注意:

(1)急性肾小球肾炎是感染后诱发的免疫反应引起,属于Ⅲ型变态反应,可以是循环免疫复合物或原位免疫复合物沉积于肾小球而致病。其病理改变轻者仅为肾小球毛细血管充血,内皮细胞及系膜细胞轻度增殖。

(2)急进性肾小球肾炎主要由于抗肾小球基底膜抗体与肾小球基底膜(GBM)抗原相结合、肾小球内循环免疫复合物的沉积或原位免疫复合物形成激活补体而致病或细胞免疫有关。病理类型为新月体肾小球肾炎。

(3)慢性肾小球肾炎大多数的起始因素为免疫介导性炎症,非免疫非炎症因素也是导致病程慢性化的重要机制。

(4)肾病综合征发病机制不明,其病理改变主要有五种类型:微小病变型肾病、系膜增生性肾小球肾炎、系膜毛细血管性肾小球肾炎、膜性肾病、局灶性节段性肾小球硬化。

（5）IgA 肾病属免疫复合物性肾炎，其发病机制以系膜增生性病变为最多见。

4. 尿路感染的途径主要是细菌经尿道外口入侵，沿膀胱、输尿管上行到达肾盂，再侵犯肾髓质有关。其主要的临床表现为寒战、高热、尿频、尿急、尿痛等。治疗以抗感染治疗及对症治疗为主。尿培养对尿路感染的诊断和治疗十分重要，因此应正确采集尿液检查标本。

5. 慢性肾衰竭的临床表现是本章节的一个难点，其尿毒症期的表现复杂多样，除原发病表现外，主要为代谢紊乱和毒素引起的各系统损害的表现等。

学法指导

1. 肾性水肿及肾性高血压的学习中，需要复习影响组织液生成和回流的因素，肾素-血管紧张素-醛固酮系统（RAAS）的作用等相关基础课程的知识。

2. 肾小球疾病的学习，可把急性肾炎、急进性肾炎、肾病综合征、IgA 肾病的病理类型和临床表现进行比较，结合图片进行理解和记忆。

3. 对于尿路感染的学习，可结合尿路的解剖结构图来理解其感染途径及易感因素，尿培养检查中重点记忆尿液标本采集的要求。尿路感染治疗中注意复习药理学知识，掌握各种抗生素的药理作用、不良反应等，以求合理选择抗菌药物。

4. 慢性肾衰竭可结合肾脏的解剖结构及生理功能记住引起肾功能恶化的诱因。在临床上高钾血症是慢性肾衰竭主要的死亡原因之一，可结合钾的代谢过程来理解高钾血症的临床表现及治疗。

习 题

一、选择题

【A₁型题】

1. 镜下血尿是指新鲜尿离心沉渣每高倍视野红细胞数为
   A. >3 个　　　　　　　B. >5 个　　　　　　　C. >10 个
   D. >15 个　　　　　　　E. >20 个

2. 成人蛋白尿是指 24 小时尿蛋白定量为
   A. >50mg　　　　　　　B. >100mg　　　　　　C. >150mg
   D. >200mg　　　　　　E. >250mg

3. 尿红细胞形态学检查有助于鉴别
   A. 上、下尿路感染　　　　　　　　　　B. 原发与继发性肾小球疾病
   C. 泌尿道良性、恶性肿瘤　　　　　　　D. 肾小球源与非肾小球源血尿
   E. IgA 肾病与过敏性紫癜肾炎

4. 镜下脓尿是指新鲜尿离心沉渣每高倍视野白细胞数为
   A. >5 个　　　　　　　B. >10 个　　　　　　　C. >100 个
   D. >1000 个　　　　　　E. >10000 个

5. 当肾小球滤过功能受损时,下列哪项检查最早出现变化

    A. 血 β_2-微球蛋白　　　　　　　B. 血尿素氮

    C. 血尿酸　　　　　　　　　　　D. 内生肌酐清除率

    E. 血肌酐

6. 关于管型的叙述,正确的是

    A. 红细胞管型,常见于肾盂肾炎

    B. 白细胞管型,常见于急性肾炎

    C. 脂肪管型,常见于急性肾衰竭

    D. 蜡样管型,常见于慢性肾炎晚期

    E. 粗大上皮细胞管型,常见于肾病综合征

7. 下列哪项是肾小球疾病活动的指标

    A. 血沉　　　　　　B. 血压　　　　　　C. 血脂

    D. 血糖　　　　　　E. 血尿、蛋白尿

8. 原发性肾小球疾病的病理分型**不包括**

    A. 轻微肾小球病变　　B. 局灶性节段性病变　　C. 肾病综合征

    D. 膜性肾病　　　　　E. 增生性肾炎

9. 引起急性肾炎水肿的主要机制是

    A. 肾小球滤过率下降　　　　　　B. 全身毛细血管通透性增加

    C. 抗利尿激素分泌过多　　　　　D. 血压增高引起急性心衰

    E. 大量蛋白尿导致低蛋白血症

10. 有利于急性肾炎诊断的血液生化改变是

    A. 血浆白蛋白明显下降　　　　　B. 血清胆固醇升高

    C. 血清 C_3 暂时下降,6~8 周恢复　　D. 血清 ASO 升高

    E. 血清免疫球蛋白升高

11. 急性肾小球肾炎最常见的临床表现为

    A. 肾区叩击痛、肉眼血尿、尿路刺激征

    B. 血尿、蛋白尿、水肿、高血压

    C. 水肿、蛋白尿、血浆白蛋白下降

    D. 肾区叩击痛、眼睑水肿、关节痛

    E. 水肿、高血压、心力衰竭

12. 急性肾小球肾炎最主要的治疗措施是

    A. 激素及免疫抑制剂　　　　　　B. 利尿剂消除浮肿

    C. 休息与控制病灶感染　　　　　D. 血液透析

    E. 不需要治疗,因为大部分可自愈

13. 急进性肾小球肾炎 I 型患者血浓度常升高的抗体是

    A. 抗肾小球基底膜抗体　　　　　B. 抗核抗体

    C. 抗双链 DNA 抗体　　　　　　D. 抗中性粒细胞胞浆抗体

E. 抗平滑肌抗体

14. 急进性肾炎与急性肾炎的最主要鉴别点为

    A. 蛋白尿及血尿的严重程度   B. 有无高血压及心脏并发症

    C. 水肿的严重程度   D. 肾功能下降的速度及严重程度

    E. 有无前驱链球菌感染的证据

15. 急进性肾炎出现肾衰竭时,最佳治疗是

    A. 大剂量呋塞米   B. 大剂量糖皮质激素

    C. 免疫抑制剂＋抗凝剂   D. 透析疗法

    E. 血浆置换术

16. 慢性肾炎高血压的主要原因是

    A. 水钠潴留   B. 肾素活性增加   C. 血管通透性增加

    D. 血浆白蛋白降低   E. 以上均不是

17. 慢性肾小球肾炎患者,为延缓肾功能的进行性恶化,血压控制的理想水平是

    A. 120/80mmHg 以下   B. 125/75mmHg 以下

    C. 130/80mmHg 以下   D. 140/90mmHg 以下

    E. 135/85mmHg 以下

18. 慢性肾炎引起高血压肾功能不全与高血压引起肾功能不全的最重要的鉴别资料是

    A. 血压增高程度   B. 肾功能损害程度

    C. 眼底改变   D. 高血压与肾炎的发病史

    E. 心功能改变

19. 慢性肾炎治疗的主要目的是

    A. 消除水肿   B. 延缓肾功能减退   C. 消除血尿

    D. 消除蛋白尿   E. 控制高血压

20. 肾病综合征最常见的病理类型是

    A. 微小病变型肾病   B. 膜性肾病

    C. 系膜增生性肾炎   D. 系膜毛细血管性肾炎

    E. 局灶性肾小球硬化

21. 肾病综合征最常见的并发症为

    A. 低钠、低钾、低钙血症   B. 呼吸道感染

    C. 高凝状态及血栓形成   D. 低血容量性休克

    E. 急性肾衰竭

22. 肾病综合征中**不常见**的并发症是

    A. 感染   B. 慢性肾衰竭   C. 急性肾衰竭

    D. 血栓形成   E. 脂肪代谢紊乱

23. 原发性肾病综合征常并发血栓和栓塞,最多见的栓塞部位是

    A. 肺栓塞   B. 脑栓塞   C. 肾动脉栓塞

    D. 下肢静脉栓塞   E. 肾静脉栓塞

24. 下列哪项检查对诊断肾病综合征最重要

  A. 24 小时尿蛋白＞3.5g　　　　　　B. 血浆白蛋白＜30g/L

  C. 双下肢凹陷性浮肿　　　　　　　　D. 大量血尿

  E. 血胆固醇及甘油三酯升高

25. 在我国成年人中引起原发性肾病综合征最常见的病理类型是

  A. 轻微肾小球病变　　　　　　　　　B. 系膜增生性肾炎

  C. 系膜毛细血管性肾炎　　　　　　　D. 膜性肾病

  E. 局灶性节段性肾小球硬化

26. 用糖皮质激素治疗病情可以得到改善的一组肾脏疾病是

  A. 链球菌感染后急性肾炎、系膜毛细血管性肾炎、狼疮性肾炎

  B. 轻微肾小球病变、狼疮性肾炎、免疫性急性间质性肾炎

  C. 紫癜性肾炎、遗传性肾炎、系膜增生性肾炎

  D. 膜性肾病、局灶性节段性肾小球硬化、糖尿病肾病

  E. 乙肝病毒相关性肾炎、肾淀粉样变性性肾炎、慢性间质性肾炎

27. 关于原发性肾小球疾病的病理特点，**错误**的是

  A. 膜性肾病是光镜下主要为不伴细胞增生的弥漫性肾小球毛细血管基底膜增厚

  B. 轻微肾小球病变是光镜下无明显异常，电镜下可见上皮细胞肿胀、足突广泛融合

  C. 急进性肾炎主要是光镜下 30％以上肾小球囊腔内中有大新月体形成

  D. 链球菌感染后肾小球肾炎主要是毛细血管内增生性肾小球肾炎

  E. 系膜增生性肾炎主要是系膜细胞及系膜基质不同程度的弥漫增生

28. 对诊断 IgA 肾病价值最大的是

  A. 蛋白尿　　　　　　　　　　　　　B. 血尿

  C. 有前驱感染　　　　　　　　　　　D. 肾小球系膜区 IgA 沉积

  E. 血 IgA 升高

29. **不符合**典型 IgA 肾病临床表现的是

  A. 血尿、蛋白尿　　　　B. 单纯血尿　　　　C. 急性肾炎综合征

  D. 急性肾衰竭　　　　　E. 单纯性蛋白尿

30. 链球菌感染后肾小球肾炎与 IgA 肾病的根本**不同**是

  A. 链球菌感染史　　　　B. 病程长短　　　　C. 尿检异常

  D. 起病缓急　　　　　　E. 肾脏组织病变

31. 糖皮质激素治疗肾病综合征的疗效主要表现为

  A. 水肿消退　　　　　　B. 血尿消失　　　　C. 血黏度恢复

  D. 蛋白尿消失　　　　　E. 血浆白蛋白恢复正常

32. 原发性肾病综合征应用泼尼松治疗原则，哪项**不正确**

  A. 起始量足　　　　　　　　　　　　B. 减药慢稳

  C. 维持用药半年至一年或更长　　　　D. 抗生素预防感染

  E. 无效时改用泼尼松龙

33. 原发性肾病综合征患者，首次治疗，每日用泼尼松 60mg,3 周后尿蛋白仍为＋＋＋＋,

此时应

    A. 改用地塞米松

    B. 将泼尼松加量到 80mg/d

    C. 改为环磷酰胺

    D. 用原量继续观察

    E. 减少泼尼松用量到 40mg/d,加用免疫制剂

34. 最常见的肾盂肾炎病原菌是

    A. 葡萄球菌   B. 粪肠球菌   C. 大肠埃希菌

    D. 变形杆菌   E. 白色念珠菌

35. 尿路感染最常见的感染途径为

    A. 由体内慢性感染灶诱发   B. 淋巴道感染

    C. 直接感染   D. 由盆腔炎症引起感染

    E. 上行感染

36. 慢性肾盂肾炎早期肾功能减退的主要指标是

    A. 血肌酐升高   B. 血尿素氮升高

    C. 内生肌酐清除率下降   D. 尿浓缩功能下降

    E. 血 β_2-微球蛋白升高

37. 对鉴别上、下尿路感染最有意义的是

    A. 中段尿细菌培养阳性   B. 尿路刺激症状

    C. 畏寒、发热、腰痛   D. 肾小管浓缩功能正常

    E. 尿中出现白细胞管型

38. 符合下尿路感染的临床表现有

    A. 寒战、高热   B. 血白细胞明显升高、核左移

    C. 腰疼,肾区叩痛阳性   D. 尿频、尿急、尿痛

    E. 败血症,感染中毒性休克

39. 诊断慢性肾盂肾炎的可靠依据是

    A. 临床症状迁延不愈超过半年

    B. 反复发作超过半年

    C. 中段尿细菌培养多次阳性

    D. 尿常规中有蛋白及红、白细胞

    E. 静脉肾盂造影,肾盂、肾盏变形或双肾大小不一

40. 急性肾盂肾炎正确的治疗措施是

    A. 口服环丙沙星 3 天

    B. 口服复方磺胺甲基异噁唑 7 天

    C. 根据细菌药敏试验选用有效的抗生素治疗 2 周

    D. 联合应用 2 种以上抗生素进行治疗

    E. 应用中药治疗

41. 下列有关肾盂肾炎的叙述,哪项是**错误**的

A. 由细菌感染引起

B. 男性发病率稍高

C. 大肠埃希菌感染最为常见

D. 可分为上行性感染和血源性感染

E. 可表现为化脓性间质性肾炎

42. 下列哪项最符合急性肾盂肾炎的诊断

   A. 发热、浮肿、尿频、尿痛及尿沉渣白细胞增多

   B. 高血压、浮肿、尿频、尿痛及尿沉渣检查白细胞成堆

   C. 发热、浮肿、尿频、尿急、尿痛及蛋白尿

   D. 高热、尿频、尿急、尿痛、肾区叩痛及尿中白细胞增多

   E. 发热、尿频、尿急、尿痛及蛋白尿

43. 关于急性肾盂肾炎的抗菌药物治疗，下列哪项正确

   A. 接诊后立即给予抗生素治疗

   B. 先做尿培养及细菌敏感试验，根据报告选用敏感抗生素

   C. 留尿培养标本后，立即根据经验给予抗生素治疗

   D. 根据血白细胞计数及分类立即给予抗生素治疗

   E. 做血培养，待结果报告后选用抗生素

44. 慢性肾盂肾炎是

   A. 肾小管和肾间质的慢性化脓性炎症

   B. 肾小球免疫复合物性肾炎

   C. 以增生为主的炎症

   D. 以变质为主的炎症

   E. 肾小球肾炎的一种特殊类型

45. 静脉肾盂造影，有诊断价值的疾病是

   A. 急性肾小球肾炎   B. 急性肾盂肾炎

   C. 慢性肾小球肾炎   D. 慢性肾盂肾炎

   E. 肾病综合征

46. 我国引起慢性肾衰竭的最常见病因是

   A. 慢性肾盂肾炎   B. 糖尿病肾病

   C. 系统性红斑狼疮   D. 肾小动脉硬化

   E. 慢性肾小球肾炎

47. 导致尿毒症恶化最常见的诱因是

   A. 感染   B. 使用抗生素   C. 高蛋白饮食

   D. 高血压   E. 心力衰竭

48. 尿毒症最早出现的症状是

   A. 血液系统症状   B. 消化系统症状   C. 循环系统症状

   D. 呼吸系统症状   E. 神经系统症状

49. 尿毒症患者血液系统的临床表现为

A. 小细胞低色素性贫血　　　　　　B. 中性粒细胞增加

C. 血小板异常增多　　　　　　　　D. 贫血常为中、重度

E. 促红细胞生成素增加

50. 慢性肾衰竭病人贫血的主要原因是

A. 缺乏铁、叶酸及维生素 B$_{12}$　　B. 出血

C. 促红细胞生成素分泌减少　　　　D. 频繁抽血

E. 红细胞寿命缩短

51. 关于慢性肾衰竭并发心脏扩大的原因,下列哪项是**错误**的

A. 水钠潴留　　　　　B. 高血压　　　　　C. 尿毒症性心肌病变

D. 心包积液　　　　　E. 严重贫血

52. 慢性肾衰竭患者,血钾高于 6.5mmol/L 时,最佳的治疗措施是

A. 限制钾盐的摄入　　　　　　　　B. 口服降钾树脂

C. 静推 10% 葡萄糖酸钙　　　　　　D. 静注碳酸氢钠

E. 血液透析

53. 急性肾衰少尿或无尿期常见的致死原因是

A. 高磷血症与低钙血症　　　　　　B. 低钠血症

C. 低氯血症　　　　　　　　　　　D. 高镁血症

E. 高钾血症

54. 尿毒症病人高血压最主要的原因是

A. 肾素增多　　　　　B. EPO 减少　　　　C. 水钠潴留

D. 血管加压素增多　　E. 交感神经兴奋

55. 终末期慢性肾衰竭的最主要死亡原因是

A. 心脑血管并发症　　　　　　　　B. 严重感染

C. 严重电解质紊乱　　　　　　　　D. 尿毒症脑病

E. 消化道大出血

56. 禁用于肾功能不全患者的抗菌药物是

A. 青霉素 G　　　　　B. 阿莫西林　　　　C. 头孢曲松

D. 阿米卡星　　　　　E. 阿奇霉素

57. 早期慢性肾功能不全最主要的治疗目的是

A. 减少蛋白尿　　　　B. 减轻水肿　　　　C. 降低血压

D. 改善营养状况　　　E. 延缓肾功能减退

58. 慢性肾衰竭酸中毒病人静脉点滴碳酸氢钠后出现手足搐搦,其原因是

A. 高血钠致脑水肿　　B. 低钾血症　　　　C. 血中游离钙降低

D. 血钙总量降低　　　E. 血中结合钙降低

59. 肾性骨营养不良症包括以下几方面,但除了

A. 纤维性骨炎　　　　B. 肾性骨软化症　　C. 骨质疏松症

D. 肾性骨硬化症　　　E. 骨皮质葱皮样改变

60. 治疗慢性肾衰竭负荷过多所致心衰的最好方法是

A. 立即静滴硝普钠   B. 血液或腹膜透析   C. 应用洋地黄制剂

D. 利尿剂应用   E. 限制水钠摄入

【A₂型题】

61. 男性，23岁，呼吸道感染后2天发现肉眼血尿，无水肿及高血压，首先应怀疑

    A. 急性肾小球肾炎   B. 过敏性紫癜肾损害

    C. 肺出血-肾炎综合征   D. IgA肾病

    E. 单核细胞增多症

62. 女性51岁，反复发热、腰痛、尿频、尿急8年，考虑为慢性肾盂肾炎，下列哪项检查对明确诊断意义不大

    A. B超发现肾表面凹凸不平，双肾大小不等

    B. 静脉肾盂造影示肾盂肾盏变形

    C. 肾小管功能存在损害

    D. 多次尿培养示有不同细菌生长

    E. 血尿素氮及肌酐升高

63. 男性，36岁，既往体健。1个月前出现双下肢水肿，进行性加重，实验室检查发现尿蛋白（＋＋＋），血肌酐425μmol/L。为明确诊断，首选的检查是

    A. 血糖   B. 心脏彩超   C. 肝功能及肝胆脾彩超

    D. 肾脏彩超   E. 下肢静脉彩超

64. 男性，27岁，反复双下肢浮肿1年余，血压140/90mmHg，尿蛋白定量3.0g/d，RBC10～15/HP，最可能的诊断是

    A. 急性肾炎   B. 慢性肾炎   C. 急进性肾炎

    D. 隐匿型肾炎   E. 肾病综合征

65. 男性35岁，发热，咳嗽5天，伴少尿2天入院，既往有过下肢浮肿史。Hb 60g/L，SCr 860μmol/L，Ca²⁺ 1.6mmol/L，尿蛋白＋＋，红细胞3～5/HP，最可能的临床诊断为

    A. 急性肾衰竭   B. 急性肾炎

    C. 急进性肾炎   D. 急性肾盂肾炎

    E. 慢性肾衰竭急性加剧

66. 男性38岁，全身浮肿，尿蛋白10.2g/d，尿中红细胞5～10/HP，可见脂肪管型，血浆白蛋白16g/L，治疗用泼尼松60mg/d，双嘧达莫300mg/d，8周仍未见好转，此时应采取下列哪种治疗措施

    A. 停用泼尼松

    B. 改用地塞米松

    C. 增加泼尼松剂量，延长治疗时间

    D. 继续用泼尼松原剂量，同时加用环磷酰胺

    E. 停用泼尼松，改用环磷酰胺

67. 女，34岁，已诊断肾病综合征，近两日右下肢疼、凉，右足背动脉搏动触不清，趾指皮肤发绀，应首先考虑的合并症是

    A. 下尿路感染   B. 右下肢静脉血栓   C. 心源性休克

D. 急性肾衰   E. 右下肢动脉栓塞

68. 女孩,5岁。因浮肿、尿少3~4天入院。体检:眼睑浮肿。尿检:蛋白+,红细胞++。血压140/100mmHg。可能诊断为

    A. 急性肾炎   B. 尿路感染   C. 单纯性肾病

    D. 肾炎性肾病   E. 急进性肾炎

69. 男性,41岁。10年前血压140/90mmHg,未查尿,有高血压家族史。1个月来双下肢可凹性浮肿,夜尿0~1次。血压148/94mmHg,尿蛋白(++),尿沉渣见细胞10~15/HP,BUN10mmol/L,SCr178μmol/L,眼底正常。最可能的临床诊断是

    A. 原发性高血压肾损害   B. 急进性肾炎   C. 慢性肾炎

    D. 隐匿性肾小球疾病   E. 急性肾炎

70. 男性,34岁,2周前咽痛、咳嗽,1周来浮肿、尿少、乏力。实验室检查示血红蛋白90g/L,尿蛋白(+++),红细胞10~15/HP,血肌酐500μmol/L,血尿素氮23mmol/L,B超示双肾增大。其诊断可能是

    A. 急性肾小球肾炎   B. 急进性肾小球肾炎   C. IgA肾病

    D. 慢性肾小球肾炎   E. 肾病综合征

71. 女性,19岁。皮肤感染后3周,出现全身浮肿来诊。测血压140/90mmHg,尿检示尿蛋白(++++)(8g/d),沉渣镜检见红细胞20~30/HP,白细胞5~8/HP。血清ASO正常,血浆白蛋白18g/L,抗核抗体阴性,肾功能正常。该患者最可能的临床诊断是

    A. 急性链球菌感染后肾炎   B. 急进性肾炎

    C. 慢性肾炎   D. 肾病综合征

    E. 狼疮性肾炎

72. 男性,21岁,半月来全身浮肿,乏力。尿蛋白(++++),定量4.0g/24h,镜检偶见沉渣红细胞和透明管型。血压120/80mmHg,血浆白蛋白29g/L,胆固醇、甘油三酯正常。下列诊断最可能的是

    A. 糖尿病肾病   B. 急性肾炎   C. 肾病综合征

    D. 功能性蛋白尿   E. 慢性肾炎

73. 女性,34岁,发热、腰痛、尿频、尿急1个月,近3天全身关节酸痛、尿频、尿急加重。体温39.5℃,白细胞13×10⁹/L,中性粒细胞86%,尿培养大肠杆菌阳性,诊断为大肠杆菌性尿路感染。应首选

    A. 青霉素   B. 红霉素   C. 灰黄霉素

    D. 头孢曲松   E. 林可霉素

74. 女性,31岁,腰痛、尿频、尿急,血压160/100mmHg,尿蛋白(+),沉渣红细胞8~10/HP,白细胞15~20/HP。肾盂造影示右肾缩小,肾盏扩张,最可能的诊断是

    A. 慢性肾炎   B. 慢性肾盂肾炎   C. 多囊肾

    D. 肾结核   E. 肾盂积液

75. 男性,29岁,2年前诊断为慢性肾炎,今来院复诊,查血压160/90mmHg,Hb 85g/L,蛋白(+),颗粒管型2~3个/HP,BUN 10mmol/L,Cr 220μmol/L。对该患者**不宜**采取

    A. 低蛋白饮食   B. 高蛋白饮食

    C. 低钠饮食   D. 根据尿量多少适当限水

    E. 低磷饮食

76. 男性,22岁,原发性肾病综合征患者,首次治疗,每日用泼尼松60mg,3周后尿蛋白仍为(+),此时应

    A. 改为地塞米松

    B. 将泼尼松加量到80mg/d

    C. 改用环磷酰胺

    D. 用原量继续观察

    E. 减少泼尼松量到40mg/d,加用免疫抑制剂

77. 男性,51岁,因肾病综合征入院做肾活检,病理显示膜性肾病。治疗过程中突然出现双侧肾区疼痛,尿量减少;低热,蛋白尿显著增多伴肉眼血尿,下肢浮肿加重,肾功能较前稍有减退。B超示双肾大小较前有所增大。此时最可能的原因是

    A. 伴发肾石症   B. 原有膜性肾病加重   C. 伴发泌尿系肿瘤

    D. 肾静脉血栓形成   E. 泌尿系结核病

78. 女性,45岁,慢性肾炎病史多年,近2年经常出现双下肢浮肿,一直服潘生丁及氢氯噻嗪。近1周感觉腰痛,乏力,双下肢无力。首先必须考虑的是

    A. 肾功能严重减退   B. 低钾血症   C. 肾盂肾炎

    D. 潘生丁中毒   E. 氢氯噻嗪中毒

79. 女性,26岁,新婚,尿频、尿急、尿痛3天,肉眼血尿1天,无发热、无腰痛。首先要完善的检查是

    A. 泌尿系超声   B. 血常规   C. 尿常规

    D. CT   E. 造影

80. 女性,28岁。因腰痛、发热伴尿频、尿痛2天入院,尿常规检查蛋白(−),白细胞250个/HP,临床考虑急性肾盂肾炎,拟行清洁中段尿培养进一步确诊,为保证检查结果的准确性。应注意的是

    A. 检查前避免大量饮水   B. 收集清晨清洁中段尿

    C. 检查前避免应用抗菌药物   D. 避免送检标本被污染

    E. 以上均是

【A$_3$型题】

(81~83题题干)

患者,男性,26岁。间断水肿5年余,近1周来加重。血压130/80mmHg,实验室检查:尿蛋白(++++),血浆白蛋白25g/L。

81. 该患者最可能的诊断是

    A. 慢性肾炎   B. 急进性肾炎   C. 肾病综合征

    D. 隐匿性肾炎   E. 慢性肾盂肾炎

82. 为明确诊断,首选的实验室检查是

    A. 24小时尿蛋白含量   B. 血尿素氮

    C. 血胆固醇   D. 血常规

E. 腹部 B 超

83. 目前的主要治疗措施是

  A. 环磷酰胺   B. 环孢素

  C. 血浆置换术   D. 泼尼松

  E. 青霉素大剂量静滴

（84~86 题题干）

  患者，男性，34 岁。蛋白尿 5 年，乏力、恶心、夜尿增加 3 月，血压 180/110mmHg，Hb60g/L，Cr825μmol/L，钾 6.8mmol/L，钙 1.8mmol/L，B 超双肾体积缩小。

84. 该患者临床诊断为尿毒症，最可能的病因是

  A. 慢性肾盂肾炎   B. 高血压肾小动脉硬化

  C. 慢性肾炎   D. 慢性间质性肾炎

  E. 急进性肾炎

85. 此时治疗首选

  A. 口服降压药   B. 血液透析

  C. 低蛋白加必需氨基酸   D. 肾移植

  E. 皮下注射促红细胞生成素

86. 在降压、纠正酸中毒及降钾治疗中，病人突然出现四肢抽搐，但神志清，无大小便失禁，可能的原因是

  A. 尿毒症脑病   B. 高血压脑病   C. 阿斯综合征

  D. 低钙血症   E. 低钠血症

（87~88 题题干）

  患者，男性，55 岁。自述间歇、无痛性肉眼血尿 3 个月来门诊就诊。查体：一般状态好，轻度贫血貌，双肾未触及，膀胱区叩诊浊音。

87. 该病例临床诊断首先考虑

  A. 尿路感染   B. 前列腺增生症

  C. 泌尿系结核   D. 膀胱结石

  E. 泌尿系肿瘤，以膀胱肿瘤可能性大

88. 该病例首选的简便检查方法是

  A. B 超   B. CT   C. MRI

  D. 腹部平片   E. 肾图

（89~91 题题干）

  女性，48 岁，因呕吐、腹泻、低热于门诊应用庆大霉素 32 万 U/d，共 5 天，近日来觉尿量有所减少约 700~800ml/d，伴乏力、头晕，实验室检查尿蛋白（＋），Hb 100g/L，血清钾 6.5mmol/L，BUN 33.5mmol/L。血肌酐 884μmol/L。

89. 该例最可能的诊断是

  A. 庆大霉素导致急性肾衰竭   B. 庆大霉素过敏

  C. 急性胃肠炎致肾损害   D. 腹泻脱水致急性肾功能异常

  E. 急性间质性肾炎

90. 最有助于诊断的进一步检查是
   A. 肾脏B超　　　　　　B. 静脉肾盂造影　　　　C. 同位素肾图
   D. 肾活检　　　　　　　E. 血气分析

91. 最应采取的治疗手段是
   A. 口服离子交换树脂　　　　　　B. 大剂量呋塞米静脉注射
   C. 补液　　　　　　　　　　　　D. 限制入水量,透析治疗
   E. 口服包醛氧化淀粉

(92~94题题干)

患者,男性,30岁。头晕,乏力2年。查体:血压170/100mmHg。实验室检查:血红蛋白70g/L,尿比重1.015,尿蛋白(＋＋),颗粒管型0~2/HP,BUN16.7mmol/L,血肌酐309.4μmol/L。眼底视网膜动脉细窄迂曲。

92. 患者可能性最大的诊断是
   A. 高血压3级
   B. 肾性高血压
   C. 慢性肾小球肾炎,慢性肾衰竭,尿毒症晚期
   D. 慢性肾小球肾炎,慢性肾衰竭,氮质血症期
   E. 慢性肾盂肾炎

93. 最佳治疗方案是
   A. 血液透析
   B. 腹膜透析
   C. 应用降血压药物
   D. 应用红细胞生成素
   E. 饮食和对症治疗等非透析综合治疗

94. 慢性肾炎引起高血压肾功能不全与高血压引起的肾功能不全的最重要的鉴别资料是
   A. 血压增高程度　　　　　　　B. 肾功能损害程度
   C. 眼底改变　　　　　　　　　D. 高血压与肾炎的发病史
   E. 心功能改变

(95~97题题干)

患者,男性,35岁,12年前曾发现蛋白尿,一直未检查和治疗。3周前出现恶心、呕吐,查体:血压190/120mmHg,轻度浮肿,血肌酐360μmol/L,B超双肾缩小。

95. 下列哪项检查不应进行
   A. 血常规　　　　　　B. 内生肌酐清除率　　　　C. 血电解质
   D. 静脉肾盂造影　　　E. 心电图检查

96. 下列哪项生化异常不应出现
   A. 高血钾　　　　　　B. 低血钙　　　　　　C. 低血钠
   D. 低血镁　　　　　　E. 酸中毒

97. 该患者最可能的原发病是

A. 慢性肾小球肾炎　　　　B. 慢性肾盂肾炎　　　　C. 慢性间质性肾炎

D. 糖尿病肾病　　　　E. 高血压肾病

（98～100题题干）

患者,女性,21岁。反复尿频、尿急、尿痛2年,再发加重伴肉眼血尿、发热2天。

98. 该患者最可能的诊断是

A. 肾结核　　　　B. 急性膀胱炎　　　　C. 急性肾盂肾炎

D. 急性肾小球肾炎　　　　E. 急性间质性肾炎

99. 考虑不排除复杂性尿路感染,目前患者最**不宜**行的检查是

A. 彩超　　　　B. CT　　　　C. MRI

D. 逆行性肾盂造影　　　　E. 腹平片

100. 治疗措施**错误**的是

A. 积极寻找易患因素

B. 首选针对革兰阴性菌的抗生素

C. 抗感染治疗有效可以不根据尿细菌培养结果调整抗生素

D. 积极抗感染治疗无效时应注意排除泌尿系结核

E. 临床症状消失、尿白细胞和细菌检查阴性可视为临床治愈

【B型题】

（101～103题共用备选答案）

A. 急性链球菌感染后肾小球肾炎

B. 原发性肾病综合征

C. 紫癜性肾炎

D. 急进性肾炎

E. 狼疮性肾炎

101. 男性,25岁,急起血尿、少尿、水肿、高血压,肾功能急剧恶化。B超双肾增大,肾活检可见70%肾小球的肾小囊中有大新月体形成。提示存在

102. 女性,19岁。以大量蛋白尿伴镜下血尿入院,体检:贫血貌,血压稍增高,血肌酐140μmol/L,血清补体C_3降低,血清抗核抗体阳性,抗ds-DNA抗体阳性。提示存在

103. 男性,15岁。上呼吸道感染后10余天出现腹痛和便血,经泼尼松治疗后好转。但在病理第4周出现尿蛋白（＋＋）、红细胞15～20个/HP,肾功能及血清补体C_3正常。提示存在

（104～106题共用备选答案）

A. 数小时至数天　　　　B. 少于1周　　　　C. 7～20天

D. 30～40天　　　　E. 60～120天

104. 急性肾炎的潜伏期为

105. 慢性肾炎急性发作的潜伏期为

106. IgA肾病发作的潜伏期为

（107～108题共用备选答案）

A. 敏感抗生素分组轮流使用

  B. 用药后症状消失即停药

  C. 用药 48 小时无效应换药,疗程 2 周

  D. 用糖皮质激素

  E. 应用吲哚美辛

107. 急性肾盂肾炎的治疗应是

108. 慢性肾盂肾炎的治疗应是

(109～110 题共用备选答案)

  A. 肾活检　　　　　　　B. 双肾 CT　　　　　　C. 双肾 B 超

  D. 肾动脉造影　　　　　E. 静脉肾盂造影

109. 慢性肾盂肾炎主要辅助检查项目应是

110. 原发性肾病综合征主要辅助检查项目应是

(111～112 题共用备选答案)

  A. 速尿(呋塞米)　　　　B. 螺内酯　　　　　　C. 糖皮质激素

  D. 环磷酰胺　　　　　　E. 环孢素 A

111. 可作为降血钾治疗的药物是

112. 可导致出血性膀胱炎的药物是

(113～115 题共用备选答案)

  A. 抗生素 3 天疗法　　　　　　　B. 抗生素 2 周疗法

  C. 抗生素联合应用　　　　　　　D. 低剂量抗生素抑菌疗法

  E. 正规抗结核化疗

113. 急性膀胱炎

114. 急性肾盂肾炎

115. 预防慢性肾盂肾炎发作

二、名词解释

1. 蛋白尿

2. 肾炎综合征

3. 肾病综合征

4. 无症状性尿检查异常

5. 膀胱刺激征

6. IgA 肾病

7. 无症状性细菌尿

8. 慢性肾衰竭

9. 肾性贫血

10. 肾性骨营养不良症

11. 血液透析

12. 尿毒症

13. 低蛋白饮食

三、填空题

1. 多尿指尿量大于_____,少尿指尿量少于_____,无尿指尿量少于_____。

2. 肾脏可分泌_____、_____、_____、_____。

3. 尿沉渣中,红细胞数正常不超过_____/HP,白细胞数正常不超过_____/HP。

4. 血肌酐正常高限为_____ $\mu mol/L$,血尿素氮正常高限为_____ mmol/L。内生肌酐清除率的正常范围为_____ ml/min。晨尿的渗透压一般在_____ mOsm/kg · H_2O。

5. 正常情况下,昼尿量与夜尿量之比为_____,夜间 12 小时尿量不应超过_____ ml,尿液最高比重应在_____以上。

6. 远端肾小管功能的判定主要观察_____、_____、_____。

7. 肾小球滤过膜屏障包括_____和_____,正常情况下,小分子蛋白如_____可以被滤过。若尿中上述物质增加,说明_____功能障碍。若血中上述物质增加,说明_____功能下降。

8. 急性肾小球肾炎最常见的病原菌是_____。

9. 急性肾小球肾炎的病变主要累及肾脏的部位是_____,治疗以_____和_____为主。

10. 急进性肾炎的病理改变是_____,临床表现突出的是_____。

11. 急进性肾炎病理改变通常分为三型:_____、_____、_____。

12. 慢性肾小球肾炎尿蛋白的治疗目标是_____。

13. 肾病综合征的常见病理类型有_____、_____、_____、_____、_____。

14. 肾病综合征并发症有_____、_____、_____、_____。

15. 肾盂肾炎患者做尿培养时清洁留尿后应在_____内送检。

16. 尿毒症患者最常见的继发感染是_____和_____。

四、简答题

1. 简述泌尿系统的主要功能。

2. 简述原发性肾小球疾病的临床分型。

3. 简述急性肾小球肾炎血尿的特点。

4. 简述慢性肾小球肾炎的治疗目标。

5. 简述肾病综合征病人产生低蛋白血症的主要原因。

6. 简述微小病变型肾病的病理特点。

7. 简述 IgA 肾病的病理特点。

8. 简述尿路感染的细菌入侵途径。

9. 简述尿路梗阻的常见原因。

10. 简述急性肾盂肾炎的诊断要点。

11. 简述尿路感染抗感染的用药原则

12. 简述慢性肾盂肾炎的诊断要点。

13. 简述慢性肾衰竭常见引起血钾升高的原因。

14. 简述慢性肾衰竭常见的原因。

五、论述题

1. 试述急性肾小球肾炎的主要临床表现和治疗措施。

2. 试述慢性肾炎诊断要点和治疗措施。

3. 试述肾病综合征的诊断依据和激素的用药原则及方案。

4. 试述慢性肾小球肾炎急性发作与急性肾炎的区别。

5. 试述慢性肾小球肾炎与原发性高血压肾损害的区别。

6. 试述应用糖皮质激素和环磷酰胺治疗肾病综合征时应注意观察的副作用。

7. 试述尿路感染常见的易感因素。

8. 试述哪些情况下可出现尿细菌学检查假阳性、假阴性。

9. 试述慢性肾衰竭急性加重的危险因素。

10. 试述慢性肾疾病的分期和特征。

11. 试述慢性肾衰竭与急性肾衰竭的区别。

12. 试述慢性肾衰竭患者高钾血症的处理要点。

六、病案分析题

1. 患者,男性,42 岁。因间断双下肢浮肿 30 天而入院。患者于 30 天前无明显诱因出现双下肢浮肿,午后为重,休息后稍减轻。无胸闷、心慌,无恶心、呕吐、食欲不振等。自觉尿色发黄,尿量减少,每日 600ml 左右,无肉眼血尿。发病 3 天后在当地医院查尿常规:蛋白＋＋＋,潜血＋＋,按"肾小球肾炎"给予泼尼松 10mg,3 次/d;氟美松 6mg,1 次/d 静脉滴注,并予以利尿、消炎等治疗,患者尿量增多,浮肿明显减轻,但复查尿蛋白仍＋＋～＋＋＋。住院 10 天出院后在家按上述方案治疗 7 天,双下肢浮肿再次出现。于当地医院化验血清白蛋白 21g/L,尿蛋白＋＋＋,尿潜血＋,尿镜检颗粒管型＋。为进一步治疗转入上级医院。自发病以来,患者无发热、无咳嗽、咳痰,无咯血、盗汗,无尿急、尿频、尿痛;自觉腰酸痛,左侧明显,不剧烈,大便每日 1 次。

既往史:发现血压增高 2 年,最高达 150/90mmHg,未用药治疗。

家族史:家族中无遗传性、传染性及同类疾病患者。

查体:T36.8℃,P78 次/分,R18 次/分,BP140/90mmHg。营养中等,神志清楚,查体合作。双睑无浮肿,结膜无充血及苍白,巩膜无黄染。咽部稍充血,扁桃体不大。两肺呼吸音正常,未闻及干湿性啰音。心界不大,HR78 次/分,律齐,各瓣膜听诊区未闻及杂音。腹平软,肝脾未及,双侧输尿管走行区无压痛,左肾区有轻微叩击痛。双踝部凹陷性浮肿。

讨论:(1)患者的初步诊断及依据,需要与哪些疾病鉴别?并说明理由。

(2)制定下一步的诊疗计划。

(3)写出治疗方案。

2. 患者,女性,35 岁。因发热伴尿频、尿急 3 天入院。患者于 3 天前劳累后出现发热,T38.5℃,伴畏寒、左侧腰痛、尿频、尿急,口服"诺氟沙星"无好转,当日下午左侧腰痛加重,T39.4℃,就诊于当地门诊,未明确诊断,给予退热药口服后体温一度下降。次日下午出现恶心、呕吐,无腹痛、腹泻等症状,当地门诊给予抗炎补液等对症治疗后好转。今天上午再次出现发热,T39.5℃。入院查体:T 39.2℃,P 110 次/分,R 20 次/分,BP120/70mmHg。急性病容,神志清楚,左侧肾区叩击痛,膀胱区有压痛。尿镜检见大量白细胞和成堆脓细胞;血常规示 WBC11×10⁹/L,N 0.85。

讨论:(1)患者的初步诊断及依据,需要与哪些疾病鉴别?并说明理由。

(2)制订下一步的诊疗计划。

(3)写出治疗方案。

参考答案

一、选择题

【A₁型题】

1. A   2. C   3. D   4. A   5. D   6. D   7. E   8. C   9. A

10. C   11. B   12. C   13. A   14. D   15. E   16. A   17. C   18. D

19. B   20. A   21. B   22. A   23. E   24. A   25. B   26. B   27. C

28. D   29. E   30. B   31. D   32. D   33. D   34. C   35. D   36. D

37. E   38. D   39. E   40. C   41. B   42. D   43. C   44. A   45. D

46. E   47. A   48. C   49. D   50. C   51. D   52. E   53. G   54. C

55. A   56. D   57. E   58. C   59. E   60. B

【A₂型题】

61. D   62. E   63. D   64. B   65. E   66. D   67. E   68. A   69. C

70. B   71. D   72. C   73. D   74. B   75. B   76. D   77. D   78. B

79. C   80. E

【A₃型题】

81. C   82. A   83. D   84. C   85. D   86. D   87. E   88. A   89. A

90. B   91. D   92. C   93. E   94. D   95. D   96. D   97. A   98. B

99. D   100. E

【B型题】

101. D   102. E   103. C   104. C   105. B   106. A   107. C   108. A

109. E   110. A   111. A   112. D   113. A   114. B   115. D

二、名词解释

1. 蛋白尿:每日尿蛋白定量超过150mg或尿蛋白定性试验阳性称为蛋白尿。

2. 肾炎综合征:主要表现为以血尿、蛋白尿、少尿、高血压为特点的综合征。

3. 肾病综合征:主要表现为大量蛋白尿(>3.5g/d)、低蛋白血症(<30g/L)、高度水肿及高脂血症的一组临床综合征,其中前两项为诊断所必需。

4. 无症状性尿检查异常:是一组免疫性肾小球疾病,临床无症状与体征,仅表现为少量蛋白尿和(或)血尿,亦称为无症状蛋白尿和(或)血尿。

5. 膀胱刺激征:也称尿路刺激征,是指膀胱受到炎症或理化因素刺激时出现尿频、尿急、尿痛、下腹坠痛、排尿不畅等,常见于泌尿系统感染、结石、肿瘤等。

6. IgA肾病:是肾小球系膜区以IgA或IgA免疫复合物沉积为主要特征的原发性肾小球疾病,临床上以反复发作性血尿为特点,也是肾小球源性血尿常见的病因。

7. 无症状性细菌尿:即病人有真性细菌尿但无任何尿路感染症状,常在健康人群中筛选时发现或由症状性细菌尿演变而成。

8. 慢性肾衰竭:是指各种慢性肾脏病进行性进展,导致以代谢产物潴留,水、电解质及酸碱失衡和全身各系统症状为表现的临床综合征。

9. 肾性贫血:主要是肾脏产生促红细胞生成素减少引起,而骨髓造血功能正常,贫血为正形态正色素性贫血。

10. 肾性骨营养不良症:慢性肾衰竭所引起骨骼系统的改变统称为肾性骨营养不良症。包括纤维性骨炎、肾性骨软化症、骨质疏松症和肾性骨硬化症。其发生的原因可能与$1,25(OH)_2D_3$缺乏、继发性甲状旁腺功能亢进、营养不良及铁负荷过重等有关。

11. 血液透析:是利用半透膜原理,将病人血液和透析液同时持续不断地引入透析器内,分别在透析膜两侧呈逆向流动,借助于膜两侧的溶质浓度梯度、渗透梯度和水压梯度,通过扩散、对流及吸附清除体内积聚的毒性代谢废物、多余的水分,同时可补充机体所需要的物质、纠正电解质和酸碱平衡紊乱。

12. 尿毒症:为慢性肾衰竭的终末期,肾小球滤过率小于 $10ml/min$,血肌酐大于$707\mu mol/L$,尿素氮大于 $28.6mmol/L$,除了有慢性肾衰竭的表现外,同时有毒素侵犯机体各脏器损害的表现。

13. 低蛋白饮食:正常人蛋白饮食为 $1.0g/(kg \cdot d)$,低蛋白饮食是指 $0.6\sim0.8g/(kg \cdot d)$。其可延缓尿毒症的症状、纠正钙磷代谢紊乱及延缓慢性肾衰竭病情的进展。

三、填空题

1. 2500ml/d 400ml/d 或小于 17ml/h 100ml/d

2. 前列腺素 肾素和血管紧张素 $1,25(OH)_2D_3$ 促红细胞生成素

3. 0~1 3~5

4. 133 7.0 80~120 800~1300

5. (3~4):1 750 1.020

6. 尿比重 尿浓缩稀释试验 尿渗透压

7. 孔径屏障 电荷屏障 β_2微球蛋白 近端肾小管重吸收 肾小球滤过

8. β溶血性链球菌

9. 肾小球 休息 对症治疗

10. 广泛肾小球囊腔内新月体形成 少尿或无尿

11. 抗基底膜型肾炎 免疫复合物型肾炎 非免疫复合物型肾炎

12. 争取将尿蛋白减至<1g/d

13. 微小病变型肾病 系膜增生性肾小球肾炎 膜性肾病 系膜毛细血管性肾小球肾炎 局灶性节段性肾小球硬化

14. 感染 血栓及栓塞 急性肾损伤 蛋白质及脂肪代谢紊乱

15. 1 小时

16. 肺部感染 尿路感染

四、简答题

1. 泌尿系统由肾脏、输尿管、膀胱、尿道及相关的血管、神经等组成,其主要功能是生成尿液和排泄废物。肾脏是人体主要的排泄器官,通过生成和排出尿液,调节机体的水、电解质和酸碱平衡,维持机体内环境的稳定;同时,肾脏也具有重要的内分泌功能,能够合成、调节和分泌多种激素参与机体的代谢,如肾素、前列腺素、内皮素、促红细胞生成素、$1,25-(OH)_2D_3$等。

2. 原发性肾小球肾炎分为急性肾小球肾炎、急进性肾小球肾炎、慢性肾小球肾炎、肾病综合征、无症状性血尿或（和)蛋白尿。

3. 几乎急性肾炎病人都有血尿，呈无痛性全程血尿，常伴蛋白尿，镜下可见红细胞管型。约 40％病人有肉眼血尿。肉眼血尿常于数天或 1～2 周内消失，而镜下血尿常可持续数月，多数在 6 个月内消失。

4. 慢性肾小球肾炎的治疗，应以防止或延缓肾功能的进行性恶化、改善或缓解临床症状及防治心脑并发症为其目标，而不以消除尿红细胞或轻度尿蛋白为目标。

5. 产生低蛋白血症的主要原因是尿中丢失大量蛋白质；同时与体内蛋白质分解增加、胃肠吸收蛋白质能力降低等因素有关。大多数病人血浆白蛋白的水平在 30g/L 以下。

6. 微小病变型肾病的病理特点是光镜下肾小球形态结构基本正常；电镜下有广泛的肾小球脏层上皮细胞足突融合现象；免疫病理检查一般无免疫复合物与补体沉积。

7. IgA 肾病主要累及肾小球，光镜下以弥漫性系膜细胞和基质增生为主；免疫荧光镜下，可见肾小球系膜区有弥漫分布的颗粒或团块状 IgA 沉积物；电镜下可见电子致密物主要沉积于系膜区，有时呈巨大团块样。

8. 感染途径有：①上行感染：为最常见的感染途径（约占尿感的 95％)；②血行感染：病原菌通过血液到达肾脏和尿路的其他部位引起的感染，较少见；③直接感染：泌尿系统周围器官、组织发生感染时，病原菌偶可直接蔓延至肾引起肾盂肾炎，临床很少见；④淋巴道感染：下腹部、盆腔器官的淋巴管和肾周围淋巴管有交通支，细菌经淋巴管进入肾脏而致病，但罕见。

9. 尿路梗阻常见的因素有：①尿道狭窄；②尿路结石；③前列腺增生；④肿瘤或妊娠子宫压迫；⑤肾下垂等。

10. 起病急骤，常有寒战、高热，体温达 39℃以上，同时伴有头痛、全身酸痛及疲乏无力、食欲不振、恶心、呕吐等全身症状；有尿频、尿急、尿痛等尿路刺激症状；有明显的腰痛及肾区叩击痛，肋脊角、季肋点压痛阳性；尿液外观混浊，可有脓尿或血尿，尿细菌培养为阳性。

11. 尿路感染抗感染的用药原则：①选用致病菌敏感的抗生素；②抗生素在尿和肾内的浓度要高；③选用肾毒性小，副作用少的抗生素；④单一药物治疗失败、严重感染、混合感染、耐药菌株出现时应联合用药；⑤对不同类型的尿路感染给予不同的治疗时间。

12. 除反复发作尿路感染病史外，需结合影像学及肾脏功能检查。①肾外形凹凸不平，且双肾大小不等；②静脉肾盂造影可见肾盂、肾盏变形、缩窄；③持续性肾小管功能损害的（如夜尿多、尿比重和尿渗透压下降、肾小管性酸中毒等)。具备上述①、②项的任何一项者再加上第③项可诊断慢性肾盂肾炎。

13. 慢性肾衰竭时血钾升高的常见原因有：①当 GFR＜5ml/min；②输库存血；③酸中毒；④服含钾药物或转换酶抑制剂；⑤外伤与感染；⑥使用抑制排钾的药物(如螺内酯)等。

14. 在我国慢性肾衰竭常见的原因有：①慢性肾小球肾炎；②糖尿病肾病；③高血压肾病；④狼疮性肾炎；⑤慢性肾盂肾炎；⑥多囊肾；⑦梗阻性肾病等。

五、论述题

1. 急性肾小球肾炎主要临床表现：一般发生在链球菌感染后 1～3 周出现急性肾炎综合征表现：①血尿：几乎急性肾炎病人都有血尿，可表现肉眼血尿或镜下血尿；②蛋白尿及管型尿:多为轻、中度蛋白尿,尿沉渣检查除红细胞外,可见颗粒管型和红细胞管型;③水肿与少尿:患者表现为晨起颜面及眼睑水肿,严重时水肿进展快,可波及全身,并可有浆膜腔积液,因 GFR 下降,水、钠潴留而尿量减少,少数患者甚至出现少尿;④高血压:患者多有一过性轻、中度高血压,利尿后血压可逐渐降至正常。少数病人出现严重高血压,甚至发生高血压脑病;⑤肾功能损害:常为一过性,表现为轻度氮质血症,多于 1~2 周后逐渐恢复正常。极少患者可出现急性肾衰竭。

治疗措施:以休息和对症治疗为主。有急性肾衰竭患者可予透析治疗,待其自然恢复。本病为自限性疾病,不宜使用糖皮质激素及细胞毒药物治疗。①一般治疗:休息、饮食和维持水、电解质平衡;②控制感染灶;③对症治疗:利尿、降压、急性心力衰竭的治疗;④透析治疗。

2. 慢性肾炎诊断要点:①中青年男性,有急性肾炎病史或反复上呼吸道感染病史;②有不同程度的肾炎性水肿、高血压、蛋白尿、管型尿;③出现不同程度肾功能损害表现;④病程持续 1 年以上;⑤肾活检可明确病变性质及病理类型。

治疗措施:①注意休息,避免呼吸道感染及过劳,勿使用肾毒性药物,肾衰竭氮质血症时应限制蛋白入量;②积极严格控制高血压,首先应限盐(<3g/d),同时可选用 ACEI、ARB、β受体拮抗剂、CCB 等,力争把血压控制在理想水平(<130/80mmHg);③应用抗血小板聚集药物,可以延缓肾功能减退;④若病变已属晚期,并已有肾功能不全者则不宜使用糖皮质激素与免疫抑制剂。

3. 肾病综合征的诊断依据:①大量蛋白尿(尿蛋白>3.5g/d);②低蛋白血症(血浆白蛋白<30g/L);③水肿;④高脂血症。其中①②两项为诊断的必备条件。诊断包括三个方面:①明确是否肾病综合征;②确认原发性肾病综合征:排除继发性病因和遗传性疾病,通过肾活检病理学检查,确定病理类型;③判定有无并发症。

肾病综合征激素的用药原则及方案:①起始量足:成人泼尼松 1mg/(kg·d),晨起顿服,治疗 8 周(必要时可延长至 12 周)左右开始减量;②缓慢减量:足量治疗后每 2~3 周减原用剂量的 10%,当减至 20mg/d 时,病情易出现反跳,需特别谨慎,应更加缓慢减量;③长期维持:最后以最小有效剂量(10mg/d)再维持半年左右。维持用药期间,可全天量顿服或两日量隔日一次顿服,以减轻激素的副作用。

4. 二者主要区别在于:①潜伏期不同,急性肾炎从感染到出现肾炎临床表现需 1~3 周,而慢性肾炎急性发作潜伏期只有 1~5 天;②急性肾炎病人血中 C_3 下降,6~8 周内逐渐恢复正常,而慢性肾炎急性发作病人 C_3 可始终正常,或持续降低于 8 周后仍不恢复正常;③急性肾炎表现多为一过性,而慢性肾小球肾炎患者贫血、低蛋白血症、肾功能损害均较明显;④急性肾炎病人 B 超检查多正常,慢性肾小球肾炎患者则多表现双肾体积缩小。

5. 原发性高血压肾损害与慢性肾炎的区别是:①高血压病人先有持续性高血压病史多年,后出现肾损害;②先发生肾小管功能受损,后出现肾小球功能受损;③尿改变较轻微,尿中蛋白、红细胞及管型数量较少;④病人同时可有高血压的心脑并发症;⑤出现贫血与低蛋白血症较晚。

6. (1)应用糖皮质激素时应注意:激素可诱发、加重、掩盖各种感染,可导致应激性溃疡,血糖升高,血压升高,加重氮质血症,抑制生长发育,引起水、电解质紊乱,易激动、失眠,个别诱发精神病。长期大量运用可引起骨质疏松、自发性骨折、无菌性股骨头坏死。此外，还可诱发青光眼、白内障、血栓栓塞、多汗、盗汗、月经失调、伤口愈合不良等。

（2）应用环磷酰胺时应注意：早期可出现骨髓抑制，诱发加重感染，恶心、呕吐、脱发、中毒性肝损害、出血性膀胱炎；远期会出现性腺抑制，发生恶性肿瘤。

7. 尿路感染常见的易感因素有：①尿流不畅和尿路梗阻：为尿感最主要的易感因素，常见梗阻因素有狭窄、结石、肿瘤等；②尿路结构异常或功能缺陷：如多囊肾、马蹄肾、膀胱输尿管反流等；③机体免疫力低下：如糖尿病、重症肝病、艾滋病、肿瘤及长期应用免疫抑制剂等；④医源性因素：导尿或留置导尿管、膀胱镜和输尿管镜检查、逆行性尿路造影等；⑤尿道口周围及女性内生殖器炎症病变，如尿道旁腺炎、阴道炎、前列腺炎、会阴部皮肤感染等；⑥其他：如遗传因素、神经功能障碍、性活动、包皮过长、包茎等。

8. 尿细菌学检查假阳性主要见于：①中段尿的收集不规范，标本被污染；②尿标本在室温放置时间超过 1 小时才接种；③检验技术错误等。假阴性主要见于：①患者近 7 天内用过抗菌药；②尿液在膀胱内停留时间不足 6 小时，细菌没有足够的时间繁殖；③收集中段尿时，消毒液不慎混入尿标本内；④饮水过多，尿液被稀释；⑤感染灶排菌呈间歇性等。

9. 慢性肾衰竭急性加重的危险因素主要有：①累及肾脏的疾病（如慢性肾炎、糖尿病、高血压等）复发或加重；②有效血容量不足导致肾缺血，如失血、失水、低血压、休克等；③肾脏局部血供急剧减少，如肾动脉狭窄患者应用 ACEI 或 ARB 等药物；④严重高血压未能控制；⑤肾毒性药物；⑥泌尿道梗阻；⑦严重感染；⑧其他：如高钙血症、严重肝功能损害、心力衰竭等。在上述因素中，第②、③项致残余肾单位低灌注、低滤过状态，是导致肾功能急剧恶化的主要原因。

10.

慢性肾脏病分期及特征

分 期	特 征	GFR[ml/(min·1.73m²)]	防治目标及措施
1	GFR 正常或升高	≥90	CKD 诊治；缓解症状；保护肾功能
2	GFR 轻度降低	60～89	评估、延缓 CKD 进展；降低心血管病风险
3	GFR 轻度到重度降低	30～59	延缓 CKD 进展；评估、治疗并发症
4	GFR 重度降低	15～29	综合治疗；透析前准备
5	ESRD	<15 或透析	如出现尿毒症，需及时替代治疗（透析或肾移植）

11. 急性肾衰竭常因肾缺血、肾中毒、感染、外伤及血型不合的输血反应等所致，贫血和低钙常不明显，肾脏体积缩小不明显或稍大。临床呈少尿期、多尿期及恢复期等演变规律。肾活检可见肾小管坏死。而慢性肾衰竭既往有肾炎、肢体浮肿及使用肾毒性药物的病史；贫血和低钙常明显；肾脏体积往往缩小；肾活检可见肾小管萎缩及肾间质纤维化。指甲及头发的肌酐水平的测定对诊断有一定的帮助。

12. 慢性肾衰竭患者高钾血症的处理要点：①限制钾的摄入；②使用袢利尿剂（呋塞米 40～200mg/次，静脉注射）；③积极纠正酸中毒，可给予 5% 碳酸氢钠 100ml 静脉快速滴注；④应用葡萄糖-胰岛素溶液输入（每 4～6g 葡萄糖，加胰岛素 1U）；⑤10% 葡萄糖酸钙 20ml

稀释后缓慢静脉注射；⑥口服降钾树脂，一般5～20g/次，每日3次，以增加肠道钾排出；⑦对严重高血钾患者(血钾＞6.5mmol/L)，应及时给予血液透析治疗。

六、病案分析题

1.(1)初步诊断：慢性肾小球肾炎

诊断依据：①42岁男性；②有水肿、高血压、血尿、蛋白尿、管型尿等临床表现；③2年前发现高血压。

鉴别诊断：①急性肾炎：患者此次发病病程只有30天，追问病史于2年前发现有血压升高，但未进一步检查及治疗，故该患者是慢性肾炎以急性发作的形式起病，还是急性肾炎，需相关检查才能鉴别。

②原发性高血压肾损害：该患者2年前发现血压升高，30天前出现水肿、高血压、血尿、蛋白尿、管型尿。由于2年前未进行相关检查和治疗，故此该患者是高血压引起的肾损害，还是慢性肾炎引起的高血压，需鉴别。

③继发性肾炎：系统性红斑狼疮与过敏性紫癜均可有继发性肾损害，临床表现与慢性肾炎有相似之处，故该患者也要考虑继发性肾炎。

(2)诊疗计划：①尿常规进一步明确有无蛋白尿、血尿、管型尿及其程度；②血液检查明确有无贫血、低蛋白血症等；③肾功能检查明确有无肾功能下降；④肾脏B超明确肾脏形态、大小有无改变；⑤肾穿刺活体组织检查可明确慢性肾炎的病变性质及病理类型，对于指导治疗、判断预后有重要作用。

(3)治疗方案：①应注意休息，避免劳累，低盐饮食，适当补充动物蛋白(如瘦肉、鱼和鸡蛋等)；②积极控制高血压和减少蛋白尿，选用噻嗪类利尿剂、血管紧张素转换酶抑制剂(ACEI)、血管紧张素Ⅱ受体拮抗剂(ARB)、β受体阻断剂、钙通道阻滞剂、利尿剂；③抗血小板聚集药物，小剂量阿司匹林或大剂量双嘧达莫；④糖皮质激素与免疫抑制剂，可试用。

2.(1)初步诊断：急性肾盂肾炎

诊断依据：①35岁女性患者；②急性起病，有较明显畏寒、发热、体温最高在39℃以上；③左侧腰痛、肾区压痛、叩击痛及尿路刺激征；④尿检有白细胞尿及脓细胞。

鉴别诊断：①肾结核：是由结核分枝杆菌引起的特异性感染，可有发热、乏力等全身症状，尿路刺激症状和脓尿等与肾盂肾炎相似，但肾结核的尿路刺激征更明显，血尿多见，多同时有肾外结核灶如肺、附睾结核等，一般抗生素治疗无效，尿沉渣可找到结核分枝杆菌、尿结核分枝杆菌培养可鉴别。

②急性膀胱炎：是下尿路感染，一般无明显全身感染症状，主要表现为尿频、尿急、尿痛等膀胱刺激症状及排尿不适、下腹部疼痛等。

③尿道综合征：病人虽有尿频、尿急、尿痛症状，但多次尿检均无真性细菌尿，须与肾盂肾炎区别。

(2)诊疗计划：①尿培养以明确诊断及合理选用抗生素；②肾功能检查明确有无肾功能下降；③肾脏B超明确肾脏形态、大小有无改变；④尿路X线检查可了解引起尿路感染的不利因素如结石、梗阻等。

(3)治疗方案：

①休息与饮食：应卧床休息；给予高热量、高维生素、丰富蛋白质、易消化饮食；鼓励病人

多饮水,使每日尿量达到 3000ml 以上。同时可用碳酸氢钠口服碱化尿液。

　　②抗感染治疗:应以静脉给药为主。依据药物敏感试验结果选用抗生素,病情较重者可在留取尿液标本后立即根据临床经验选用对革兰阴性杆菌有效的药物。常用药物头孢菌素类(如头孢曲松、头孢他啶、头孢哌酮等);喹诺酮类(如左氧氟沙星等)。上述药物必要时可联合应用。经上述治疗好转,可于热退后继续用药 3 天,然后改为口服抗生素,完成 2 周疗程。用药 48 小时无效者,应按药敏结果更换抗菌药,疗程不少于 2 周。

(金　笛)

第五章 血液系统疾病

学习重点

1. 掌握血液系统疾病的分类、常见症状及治疗措施,有助于血液系统疾病的诊断和防治,可降低人群中血液病的发病率和病死率。

2. 掌握贫血的定义、分类、临床表现,贫血的病因诊断对预防和治疗方法的选择具有重要意义。

3. 掌握缺铁性贫血和再生障碍性贫血的临床表现、血象、骨髓象特点,有助于其病因诊断和病因治疗。

4. 掌握白血病和淋巴瘤的病因、分类、临床表现、实验室检查及治疗措施。

5. 熟悉过敏性紫癜和特发性血小板减少性紫癜的病因、发病机制、诊断和鉴别诊断要点及治疗措施。

6. 掌握过敏性紫癜各临床类型的特点。掌握急性型与慢性型特发性血小板减少性紫癜的鉴别。

难点解析

1. 造血干细胞的特点:具有自我更新与多向分化增殖的能力,其自我更新与多向分化之间保持动态平衡,因此造血干细胞数量是稳定的。

2. 血液病的最后确诊主要依赖于实验室检查,但详细的病史询问和体格检查仍然是十分重要的。体格检查必须注意血液系统疾病常见的体征如:淋巴结肿大、肝脾大,皮肤黏膜苍白、出血,胸骨压痛等。

3. 贫血的形态学分类是本章一个难点内容,正确掌握形态分类应注意:

(1)明确平均红细胞体积、平均血红蛋白含量、平均血红蛋白浓度的含义,正确分析正常细胞性贫血、大细胞性贫血、单纯小细胞性贫血、小细胞低血红蛋白性贫血红细胞的三个平均值的变化特点。

(2)掌握形态分类和病因分类的内在联系。

4. 缺铁性贫血的概念理解是本病的难点。缺铁性贫血是指体内可用来制造血红蛋白的贮存铁缺乏,使血红蛋白合成减少而引起的一种小细胞、低色素性贫血。缺铁性贫血不仅仅是血红蛋白的减少,更重要的是体内贮存铁的缺乏。需要了解体内铁的分布有两种状态:功能状态和贮存状态。贮存铁包括铁蛋白和含铁血黄素。检查血清铁蛋白有助于缺铁性贫血的确诊,并且指导治疗。

5. 再生障碍性贫血的难点

(1)发病机制不易理解,应注意造血干细胞具有自我更新、多向分化的特点,骨髓造血微环境正常是保证造血干细胞在骨髓增生池中分化、成熟、增殖的必要条件。病毒、放射线、化学因素、免疫因素等导致造血干细胞损伤或造血微环境缺陷均可引起再生障碍性贫血的发生。

（2）本病与低增生性白血病、阵发性睡眠性血红蛋白尿等疾病难以鉴别。白血病多有肝、脾或淋巴结肿大，胸骨压痛；血片中见到原始或幼稚白细胞；骨髓增生明显活跃或极度活跃，原始或幼稚细胞明显增多。若能发现白血病的融合基因对鉴别帮助更大。阵发性睡眠性血红蛋白尿常有反复发作的血红蛋白尿、黄疸和脾大；网织红细胞增高、酸溶血试验阳性、蔗糖溶血试验阳性、蛇毒因子溶血试验阳性、尿中含铁血黄素试验呈阳性等特点。

6. 急性白血病的分类是个难点，其对急性白血病的治疗和预后判断有指导意义，学生应主要掌握以形态学为基础的 FBA 分类法，这种分类法将急性白血病分为急性髓细胞性白血病及急性淋巴细胞性白血病两大类，前者又分 8 个亚型（$M_0 \sim M_7$），后者分 3 个亚型（L_1、L_2、L_3）。

7. 在学习中学生难以理解急性白血病治疗中为什么易发生中枢神经系统白血病，这是由于在化疗缓解期由于化疗药物难以通过血脑屏障，隐藏在中枢神经系统的白血病细胞不能有效地被杀灭而引起中枢神经系统白血病，它的防治是鞘内注射甲氨蝶呤和地塞米松。

8. 白血病与其他疾病的鉴别也是个难点，最重要的鉴别是进行骨髓检查，急性白血病骨髓及外周血中原始细胞和早期幼稚细胞超过 30％；慢性白血病骨髓和外周血以较成熟的细胞占多数，原始细胞和幼稚细胞不超过 10％。

9. 霍奇金淋巴瘤病理学检查肿瘤组织成分复杂，找到 RS 细胞是其特点，非霍奇金淋巴瘤正常淋巴结结构破坏，增生或浸润的淋巴瘤细胞排列紧密，成分单一，与霍奇金淋巴瘤不同。

10. 霍奇金淋巴瘤多见于青年，60％～80％患者的首见症状常是无痛性淋巴结进行性肿大及引起的压迫症状，饮酒后引起淋巴结疼痛是霍奇金淋巴瘤特有的表现，皮肤瘙痒可为其唯一的全身症状。非霍奇金淋巴瘤常以高热或各器官、各系统症状为首发表现，发展迅速有远处扩散和结外侵犯倾向。

11. 淋巴瘤的治疗是以化疗为主的化、放疗结合的综合治疗为基本治疗策略。放疗的照射范围是根据淋巴瘤的分期不同而定。

12. 过敏性紫癜临床表现类型是个难点：单纯型主要表现为皮肤紫癜；腹型以腹痛最为常见；关节型除有皮肤紫癜外，因关节部位血管受累出现关节肿胀、疼痛、压痛及功能障碍等表现；肾型是病情最为严重的一种类型，发生率可高达 12％～40％，在皮肤紫癜基础上，因肾小球毛细血管炎性反应而出现血尿、蛋白尿及管型尿，偶见水肿、高血压及肾衰竭等表现。

13. 过敏性紫癜与外科急腹症、风湿性关节炎、原发性肾小球肾炎鉴别时应注意本病有皮肤黏膜出血的主要特点。

14. 特发性血小板减少性紫癜（ITP）病因多种、发病机制复杂。应明确了解这是一种免疫介导的血小板过度破坏所致的出血性疾病，又称为免疫性血小板减少性紫癜。患者血小板计数减少、骨髓巨核细胞发育成熟障碍、血小板生存时间缩短及抗血小板特异性自身抗体出现是主要特点。

15. 急性型 ITP 多见于儿童，80％以上患者在发病前 1～3 周有上呼吸道感染史。起病急骤，进展快，皮肤黏膜出血严重而广泛，内脏出血多见；80％呈自限性，常在数周内恢复或者痊愈。慢性型 ITP 多见于 40 岁以下女性，起病隐袭，一般无前驱症状，较难确定发病时间。病情进展缓慢，皮肤黏膜出血轻微而局限，内脏出血少见，感染常可以使病情加重。患者很难自然缓解，少数病例经治疗缓解后又可再发作。

16. ITP首选治疗是糖皮质激素应用，近期有效率约为80%，早期大剂量激素应用后，出血现象可较快好转；然而停药后，半数病例可复发，但再发再治仍有效；所以用药原则是早期、大量、短程。血小板升至正常或接近正常后，药物减量要特别慢，以5～10mg/d维持治疗，持续3～6个月。

学 法 指 导

1. 本章的学习需要复习骨髓造血过程、血液的组成和血细胞的功能等在基础课中学习过的有关知识。

2. 贫血的形态学分类应注意复习实验诊断中有关MCV、MCHC、MCH的检查，体会各种贫血的形态学特点；加强理解贫血的病因分类对治疗的意义。

3. 缺铁性贫血的实验室检查对诊断有重要价值，注意复习生理课、生化课知识，结合铁代谢过程理解血生化检查的意义。治疗中一定要强调消除病因，补足贮存铁。

4. 再生障碍性贫血发病机制的学习中，可借助血细胞在骨髓中的发育过程示意图，深入理解造血干细胞的分化增殖特点。

5. 白血病的学习要理解其形态学分类方法，比较急、慢性白血病临床表现特点和骨髓象表现的不同。本病的治疗以化疗为主，注意复习药理学中各种抗肿瘤药的作用和不良反应。

6. 淋巴瘤的分型主要是依据病理学检查，注意比较霍奇金淋巴瘤和非霍奇金淋巴瘤的特点。

7. 出血性疾病本章主要学习过敏性紫癜和特发性血小板减少性紫癜，前者是血管性紫癜，后者是血小板减少性紫癜。二者发病机制不同，临床表现各有其特点，应学会通过实验室检查进行鉴别，区别治疗方法的不同。

习　　题

一、选择题

【A₁型题】

1. 按病因及发病机制，贫血可分为
   A. 红细胞生成减少、造血功能不良
   B. 红细胞生成减少、造血功能不良及红细胞破坏过多3类
   C. 红细胞生成减少、红细胞破坏过多和失血3类
   D. 红细胞生成减少、红细胞过度破坏、失血及造血功能不良
   E. 红细胞生成减少、溶血、失血、再生障碍、缺铁5类

2. 缺铁性贫血用铁剂治疗后血象表现为
   A. 血红蛋白先上升　　　　　　　B. 网织红细胞先上升
   C. 出现幼红细胞　　　　　　　　D. 出现幼粒细胞
   E. 血红蛋白与网织红细胞同时上升

3. 缺铁性贫血患者口服补铁的停药原则是

    A. 服至血红蛋白及红细胞恢复正常为止

    B. 服至血红蛋白及红细胞恢复接近正常为止

    C. 服至血红蛋白及红细胞恢复正常后 15 天为止

    D. 服至血红蛋白及红细胞恢复正常后 30 天为止

    E. 服至血红蛋白及红细胞恢复正常后 3～6 个月为止

4. 临床上最常见的贫血是

    A. 再生障碍性贫血   B. 缺铁性贫血   C. 溶血性贫血

    D. 急性失血性贫血   E. 巨幼细胞贫血

5. 治疗慢性再障首选的药物是

    A. 环磷酰胺   B. 东莨菪碱   C. 雄激素

    D. 一叶萩碱   E. 白消安

6. 急性白血病与慢性白血病最主要的区别是

    A. 病程长短   B. 出血程度

    C. 贫血程度   D. 白细胞的多少

    E. 白细胞的幼稚程度和自然病程

7. 诊断急性白血病最有力的证据是

    A. 贫血与出血的症状   B. 感染的症状

    C. 肝脾大   D. 胸骨压痛

    E. 骨髓检查有大量原始细胞

8. 急性粒细胞白血病患者易感染的原因是

    A. 长期贫血   B. 继发性营养不良   C. 白血病细胞过多

    D. 广泛出血   E. 成熟粒细胞缺乏

9. 最支持急性淋巴细胞白血病诊断的是

    A. 三系细胞减少   B. 发热

    C. 出血   D. 肝脾大

    E. 骨髓中原始淋巴细胞占 70%

10. 确诊急性粒细胞白血病的主要依据是

    A. 末梢血全血细胞减少

    B. 血中出现幼稚细胞

    C. 骨髓增生极度活跃

    D. 骨髓中原始及早幼粒细胞百分率显著增高

    E. 骨髓中可见破碎细胞增多

11. 慢性粒细胞白血病的临床特点是

    A. 较显著的发热、贫血、出汗、肝脾淋巴结轻度肿大

    B. 皮疹多见

    C. 以淋巴结增大为主,伴有肝脾大

    D. 以脾脏显著肿大为主,并有腹胀、低热、无力等

    E. 容易伴有发热

12. 下列哪种疾病淋巴结肿大最明显

    A. 慢性粒细胞白血病　　　　　　　B. 急性粒细胞白血病

    C. 急性淋巴细胞白血病　　　　　　D. 慢性淋巴细胞白血病

    E. 急性早幼粒细胞白血病

13. **不属于**慢性粒细胞白血病治疗措施的是

    A. 白细胞单采去除　　　B. 干扰素　　　　　　C. 甲磺酸伊马替尼

    D. 羟基脲　　　　　　　E. 糖皮质激素

14. 可出现 Ph 染色体的疾病是

    A. 再生障碍性贫血　　　　　　　　B. 霍奇金病

    C. 急性粒细胞白血病　　　　　　　D. 缺铁性贫血

    E. 慢性粒细胞白血病

15. 化疗药物最严重的毒性反应是

    A. 食欲缺乏　　　　　　B. 血尿　　　　　　　C. 骨髓抑制

    D. 心律失常　　　　　　E. 皮疹

16. 中枢神经系统白血病预防的主要措施是

    A. 联合用药　　　　　　　　　　　B. 分期治疗

    C. 骨髓移植　　　　　　　　　　　D. 免疫治疗

    E. 缓解巩固期定期鞘内注射

17. 过敏性紫癜最重要的治疗是

    A. 消除致病因素　　　　B. 免疫抑制剂　　　　C. 止血剂

    D. 对症处理　　　　　　E. 抗过敏药物

18. 过敏性紫癜与特发性血小板减少性紫癜重要的区别方法是

    A. 毛细血管脆性试验　　B. 对激素治疗的反应　　C. 血小板计数

    D. 紫癜的数目　　　　　E. 是否有血尿

19. 特发性血小板减少性紫癜首选的治疗是

    A. 止血药物　　　　　　B. 脾切除　　　　　　C. 糖皮质激素

    D. 输血小板　　　　　　E. 免疫抑制剂

20. 慢性粒细胞白血病与类白血病反应的鉴别有意义的是

    A. 外周血中出现幼红细胞　　　　　B. 外周血中出现幼粒细胞

    C. 嗜酸性粒细胞增多　　　　　　　D. 网织红细胞绝对计数正常

    E. Ph 染色体阳性

21. 特发性血小板减少性紫癜做骨髓穿刺的目的是

    A. 证明有无血小板减少

    B. 了解骨髓增生状况

    C. 了解有无合并缺铁性贫血

    D. 了解巨核细胞数量和有无成熟障碍

    E. 证明有无血小板抗体存在

22. 特发性血小板减少性紫癜有效的治疗方法是

    A. 糖皮质激素,脾切除,免疫抑制剂

    B. 铁剂,叶酸,睾酮

    C. 糖皮质激素,免疫抑制剂,睾酮

　　　D. 叶酸,睾酮,维生素 K

　　　E. 免疫抑制剂,睾酮,脾切除

23. 糖皮质激素最有效的是

　　　A. 再生障碍性贫血　　　　　　　　B. 急性粒细胞白血病

　　　C. 急性淋巴细胞白血病　　　　　　D. 慢性粒细胞白血病

　　　E. 特发性血小板减少性紫癜

24. 足量肾上腺皮质激素治疗半年以上无效的成年特发性血小板减少性紫癜患者,进一步的治疗首选

　　　A. 脾切除　　　　　　　　　　　　B. 免疫抑制剂

　　　C. 白消安　　　　　　　　　　　　D. 羟基脲

　　　E. 促进血小板生成的药物

25. 根据国内贫血诊断标准,下列哪项可诊断为贫血

　　　A. 成年男性低于 130g/L　　　　　B. 成年男性低于 120g/L

　　　C. 成年女性低于 115g/L　　　　　D. 成年女性低于 105g/L

　　　E. 以上都不是

26. 在诊断贫血时,最常用和最重要的指标是

　　　A. 红细胞计数低于正常

　　　B. 血红蛋白浓度低于正常

　　　C. 血细胞比容低于正常

　　　D. 平均红细胞血红蛋白浓度低于正常

　　　E. 循环血容量减少

27. 下列哪项组合符合缺铁性贫血的诊断

　　　A. 血清铁降低、血清铁蛋白降低,总铁结合力增高

　　　B. 血清铁降低、血清铁蛋白降低,总铁结合力降低

　　　C. 血清铁降低、血清铁蛋白正常,总铁结合力增高

　　　D. 血清铁降低、血清铁蛋白增高,总铁结合力降低

　　　E. 血清铁降低、血清铁蛋白增高,总铁结合力增高

28. 下列骨髓象的描述,哪项符合再障的诊断

　　　A. 骨髓增生活跃,巨核细胞增多,有成熟障碍

　　　B. 骨髓增生活跃,粒系和红系增生,粒系有成熟障碍

　　　C. 骨髓增生减低,粒红比例正常,巨核细胞正常

　　　D. 骨髓增生减低,骨髓小粒非造血细胞增多,巨核细胞减少

　　　E. 以上都不是

29. 关于再障的病因描述,下列哪项**不正确**

　　　A. 与放射性物质有关　　　　　　　B. 与某些化学因素有关

　　　C. 与某些病毒有关　　　　　　　　D. 是克隆性恶性疾病

　　　E. 与某些药物有关

30. 下列哪项最支持再障的诊断

　　　A. 有贫血、出血和感染

　　　B. 血象三系减低

    C. 网织红细胞减少

    D. 骨髓涂片呈增生不良、巨核细胞缺如

    E. 肝脾淋巴结不肿大

31. 下列哪项检查对鉴别慢性再障与 PNH 最有意义

    A. 血常规   B. 尿常规   C. 肝脾 B 超

    D. 酸溶血和糖水试验   E. 是否与睡眠有关

32. 关于恶性淋巴瘤的描述,下列哪一项是**错误**的

    A. 起源于淋巴结和淋巴组织的恶性肿瘤

    B. 临床特点为无痛性进行性淋巴结肿大

    C. 有发热和脾大

    D. 是白血病的一个亚型

    E. 分为霍奇金病和非霍奇金病淋巴瘤

33. 霍奇金病的组织病理特点是在肿瘤组织中可见

    A. Reed-Stemberg 细胞   B. 网织红细胞

    C. 异常网状细胞   D. 巨核细胞

    E. 铁粒幼细胞

34. 根据病变的范围,淋巴瘤可分为四期,对 II 期的描述,哪项是正确的

    A. 病变仅限于一个淋巴结区

    B. 横膈两侧都有病变

    C. 病变累及两个淋巴结区,但在横膈同一侧

    D. 累及骨髓

    E. 病变弥漫全身淋巴结

35. 确诊淋巴瘤的主要依据是

    A. 骨髓检查   B. CT 检查   C. MRI 检查

    D. 病理活检   E. X 线检查

36. 对于急性淋巴细胞白血病,下列哪项是**错误**的

    A. 儿童发病率比较高   B. 容易引起睾丸白血病

    C. 容易引起中枢神经系统白血病   D. 容易引起 DIC

    E. 对糖皮质激素有效

37. Auer 小体常见于

    A. 急性淋巴细胞白血病   B. 慢性淋巴细胞白血病

    C. 慢性粒细胞白血病   D. 急性单核细胞白血病

    E. 急性粒细胞白血病

38. 慢粒伴巨脾患者,WBC65×10⁹/L,突发左上腹剧痛,最可能的诊断是

    A. 心肌梗死   B. 急性胰腺炎   C. 脾梗死、脾周炎

    D. 急性胆囊炎   E. 急性阑尾炎

39. 急性白血病最常见浸润部位是

    A. 肝脾、淋巴结   B. 睾丸   C. 皮肤

    D. 中枢神经系统   E. 心脏

40. 发生中枢神经系统白血病的主要原因是

A. 多数化疗药物不能通过血脑屏障　　B. 化疗药物剂量不够大

C. 化疗疗程不够长　　　　　　　　　D. 白血病细胞产生耐药

E. 以上都不是

41. 下列哪项**不符合**单纯型过敏性紫癜的诊断

A. 好发于下肢和臀部　　　　　　　　B. 常分批出现,大小不等

C. 可伴血管神经性水肿和荨麻疹　　　D. 皮肤紫癜可在数日内消退

E. 可发生阵发性腹绞痛

42. 特发性血小板减少性紫癜发病的主要机制是

A. 血中有抗血小板抗体　　　　　　　B. 原因还不明确

C. 血小板功能障碍　　　　　　　　　D. 骨髓巨核细胞生成障碍

E. 骨髓巨核细胞成熟障碍

43. 对于慢性ITP,下列哪项是正确的

A. 多见于儿童

B. 出血较严重

C. 血小板寿命正常

D. 巨核细胞显著增多,产板巨核细胞增多,有成熟障碍

E. 80%有上呼吸道感染史

44. 过敏性紫癜最常见是哪一种类型

A. 混合型　　　　　　　B. 单纯型　　　　　　　C. 腹型

D. 肾型　　　　　　　　E. 关节型

45. 贫血是指外周血单位容积内

A. 血红蛋白浓度低于正常

B. 红细胞计数低于正常

C. 血细胞比容低于正常

D. 血红蛋白浓度和红细胞计数低于正常

E. 红细胞计数,血红蛋白浓度和血细胞比容低于正常

46. MCHC 是指

A. 平均红细胞体积　　　　　　　　　B. 血红蛋白浓度

C. 血细胞比容　　　　　　　　　　　D. 平均红细胞血红蛋白浓度

E. 平均红细胞血红蛋白量

47. 小细胞低色素性贫血是指

A. MCV<100fl,MCHC<32%　　　　　B. MCV<95fl,MCHC<32%

C. MCV<90fl,MCHC<32%　　　　　　D. MCV<80fl,MCHC<32%

E. MCV<70fl,MCHC<32%

48. 下列贫血中哪一项为小细胞低色素性贫血

A. 再生障碍性贫血　　　　　　　　　B. 溶血性贫血

C. 缺铁性贫血　　　　　　　　　　　D. 急性失血性贫血

E. 铁粒幼细胞性贫血

49. 根据贫血的病理生理基础,血液携氧能力降低,下列哪项是**错误**的

A. 头痛、头晕、精神不集中

B. 皮肤出血点、瘀点、瘀斑

C. 心跳加快、脉压增宽

D. 月经紊乱、性功能减退

E. 恶心、腹胀、腹泻或便秘

50. 对于增生性贫血,下列哪项是**错误**的

A. 骨髓增生活跃 　　　　　　B. 骨髓增生减低

C. 网织红细胞计数升高 　　　D. 血涂片可见有核红细胞

E. 骨髓幼红细胞增多

【A₂型题】

51. 某男性患者,25 岁,半年来贫血。检查:全血细胞减少,骨髓增生低下,酸化血清试验(Ham 试验)阴性,尿胆红素阴性。可能的诊断是

A. 阵发性睡眠性血红蛋白尿 　　B. 缺铁性贫血

C. 再生障碍性贫血 　　　　　　　D. 低增生白血病

E. 骨髓增生异常综合征

52. 男,45 岁,半年前曾患乙型病毒性肝炎,近 1 周来出现发热,全身皮肤及黏膜出血。血象:血红蛋白 65g/L,红细胞 2.5×10^{12}/L,白细胞 1.0×10^9/L,血小板 18×10^9/L,分类:中性 0.25,淋巴 0.73,单核 0.02,网织红细胞 0.002,骨髓涂片:红系、粒系、巨核系均减少,淋巴 72%。最可能的诊断是

A. 急性白血病 　　　　　　B. 粒细胞缺乏

C. 脾功能亢进 　　　　　　D. 再生障碍性贫血

E. 特发性血小板减少性紫癜

53. 成年男性,两周来苍白,皮肤有瘀斑,胸骨有压痛,肝脾增大。血象中全血细胞减少,细胞分类原始淋巴细胞 3%,幼稚淋巴细胞 64%,成熟淋巴细胞 33%。骨髓检查发现原始淋巴 40%。幼稚淋巴细胞 42%,成熟淋巴细胞 12%。最可能的诊断是

A. 再生障碍性贫血 　　　　　　B. 特发性血小板减少性紫癜

C. 急性白血病 　　　　　　　　D. 缺铁性贫血

E. 慢性白血病

54. 某患者因鼻出血及皮肤紫癜来诊。胸骨压痛,肝脾不大,血象及骨髓发现大量原始细胞并有部分早幼粒细胞,过氧化物酶染色阳性,中性粒细胞碱性磷酸酶阴性,酯酶染色阴性,Ph 染色体阴性。最可能的诊断是

A. 急性淋巴细胞白血病 　　　　B. 急性单核细胞白血病

C. 急性粒细胞白血病 　　　　　D. 慢性粒细胞白血病

E. 慢性淋巴细胞白血病

55. 男性,65 岁,低热,乏力,消瘦半年。体查:双侧颈部可触及蚕豆大小淋巴结数个,质中等,脾肋下 3cm。血象:红细胞 4.2×10^{12}/L,血红蛋白 125g/L,白细胞 9.0×10^9/L,中性 0.12,淋巴 0.88,血小板 110×10^9/L;血尿酸 408μmol/L;骨髓增生明显活跃,幼淋 2%,淋巴 80%。应诊断为

A. 急性淋巴细胞白血病 　　　　B. 急性粒细胞白血病

C. 慢性淋巴细胞白血病 　　　　D. 急性单核细胞白血病

E. 慢性粒细胞白血病

56. 女性,20岁,月经增多伴发热1周。血象:血红蛋白70g/L,白细胞3.5×10⁹/L,中性0.25,淋巴0.72,血小板25×10⁹/L;骨髓有核红细胞减少,未见巨核细胞。应诊断为

  A. 再生障碍性贫血　　　　　　　　B. 急性特发性血小板减少性紫癜

  C. 急性白血病　　　　　　　　　　D. 急性盆腔感染并类白血病反应

  E. 急性粒细胞缺乏症

57. 女性,30岁,5年前因"溃疡病"行手术治疗,近3个月来,痔出血严重,伴头昏,心悸。血象:红细胞3.0×10¹²/L,血红蛋白70g/L,白细胞5.5×10⁹/L,血小板130×10⁹/L,网织红细胞0.006;骨髓增生活跃,红系占25%,中幼红明显增多,血清铁7.0μmol/L。此病例可能的诊断是

  A. 再生障碍性贫血　　　　B. 缺铁性贫血　　　　C. 巨幼细胞贫血

  D. 急性失血性贫血　　　　E. 溶血性贫血

58. 女性,10岁,白血病,近日左眼眶出现1.5cm×1.5cm无痛性肿块。最可能是下列哪型

  A. 急性粒细胞白血病　　　　　　　B. 慢性粒细胞白血病

  C. 慢性淋巴细胞白血病　　　　　　D. 急性单核细胞白血病

  E. 急性淋巴细胞白血病

59. 女性,22岁,月经增多半月。体查:贫血貌,皮肤有散在出血点,肝脾未触及。血象:血红蛋白25g/L,白细胞8×10⁹/L,血小板20×10⁹/L。骨髓增生活跃,巨核细胞增多。可能的诊断是

  A. 急性白血病　　　　　　　　　　B. 再生障碍性贫血

  C. 特发性血小板减少性紫癜　　　　D. 系统性红斑狼疮

  E. 脾功能亢进

60. 男性,50岁,5年前因胃癌行全胃切除术,近1年来常感头昏、乏力,活动后心慌。血象:红细胞2×10¹²/L,血红蛋白60g/L,白细胞3×10⁹/L,血小板60×10⁹/L,网织红细胞0.001。MCV129fl,MCH36pg,MCHC34%。最可能的诊断是

  A. 再生障碍性贫血　　　　B. 缺铁性贫血　　　　C. 溶血性贫血

  D. 巨幼细胞贫血　　　　　E. 骨髓病性贫血

61. 女性,12岁。阵发性腹痛,黑便1天。体查:双下肢可见散在的紫癜,双膝关节肿胀,活动受限,腹软,右下腹压痛。血象:白细胞12×10⁹/L,血红蛋白120g/L,血小板110×10⁹/L;尿常规:蛋白(+),RBC(+)/HP,透明管型0~3个/HP。其诊断可能是

  A. 过敏性紫癜　　　　　　　B. 急性阑尾炎　　　　C. 肠套叠

  D. 急性ITP　　　　　　　　E. 胃溃疡出血

【A₃型题】

(62~64题题干)

  女性,35岁,头晕,乏力2个月,月经量多2年半。体查:面色苍白,心尖区闻及2/6级收缩期吹风样杂音,心率90次/分,肺无异常发现,肝脾不大;血象:红细胞2.5×10¹²/L,血红蛋白52g/L,白细胞6×10⁹/L,血小板160×10⁹/L,血涂片红细胞中心淡染区扩大,网织红细胞1.5%。

  62. 下列检查**除哪项外**,均有助于明确诊断

  A. 血清铁和总铁结合力测定　　　　B. 染色体检查

C. MCV,MCH,MCHC 测定   D. 血清铁检查

E. 骨髓检查

63. 本病例如需明确病因,应做下列哪项检查

    A. 骨髓铁染色   B. 妇科检查   C. 放射性核素骨扫描

    D. 血清铁检查   E. 蛋白电泳

64. 除病因治疗外,其重要的治疗措施是

    A. 补充维生素 B_{12} 和叶酸   B. 血浆输注

    C. 大剂量丙种球蛋白滴注   D. 补充铁剂

    E. 加强营养

(65~67 题题干)

男,30 岁,乏力 3 个月,伴左上腹饱胀。查体:浅表淋巴结未触及,肝不大,脾肋下 5cm 触及。血象:红细胞 $3.5 \times 10^{12}/L$,血红蛋白 90g/L,白细胞 $160 \times 10^9/L$,血小板 $300 \times 10^9/L$,分类:原粒 1%,早幼粒 3%,中幼粒 10%,晚幼粒 40%,杆状粒 34%,分叶粒 10%,嗜碱粒 2%。中性粒细胞碱性磷酸酶染色阴性。

65. 为明确诊断,应先做的检查是

    A. CT   B. B超   C. 血沉

    D. 蛋白电泳   E. 骨髓检查

66. 要进一步诊断,需做的检查是

    A. 淋巴管造影   B. 染色体检查

    C. 放射性核素骨扫描   D. 磁共振成像

    E. 脾穿刺活检

67. 本例治疗的首选药物是

    A. 白消安   B. 环磷酰胺   C. 柔红霉素

    D. 阿霉素   E. 羟基脲

(68~69 题共用题干)

女,20 岁,贫血貌,反复牙龈出血,两下肢紫癜,月经过多,肝脾未触及。血象:血红蛋白 95g/L,白细胞 $10 \times 10^9/L$,血小板 $20 \times 10^9/L$。初步诊断为特发性血小板减少性紫癜。

68. 治疗的首选方法是

    A. 羟基脲   B. 糖皮质激素   C. 脾切除

    D. 雄激素   E. 免疫抑制剂

69. 治疗半年后,血小板升为 $28 \times 10^9/L$,但仍有月经过多、鼻出血、牙龈出血症状,^{51}Cr 标记血小板扫描脾区与肝区的放射指数比值较高,进一步治疗应选用

    A. 免疫抑制剂   B. 脾切除

    C. 继续使用糖皮质激素治疗   D. 抗纤溶药物

    E. 输血小板

【B 型题】

(70~72 题共用备选答案)

    A. 小细胞低色素性贫血   B. 小细胞正色素性贫血

    C. 正细胞性贫血   D. 大细胞性贫血

    E. 靶形红细胞性贫血

70. 缺铁性贫血

71. 再生障碍性贫血

72. 巨幼细胞贫血

(73～75 题共用备选答案)

    A. 糖皮质激素   B. 铁剂

    C. 叶酸,维生素 B_{12} D. 输血

    E. 雄激素

73. 再生障碍性贫血首选

74. 巨幼细胞贫血首选

75. 急性大失血首选

(76～77 题共用备选答案)

    A. VP 方案   B. HOAP 方案   C. 口服别嘌呤醇

    D. 输浓缩红细胞   E. 鞘内注射甲氨蝶呤

76. 急性髓细胞白血病化疗

77. 急淋基本诱导化疗方案

(78～80 题共用备选答案)

    A. 急性早幼粒细胞性白血病   B. 急性粒细胞性白血病

    C. 急性单核细胞性白血病   D. 急性淋巴细胞性白血病

    E. 慢性粒细胞性白血病

78. 易侵犯中枢神经系统

79. 化疗过程中易发生 DIC

80. 易侵犯睾丸的白血病

二、名词解释

1. 造血系统疾病

2. 贫血

3. 大细胞性贫血

4. 正常细胞性贫血

5. 缺铁性贫血

6. 地中海贫血

7. 再生障碍性贫血

8. 白血病

9. 急性白血病

10. 白血病完全缓解

11. 造血干细胞移植

12. 分子靶向治疗

13. 类白血病反应

14. 出血性疾病

15. 过敏性紫癜

16. ITP

17. 髓外造血

三、填空题

1. 血液系统是由_____和_____组成。

2. 平原地区贫血的诊断标准是:男性低于_____;女性低于_____。

3. 根据病因,贫血可分为_____、_____、_____。

4. _____是贫血最直观的表现、最突出的体征。

5. 缺铁性贫血时,血清铁_____,总铁结合力_____,转铁蛋白饱和度_____,血清铁蛋白_____。

6. 缺铁性贫血的治疗原则为_____、_____。

7. 补充铁剂的方法有_____和_____两种,而以_____为首选。

8. 再障的主要临床表现有_____、_____和_____。

9. 治疗非重型再障的首选药物是_____,对于有合适供体的重型再障应及早进行_____。

10. 急性白血病主要临床表现为_____、_____、_____、_____。

11. 急性白血病的化疗原则是 _____、_____、_____、_____、_____、_____。

12. 急淋白血病诱导缓解最基本的化疗方案为_____方案,急性髓细胞白血病诱导缓解基本化疗方案为_____。

13. 慢粒白血病最突出的临床表现是_____,大部分白血病细胞可找到_____染色体。

14. 慢性粒细胞白血病按病程演变可分_____、_____、_____三期。

15. 过敏性紫癜有_____、_____、_____、_____及其他共六种临床类型。

16. 慢性型特发性血小板减少性紫癜骨髓巨核细胞数_____,多为胞浆颗粒较少的_____型巨核细胞。

四、简答题

1. 造血系统由什么组成?

2. 造血系统疾病的诊断依据有哪些?

3. 造血系统疾病的主要治疗方法有哪些?

4. 血液病常见症状体征有哪些?

5. 世界卫生组织和我国沿海及平原地区诊断贫血的血红蛋白标准各是多少?

6. 组织缺铁有哪些临床表现?

7. 缺铁性贫血的诊断依据有哪些?

8. 缺铁性贫血的诊断可分为哪三个阶段?

9. 人类白血病的病因可能与哪些因素有关?

10. 急性淋巴细胞性白血病分为哪几种类型?

11. 急性白血病应与哪些疾病相鉴别?

12. 急性白血病的治疗原则是什么?

13. 按造血干细胞的来源不同,造血干细胞移植有哪几种?

14. 过敏性紫癜应与哪些疾病相鉴别?

15. ITP 可能的病因有哪些?

16. ITP 的骨髓象有何特征?

五、论述题

1. 造血系统疾病一般可分为哪几类?

2. 贫血的临床表现有哪些?

3. 根据贫血的病因和发病机制贫血可分为哪几类?

4. 贫血的主要治疗措施有哪些?

5. 缺铁性贫血的病因有哪些?

6. 再生障碍性贫血的临床表现如何?

7. 再生障碍性贫血有何诊断标准？

8. 如何鉴别重型再障和非重型再障？

9. 如何治疗再生障碍性贫血？

10. 急性髓细胞白血病分为哪几种类型？

11. 急性白血病有何临床表现？

12. 出血性疾病的诊断步骤是什么？

13. 过敏性紫癜有哪几种临床类型？

14. ITP的诊断要点有哪些？

15. 如何合理治疗ITP患者？

六、病案分析题

1. 女，30岁，以"进行性乏力，面色苍白，头晕半年"为主诉入院。

患者近半年来，无明显原因逐渐出现乏力、面色苍白、头晕、头痛、食欲减退，时有黑矇。近1个月喜食生米。患者近2年来月经量较多，经期每次持续9～14天。经妇科检查确诊为"子宫肌瘤"。查体：T 36.5℃，P 70次/分，R 18次/分，BP 110/80mmHg。重度贫血貌，浅表淋巴结不大，双肺呼吸音清，心界不大，心率70次/分，律齐，心尖部可闻及SMⅡ/6杂音，传导不明显，腹软，肝脾肋下未触及，神经系统检查无阳性体征。实验室检查：血红蛋白30g/L，白细胞 $5.6×10^9$/L，血小板 $200×10^9$/L，红细胞形态大小不一，呈环形红细胞。

(1)请作出初步诊断，依据是什么？

(2)确诊还应做哪些检查？

(3)制订合理的治疗方案。

2. 女，14岁，以"间断鼻出血，进行性面色苍白2个月，加重伴发热，咽痛5天"为主诉入院。

始于2个月前，无明显原因频繁鼻出血，面色苍白、头晕、乏力，当地给"清热、止血药（药名不详）"治疗，鼻出血减轻，面色苍白进行性加重。5天前，受凉后出现发热（体温39～40℃）、咽痛，用退热药效果差。月经来潮3个月，量较多。平素体健。查体：T 39.5℃，P 90次/分，R 22次/分，BP 106/80mmHg。皮肤黏膜苍白，浅表淋巴结不大。咽部充血明显，扁桃体Ⅱ°肿大。胸骨无压痛，心肺正常，腹软，肝脾未触及，神经系统检查无阳性体征。实验室检查：血红蛋白40g/L，白细胞 $1.0×10^9$/L，网织红细胞 $10×10^9$/L，中性粒细胞绝对值 $0.5×10^9$/L，血小板 $20×10^9$/L。骨髓：幼红细胞、粒细胞减少，巨核细胞缺如。

(1)请作出初步诊断，依据是什么？

(2)应与哪些疾病相鉴别？

(3)制订合理的治疗方案。

3. 男，40岁，以"畏寒、高热伴间断黑便，进行性皮肤苍白半月"为主诉入院。

患者半月前受凉后突然畏寒、高热（体温39～40℃），继之间断糊状黑便，每次量100～200g，当地按"上消化道出血"治疗效果欠佳，且进行性皮肤苍白、乏力、心悸，活动后气喘。平素体健。查体：T 39.0℃，P 102次/分，R 20次/分，BP 120/80mmHg。神志清，精神萎靡，全身皮肤黏膜苍白，有散在大小不等皮下瘀斑，浅表淋巴结肿大，心率102次/分，律齐，无杂音，腹软，肝剑突下约5cm，脾大Ⅱ°，上腹无明显压痛，神经系统检查无阳性体征。实验室检查：血红蛋白70g/L，白细胞 $26×10^9$/L，有幼稚粒细胞。

(1)请作出初步诊断，依据是什么？

(2)确诊还应做哪些检查?

(3)制订合理的治疗方案。

参考答案

一、选择题

【A₁型题】

1. C	2. B	3. E	4. B	5. C	6. E	7. E	8. E	9. E
10. D	11. D	12. C	13. E	14. E	15. C	16. E	17. A	18. C
19. C	20. E	21. D	22. A	23. E	24. A	25. B	26. B	27. A
28. D	29. D	30. B	31. B	32. D	33. A	34. C	35. D	36. D
37. E	38. C	39. A	40. A	41. E	42. A	43. D	44. B	45. E
46. D	47. D	48. C	49. B	50. B				

【A₂型题】

51. C	52. D	53. C	54. C	55. C	56. A	57. B	58. A	59. C
60. D	61. A							

【A₃型题】

62. B	63. A	64. D	65. E	66. B	67. E	68. B	69. B

【B型题】

70. A	71. C	72. D	73. E	74. C	75. D	76. B	77. A	78. D
79. A	80. D							

二、名词解释

1. 造血系统疾病:亦称血液病,包括原发于造血系统的疾病和主要累及造血系统的疾病。包括红细胞疾病、白细胞疾病、出血性疾病及血栓性疾病等。

2. 贫血:是指外周血中单位容积内血红蛋白浓度、红细胞计数和(或)血细胞比容低于相同年龄、性别和地区的正常标准。

3. 大细胞性贫血:指 MCV>100fl。属于此类贫血的主要有叶酸或维生素 B_{12} 缺乏引起的巨幼细胞贫血、溶血性贫血网织红细胞大量增多时、肝病及甲状腺功能减退症的贫血。

4. 正常细胞性贫血:指 MCV=80~100fl,MCHC=32%~35%。此类贫血大多数为正常色素性,少数可有低色素性。属于此类贫血的主要为再生障碍性贫血、溶血性贫血及急性失血性贫血。

5. 缺铁性贫血:是指体内用来合成血红蛋白的贮存铁缺乏,使血红蛋白合成减少而形成的一种小细胞低色素性贫血。

6. 地中海贫血:常有家族史,血片中可见多数靶形红细胞,并有珠蛋白肽链合成异常的证据,如胎儿血红蛋白或血红蛋白 A_2 增高,出现血红蛋白 H 包涵体等。

7. 再生障碍性贫血:是由多种原因导致造血干细胞的数量减少和(或)功能异常,从而引起红细胞、中性粒细胞、血小板减少的一个综合病征,临床表现为贫血、感染和出血。

8. 白血病:是一类造血干细胞的克隆性恶性肿瘤。其克隆中的白血病细胞失去进一步分化成熟的能力而停滞在细胞发育的不同阶段。在骨髓和其他造血组织中白血病细胞大量增生积聚,并浸润其他器官和组织,而正常造血受抑制。

9. 急性白血病:是造血干细胞的克隆性恶性疾病,发病时骨髓中异常的原始细胞(白血病细胞)大量增殖并浸润各种器官、组织,正常造血受抑制。主要表现为肝脾和淋巴结肿大、贫血、出血及继发感染等。

10. 白血病完全缓解:白血病的症状和体征消失,血象和骨髓象基本正常,血片中一般找不到白血病细胞,骨髓中原始细胞<5%。

11. 造血干细胞移植:是指对患者进行全身射线照射、化疗和免疫抑制治疗等预处理后,将正常供体或自体的造血细胞经血管输注患者,使之重建正常的造血和免疫功能。

12. 分子靶向治疗:慢粒的分子靶向治疗是指甲磺酸伊马替尼作为酪氨酸激酶抑制剂能特异性阻断 ATP 在 ABL 激酶上的结合位置,使酪氨酸残基不能磷酸化,从而抑制 BCR-ABL 阳性细胞的增殖。

13. 类白血病反应:常并发于严重的感染、恶性肿瘤等疾病。白细胞数可达 50×10^9/L。但类白血病反应有各自的病因和临床表现。原发病控制后类白血病的反应随之消失。此外,脾大常不如慢粒白血病显著。

14. 出血性疾病:因止血机制异常而引起、以自发性出血或血管损伤后出血不止为特征的疾病,称为出血性疾病。

15. 过敏性紫癜:为一种常见血管变态反应性疾病,因机体对某些致敏物质发生变态反应,导致毛细血管脆性及通透性增加,血液外渗,产生皮肤紫癜、黏膜及某些器官出血。可同时出现皮肤水肿、荨麻疹等其他过敏表现。

16. ITP:系血小板免疫性破坏,外周血中血小板减少的出血性疾病。以广泛皮肤、黏膜或内脏出血,血小板减少,骨髓巨核细胞发育、成熟障碍,血小板生存时间缩短及抗血小板自身抗体出现为特征。

17. 髓外造血:黄骨髓平时无造血功能,但在生理需要时,黄骨髓、肝、脾甚至淋巴结可恢复造血功能,称髓外造血。

三、填空题

1. 血细胞　造血器官
2. 120g/L　110g/L
3. 红细胞生成减少　红细胞破坏过多　失血性
4. 皮肤黏膜苍白
5. 降低　增高　降低　降低
6. 根除病因　补足贮存铁
7. 口服补铁　肌内注射　口服补铁
8. 贫血　出血　感染
9. 雄激素　造血干细胞移植
10. 贫血　发热　出血　器官和组织浸润的表现
11. 早期　联合　顺序　间歇　阶段　个体化
12. VP　DA
13. 脾大　Ph
14. 慢性期(稳定期)　加速期(增殖期)　急性变期
15. 单纯型　腹型　关节型　肾型　混合型
16. 显著增加　幼稚

四、简答题

1. 造血系统包括血液、骨髓、淋巴组织和单核-巨噬细胞系统。

2. 造血系统疾病的诊断要根据病史、症状、体征及实验室检查作出综合分析。由于血液病的症状和体征缺乏特异性,其最后确诊有赖于实验室检查。

3. 造血系统疾病的治疗主要有以下四点:

(1)去除病因使患者脱离致病因素的作用。

(2)保持正常血液成分及其功能如补充造血所需营养、刺激造血、切脾等。

(3)去除异常的血液成分和抑制异常功能如化疗、放疗、治疗性血液成分单采、免疫抑制等。

(4)造血干细胞移植。

4. 血液病常见症状体征有贫血、出血、感染与发热、肝脾淋巴结肿大、骨关节异常、黄疸、皮肤黏膜及指甲异常等。

5. 我国沿海和平原地区诊断贫血的血红蛋白标准是:成年男性低于 120g/L,成年女性低于 110g/L,孕妇低于 100g/L。

6. 组织缺铁的临床表现有:①皮肤、毛发干燥无光泽;②指甲扁平、脆薄易裂,甚至呈勺状,亦称反甲;③口角炎、舌炎、舌乳头萎缩,严重者吞咽困难;④儿童青少年发育迟缓、体力下降、智商低、容易兴奋、注意力不集中、烦躁易怒或淡漠;⑤少数患者有异食癖,是缺铁的特殊症状,患者常喜食生米、泥土等。

7. ①有明确的缺铁病因和临床表现;②有小细胞低色素性贫血的血象;③有铁缺乏的生化检查依据;④铁剂治疗有效。

8. 缺铁性贫血的诊断可分为缺铁、缺铁性红细胞生成及缺铁性贫血三个阶段。

9. 人类白血病的病因尚不完全清楚,许多因素与白血病发病有关。其中病毒感染可能是主要的因素,此外尚有遗传因素、放射、化学毒物和药物等综合因素。

10. 急性淋巴细胞性白血病共分 3 型如下:

(1)L1:原始和幼淋巴细胞以小细胞(直径≤12μm)为主。

(2)L2:原始和幼淋巴细胞以大细胞(直径>12μm)为主。

(3)L3:原始和幼淋巴细胞以大细胞为主,大小较一致,细胞内有明显空泡,胞浆嗜碱性,染色深。

11. 急性白血病需与骨髓增生异常综合征、某些感染引起的白细胞异常、巨幼细胞贫血、再生障碍性贫血、特发性血小板减少性紫癜、急性粒细胞缺乏症恢复期等疾病鉴别。

12. 急性白血病的治疗原则是:联合用药、早期用药、顺序用药、间歇用药、阶段用药、个体化用药的原则。

13. ①骨髓移植:包括异基因骨髓移植、同基因骨髓移植和自身骨髓移植;②胎脐血干细胞移植;③外周血干细胞移植;④胎肝干细胞移植。

14. 过敏性紫癜需与下列疾病进行鉴别:①血小板减少性紫癜;②肾小球肾炎、系统性红斑狼疮;③风湿性关节炎;④外科急腹症等。

15. ITP 可能的病因有:感染,免疫因素,肝、脾的作用,遗传因素,其他因素(与雌激素有关等)。

16. ITP 的骨髓象特征:①急性型骨髓巨核细胞轻度增加或正常,慢性型骨髓巨核细胞显著增加。②巨核细胞发育成熟障碍,急性型者尤甚,表现为巨核细胞体积变小,胞浆内颗粒减少,幼稚巨核细胞增加。③有血小板形成的巨核细胞显著减少(<30%)。④红系及粒、单核系正常。

五、论述题

1. 造血系统疾病分为:

(1)红细胞疾病:数量改变如各类贫血、红细胞增多症等;质的改变也常伴有量的变化,尤其是各类贫血。也有一些量改变较少或不存在,而质的变化则较显著,如遗传性椭圆细胞增多症、高铁血红蛋白血症、血红蛋白合成缺陷的卟啉病。

(2)白细胞疾病:量的减少有先天性或药物、感染、免疫等因素引起白细胞减少或粒细胞缺乏症,白细胞增多大多是感染、炎症、过敏反应、癌肿等引起。质改变的有血液恶性肿瘤如白血病、淋巴瘤、骨髓瘤等。

(3)出血性疾病:分为血小板异常、凝血功能障碍及血管壁异常三大类。血小板量的异常例如血小板减少性紫癜较为多见,此外尚有血小板增多症。质的改变系血小板功能异常,例如血小板无力症等。凝血功能障碍中有凝血因子缺乏,例如血友病、凝血酶原缺乏和各种先天性或获得性的其他凝血因子缺乏。循环中抗凝物质过多也可以引起出血,例如抗凝血酶Ⅲ或抗因子Ⅷ抗体等病变。血管壁异常可为免疫因素引起的过敏性紫癜和遗传性出血性毛细血管扩张症等。

(4)血栓性疾病:血管内膜损伤、血小板数量增多和功能增加、凝血系统的激活和凝血因子增多、血流变学异常而致血栓形成。

(5)其他血液病如脾功能亢进、骨髓纤维化等。

2. 贫血的临床表现有:

(1)一般表现:疲乏、困倦、软弱无力是贫血最常见和最早出现的症状。贫血严重时,部分患者可出现低热。皮肤黏膜苍白是贫血的主要体征。

(2)呼吸循环系统表现:活动后心悸、气短最为常见。部分严重贫血患者可以出现心绞痛、心力衰竭。患者可有心率过快、心搏有力、脉压增加。部分患者可有心脏扩大、心尖部或心底部出现轻柔的收缩期杂音,下肢水肿,心电图出现ST段降低,T波平坦或倒置。在贫血得到纠正后,这些症状和体征均会消失。

(3)中枢神经系统表现:头痛、头晕、目眩、耳鸣、注意力不集中及嗜睡等都是常见的症状。严重贫血患者可出现晕厥,老年患者可有神志模糊及精神异常的表现。维生素B_{12}缺乏者可有肢体麻木、感觉障碍。

(4)消化系统表现:食欲减退、腹胀、恶心等症状较为常见。舌乳头萎缩见于营养性贫血,黄疸及脾大见于溶血性贫血。

(5)泌尿生殖系统表现:严重贫血患者可有轻度的蛋白尿及尿浓缩功能减退,表现为夜尿增多。性欲改变及女性患者月经失调亦较为常见。

(6)其他:皮肤干燥,毛发枯干,创口愈合较慢。眼底苍白及视网膜出血偶见。

3. 根据贫血的病因和发病机制贫血可分为:

(1)红细胞生成减少:

1)造血干细胞增生和分化异常再生障碍性贫血:纯红细胞再生障碍性贫血,骨髓增生异常综合征,甲状腺功能减退症及肾衰竭时的贫血。

2)骨髓被异常组织浸润白血病、骨髓瘤、转移癌等:骨髓纤维化,恶性组织细胞病。

3)细胞成熟障碍:DNA合成障碍巨幼细胞贫血,Hb合成障碍缺铁性贫血,铁粒幼细胞贫血。

(2)红细胞破坏过多:

1)红细胞内在缺陷红细胞膜异常(遗传性球形细胞增多症、遗传性椭圆形细胞增多症、阵发性睡眠性血红蛋白尿),红细胞酶缺陷(葡萄糖-6-磷酸脱氢酶缺乏、丙酮酸激酶缺陷),血红蛋白异常(血红蛋白病、珠蛋白生成障碍性贫血),卟啉代谢异常(遗传性红细胞生成性卟啉病、红细胞生成性原卟啉病)。

2)红细胞外因素免疫性溶血性贫血(自身免疫性、新生儿免疫性、血型不合输血、药物性),机械性溶血性贫血(人工心脏瓣膜、微血管病性、行军性血红蛋白尿),其他(化学、物理、生物因素及脾功能亢进)。

(3)失血:急性失血后贫血、慢性失血性贫血。

4. 贫血的主要治疗措施有:

(1)病因治疗:消除贫血的病因是治疗贫血的首要原则。

(2)药物治疗:在贫血原因明确之前,不应随便用药,否则反会使情况复杂化,造成诊断上的困难,延误治疗。常用治疗贫血的药物有下列几种:①铁剂:常用的亚铁剂(如:琥珀酸亚铁、富马酸亚铁及葡萄糖酸亚铁等)仅对缺铁性贫血有效,对非缺铁性贫血长期应用是有害的;②叶酸和维生素 B_{12}:仅对缺乏这两种维生素的巨幼细胞贫血有效,对其他贫血无效;③维生素 B_6(吡哆辛):大剂量服用(100mg 每日 2～3 次)对部分铁粒幼细胞贫血有效;④糖皮质激素:对自身免疫性溶血性贫血有较好的疗效;⑤雄激素:常用的是睾丸素的合成衍生物司坦唑醇(康力龙),长期(>3～6 个月)应用于再生障碍性贫血,可使贫血减轻;⑥红细胞生成素(EPO):人基因重组的 EPO 可纠正肾性贫血,常与血液透析同时应用,改善患者的生活质量。

(3)输血:输血能迅速减轻或纠正贫血,是对症治疗的主要措施。

(4)脾切除:脾是破坏红细胞的主要场所,与抗体的产生也有关系,脾切除可使遗传性球形细胞增多症及脾功能亢进患者的红细胞破坏减少,减轻贫血。

(5)骨髓移植:骨髓移植主要用于重型再生障碍性贫血,最近亦用于重型珠蛋白生成障碍性贫血和骨髓增生异常综合征患者。

5. 缺铁性贫血的病因有:

(1)铁摄入不足:成年人每天铁需要量约为 1～2mg,育龄妇女、婴儿和生长发育时期儿童、青少年的需要量增加。如食物中铁的含量不足,就容易发生缺铁。

(2)铁的吸收障碍:肉类食物中的血红蛋白铁易于被吸收,蔬菜、谷类、茶叶中的磷酸盐、植酸、丹宁酸等可影响铁的吸收,故食物的组成,对铁的摄入是否充足有较大的影响。药物或十二指肠疾病可影响铁的吸收。如金属(镓、镁)的摄入,抗酸(碳酸钙和硫酸镁)以及 H_2 受体拮抗剂等药物均可抑制铁的吸收。

(3)慢性失血:慢性失血是缺铁性贫血常见的原因。尤以消化道慢性失血或妇女月经过多更为多见。如消化性溃疡、消化道肿瘤、钩虫病、食管静脉曲张出血、痔出血及服用阿司匹林后出血等。子宫肌瘤或功能性出血会导致月经过多(每月出血量>40ml)。

6. 再生障碍性贫血的主要临床表现为进行性贫血、出血、感染,依据临床表现的严重程度和发病缓急将再障分为重型再障和非重型再障。

(1)重型再障(重型再障Ⅰ型):起病急,进展迅速,常以出血和感染发热为起始症状及主要表现。贫血病初常不明显,随病程延长呈进行性进展。几乎均有出血倾向,60%以上有内脏出血。主要表现为消化道出血、血尿、眼底出血和颅内出血;皮肤、黏膜出血广泛而严重,且不易控制。病程中几乎均有发热,系感染所致,常在口咽部和肛门周围发生坏死性溃疡,从而导致败血症;肺炎也很常见。

(2)非重型再障:起病缓慢,以贫血为起始症状和主要表现;出血多限于皮肤黏膜,且不严重;可并发感染,但常以呼吸道为主,容易控制。若治疗得当,坚持不懈,不少患者可获得长期缓解乃至痊愈,但也有部分患者迁延不愈,甚至病程长达数十年,少数患者到后期出现重型再障的临床表现,称为重型再障Ⅱ型。

7. 再生障碍性贫血的诊断标准:①全血细胞减少,网织红细胞绝对值减少;②一般无脾大;③骨髓检查显示至少一部位增生减低或重度减低;④能除外其他引起全血细胞减少的疾病,如阵发性睡眠性血红蛋白尿、骨髓增生异常综合征中的难治性贫血、急性造血功能停滞、骨髓纤维化、急性白血病、恶性组织细胞病等;⑤一般抗贫血药物治疗无效。

8. 重型再障和非重型再障鉴别

	重 型 再 障	非重型再障
起病	急	缓
出血	严重,常发生在内脏	轻,皮肤、黏膜多见
感染	严重,常发生内脏感染,败血症	轻,以上呼吸道为主
血象	中性粒细胞计数<0.5,血小板计数<20,网织红细胞绝对值<15	中性粒细胞>0.5(×10^9/L),血小板>20,网织红细胞绝对值>15
骨髓象	多部位增生极度减低	增生减低或活跃,常有增生灶
预后	不良,多于6~12个月死亡	较好,少数死亡

9. 再生障碍性贫血的治疗如下:

(1)非重型再障

1)病因治疗:对继发性再障应积极治疗原发疾病。

2)一般治疗:凡有可能引起骨髓损害的物质均应设法去除,禁用一切对骨髓有抑制作用的药物,积极做好个人卫生和护理工作。对粒细胞缺乏者宜保护性隔离,积极预防感染。输血要掌握指征,反复输血者应用去铁胺排铁治疗。

3)雄激素:雄激素是一类具有生物活性的甾体化合物,兼有雄性化和蛋白质同化作用,以丙酸睾酮为代表。适用于慢性再障,常用剂量丙酸睾酮50~100mg,肌内注射每日或隔日1次,疗程至少坚持4个月。

(2)重型再障

1)造血干细胞移植:是治疗干细胞缺陷引起再障的最佳方法,且能达到根治目的。

2)免疫抑制剂:抗淋巴细胞球蛋白(ALG)或抗胸腺腺细胞球蛋白(ATG)是目前治疗急性再障的主要药物。可单用,也可与其他免疫抑制剂(环孢素)同时用。

3)造血细胞因子:主要用于急性再障,用于免疫抑制剂同时或以后,有促进血象恢复的作用,是必不可少的支持治疗。包括粒系集落刺激因子(G-CSF)、粒-单系集落刺激因子(GM-CSF)及红细胞生成素(EPO)等。

10. 急性非淋巴细胞白血病分为8种类型

M_0 型即急性髓细胞白血病微分化型；M_1 型即急性粒细胞白血病未分化型；M_2 型即急性粒细胞白血病部分分化型；M_3 型即急性早幼粒细胞白血病；M_4 型即急性粒-单核细胞白血病；M_5 型即急性单核细胞白血病；M_6 型即急性红白血病；M_7 型即急性巨核细胞白血病。

11. 急性白血病的临床表现有：①贫血，常为最先出现的表现，并呈进行性加重；②出血，可发生在全身各部位，以皮肤黏膜为多见，颅内出血常为致死原因之一；③发热，半数患者以发热为早期表现，高热常提示有继发性感染，严重者可引起败血症；④组织和器官浸润的表现：肝、脾大和淋巴结肿大，骨及关节疼痛，中枢神经系统白血病，其他脏器浸润症状。

12. 出血性疾病按照先常见病后少见病及罕见病、先易后难、先普通后特殊的原则，逐层深入进行程序性诊断。①确定是否属出血性疾病范畴；②大致区分是血管、血小板异常，抑或为凝血障碍或其他疾病；③判断是哪一环节数量异常或质量缺陷；④通过病史及家系调查等，初步确定为先天性、遗传性或获得性；⑤如为先天或遗传性疾病，应进行基因及其他分子生物学检测，以确定其病因的准确性质及部位。

13. 过敏性紫癜分为：

(1)单纯型(紫癜型)：为最常见类型。主要表现为皮肤紫癜。主要局限于四肢，尤其是下肢及臀部，躯干极少受累。紫癜常有成批反复发生、对称分布等特点，可同时伴有皮肤水肿、荨麻疹。紫癜大小不等，初呈深红色，按之不退色，可融合成片或略高出皮肤表面，呈出血性丘疹或小型荨麻疹，严重者可融合成大血泡，中心呈出血性坏死。随后数日内紫癜渐变成紫色、黄褐色、淡黄色。

(2)腹型：除皮肤紫癜外，因消化道黏膜及腹膜脏层毛细血管受累，而产生一系列消化道症状及体征，如恶心、呕吐、腹泻及黏液便，便血等。其中腹痛最为常见，常为阵发性绞痛，多位于脐周，下腹或全腹，发作时可因腹肌紧张及明显压痛、肠鸣音亢进而误诊为外科急腹症。在幼儿可因肠壁水肿、蠕动增强等而致肠套叠。腹部症状、体征多与皮肤紫癜同时出现，偶可发生于紫癜之前。

(3)关节型：除皮肤紫癜外，因关节部位血管受累出现关节肿胀、疼痛、压痛及功能障碍等表现。多发生于膝、踝、肘、腕等大关节，呈游走性、反复性发作，经数日而愈，不遗留关节畸形。

(4)肾型：病情最为严重，发生率可高达 12%～40%。在皮肤紫癜基础上，因肾小球毛细血管炎性反应而出现血尿、蛋白尿及管型尿，偶见水肿、高血压及肾衰竭等表现。肾损害多发生于紫癜出现后一周，亦可延迟出现。多在 3～4 周内恢复，少数病例因反复发作而演变为慢性肾炎或肾病综合征。

(5)混合型：皮肤紫癜合并其他临床表现。

(6)其他：除以上常见类型外，少数本病患者还可因病变累及眼部、脑及脑膜血管，而出现视神经萎缩、虹膜炎、视网膜出血及水肿、中枢神经系统相关症状、体征。

14. ITP 的诊断要点有：①广泛出血累及皮肤、黏膜及内脏；②多次检查血小板计数减少；③脾不大或轻度大；④骨髓巨核细胞增多或正常，有成熟障碍；⑤具备下列五项中任何一项：a. 泼尼松治疗有效；b. 脾切除治疗有效；c. PAIg 阳性；d. PAC$_3$ 阳性；e. 血小板生存时间缩短。

15. ITP 的治疗要点：

(1)一般治疗：出血严重者应注意休息。血小板低于 $20 \times 10^9/L$ 者，应严格卧床，避免外伤。并行止血药物的应用及局部止血。

（2）糖皮质激素：一般情况下为首选治疗，近期有效率约为80%。

1）作用机制：①减少PAIg生成及减轻抗原抗体反应；②抑制单核-吞噬细胞系统对血小板的破坏；③改善毛细血管通透性；④刺激骨髓造血及血小板向外周血的释放。

2）剂量与用法：常用泼尼松30～60mg/d，分次或顿服，病情严重者用等效量地塞米松或甲泼尼龙静脉滴注，好转后改口服。待血小板升至正常或接近正常后，逐步减量（每周5mg），最后以5～10mg/d维持治疗，持续3～6个月。

（3）脾切除

1）适应证：①正规糖皮质激素治疗3～6个月无效；②泼尼松维持量每日需大于30mg；③有糖皮质激素使用禁忌证；④^{51}Cr扫描脾区放射指数增高。

2）禁忌证：①年龄小于2岁；②妊娠期；③因其他疾病不能耐受手术。

（4）免疫抑制剂治疗：不宜作为首选。

1）适应证：①糖皮质激素或脾切除疗效不佳者；②有使用糖皮质激素或切脾禁忌证；③与糖皮质激素合用以提高疗效及减少糖皮质激素的用量。

2）常用药物：①长春新碱为最常用者。每次1mg，每周一次，静脉注射，4～6周一疗程。②环磷酰胺50～100mg/d，口服，3～6周一疗程，出现疗效后渐减量，维持4～6周，或400～600mg/d静脉注射，每3～4周一次。还可用硫唑嘌呤、环孢素等。

（5）其他治疗：达那唑为合成雄性激素，300～600mg/d，口服，2～3个月一疗程，与糖皮质激素有协同作用。中医药也有一定疗效。

（6）急症处理：适用于：血小板低于20×10⁹/L者；出血严重、广泛者；疑有或已发生颅内出血者；近期将实施手术或分娩者。

1）血小板悬液输注：成人按10～20单位/次给予（从200ml循环血中单采所得的血小板为1单位血小板），根据病情可重复使用。

2）注射丙种球蛋白：0.4g/kg，静脉滴入，4～5天为一疗程，1个月后可重复。作用机制与Fc受体封闭、单核吞噬细胞系统免疫廓清干扰及免疫调节等有关。

3）血浆置换：3～5日内，连续3次以上，每次置换3000ml血浆，可有效清除患者血浆中的PAIg。

4）大剂量甲基泼尼松龙：1.0g/d，静脉注射，3～5日一疗程，可通过抑制单核吞噬细胞系统对血小板的破坏而发挥治疗作用。

六、病案分析题

1.（1）初步诊断：重度缺铁性贫血。

诊断依据：患者进行性乏力，面色苍白，头晕，头痛，食欲缺乏，有异食癖，有慢性失血病史，心尖部可闻及SMⅡ～Ⅲ/6杂音，肝脾无肿大。血红蛋白30g/L，白细胞5.6×10⁹/L，血小板200×10⁹/L，红细胞形态大小不一，呈环形红细胞。

（2）确诊还需要进一步检查：MCV、MCH、MCHC、血清铁蛋白、血清铁、转铁蛋白饱和度、总铁结合力。

（3）治疗方案：①病因治疗，应积极治疗子宫肌瘤；②高热量、高蛋白饮食，补充B族维生素；③口服铁剂治疗：硫酸亚铁0.3g，每日3次，血红蛋白完全恢复正常后，仍继续小剂量铁剂治疗4～6个月，待血清铁蛋白恢复正常后停药，以补足体内铁贮存量。

2.（1）初步诊断：重型再生障碍性贫血。

诊断依据：有贫血、出血、感染的临床表现，胸骨无压痛，肝脾淋巴结无肿大。实验室检查:血红蛋白 40g/L,白细胞 $1.0\times10^9/L$,网织红细胞 $10\times10^9/L$,中性粒细胞绝对值 $0.5\times10^9/L$,血小板 $20\times10^9/L$。骨髓:幼红细胞、粒细胞减少,巨核细胞缺如。

(2)应与低增生性白血病、阵发性睡眠性血红蛋白尿、骨髓增殖异常综合征等全血细胞减少性疾病鉴别。

(3)治疗方案:①一般治疗:宜予保护性隔离,注意个人和周围环境的清洁卫生,加强皮肤、口腔护理,避免外伤和剧烈运动。②对症治疗:输血纠正贫血,根据药敏感试验结果给予有效的抗生素控制感染,给予常规止血药(如酚磺乙胺、巴曲酶等)。③免疫抑制剂治疗:抗淋巴细胞球蛋白(ALG)或抗胸腺细胞球蛋白(ATG)。④环孢素:$6mg/(kg\cdot d)$,疗程一般长于一年。⑤造血生长因子:重组人粒系集落刺激因子:$150\sim300\mu g$,皮下注射,每日 1 次;重组人红细胞生成素:每次 $50\sim100U/kg$,皮下注射,每周 3 次,根据血红蛋白的检查结果调整剂量。维持治疗 3 个月以上为宜。⑥有条件时造血干细胞移植。

3.(1)初步诊断:急性粒细胞性白血病。

诊断依据:年龄 40 岁,有出血、贫血、感染的临床表现。浅表淋巴结肿大,肝脾大。实验室检查:血红蛋白 70g/L,白细胞 $26\times10^9/L$,有幼稚粒细胞。

(2)确诊还需要进一步做:骨髓细胞形态学检查、化学染色检查,免疫学检查,染色体检查等。

(3)治疗方案:①一般治疗:防治感染,成分输血,维持水、电解质平衡,给患者高蛋白、高热量、易消化食物,必要时经静脉补充营养。②化疗:诱导缓解选用 HOAP 方案,高三尖杉酯碱(H)$2\sim4mg/(m^2\cdot d)$ 和阿糖胞苷 $100\sim150mg/(m^2\cdot d)$,均为每日 1 次静脉滴注,泼尼松(P)$40\sim60mg/d$,分 3 次口服,连用 7 天。长春新碱(O)$1\sim2mg$,每周第 1 天静脉注射。待缓解后原诱导缓解方案巩固治疗 $4\sim6$ 疗程,或依托泊苷、米托蒽醌、安吖啶等新药组成联合方案,每 $1\sim2$ 个月化疗一次,约 1 年左右。③有条件时造血干细胞移植。

（童金生）

第六章 内分泌系统及代谢疾病

学习重点

1. 内分泌激素的主要功能是本章节的一个重点内容。内分泌腺体合成与分泌的各种激素作用于靶细胞的相应部位发挥其生理作用,从而参与机体生命活动的调节。掌握各种激素的主要功能,熟悉激素增加或者缺乏所导致的病理生理改变。

2. 下丘脑、垂体和周围靶腺形成神经内分泌轴,通过反馈调节作用使内分泌腺之间相互联系、彼此配合,同时又相互制约。掌握内分泌系统的调节,熟悉在病理状态下常见内分泌疾病的相应激素变化规律。

3. 激素替代疗法是指补充生理需要量的激素,该疗法可重新建立下丘脑-垂体-靶腺轴的平衡从而保持机体内环境的稳定,是对功能减退患者的重要治疗方法。掌握激素替代疗法的原则,熟悉靶腺功能减退患者激素补充治疗的意义和具体措施。

4. 内分泌疾病的危象是本系统疾病的急重状态,也是本系统疾病死亡的主要原因之一。掌握内分泌疾病的危象判断和处理,如垂体危象、甲状腺危象、高血糖危象(如糖尿病酮症酸中毒及高血糖高渗状态)、低血糖反应等。

5. 甲亢的主要临床表现是诊断的重要临床线索,而药物治疗是目前最常用、最安全的治疗手段。掌握甲亢的主要临床表现、诊断和药物治疗原则。

6. 甲减的临床表现和甲状腺激素测定是诊断甲减的主要临床线索,而药物替代治疗是目前最常用的治疗手段。掌握甲减的主要临床表现、诊断和药物治疗原则。

7. 糖尿病的病理生理是糖尿病的重点内容,理解病理生理的变化,可以帮助推测糖尿病的主要临床表现和并发症。掌握 1 型和 2 型糖尿病临床表现的特点和区别、糖尿病的诊断(包括诊断线索、诊断标准、类型的诊断和并发症的诊断),熟悉糖尿病的病理生理。

8. 掌握和理解现代糖尿病治疗的五个要点,即糖尿病教育、医学营养治疗、运动疗法、药物治疗和血糖监测。其中特别是医学营养治疗及运动疗法的基本原则和实施方法需要重点掌握和理解。

9. 掌握口服降血糖药物治疗的适应证、剂量和不良反应以及胰岛素治疗的适应证、主要制剂、使用原则和剂量调节的基本方法等。

难点解析

1. 内分泌系统的反馈调节是本章节的一个难点内容,正确掌握有关知识,学习中需要注意以下几个问题:

(1)下丘脑-垂体-靶腺轴是内分泌系统的主要组成部分,在生理功能方面起互相调节和制约的反馈作用。

(2)明晰神经内分泌轴中下丘脑激素、垂体激素和周围靶腺激素之间的对应关系。如下丘脑激素分泌的促甲状腺激素释放激素(TRH)作用于腺垂体分泌促甲状腺激素(TSH),后者再作用于甲状腺滤泡分泌甲状腺激素(TH)。

(3)正确理解负反馈作用。外周组织中的靶腺激素可以反作用于下丘脑和垂体,当外周组织中的靶腺激素增多时,可以抑制下丘脑和垂体激素的合成与释放,从而减少对靶腺的刺激,有利于靶腺激素的分泌与释放能回归正常状态。

2. 激素替代疗法是对功能减退患者的重要治疗方法,正确掌握有关知识,需要注意以下几个问题:

(1)补充生理需要量的激素。补充过量可导致功能亢进,剂量不足则不能有效改善功能减退的临床表现。用药剂量应根据临床表现和靶腺的功能状态进行调整。

(2)根据不同情况,补充适量的靶腺激素。即缺乏何种激素则相应补充该激素。

(3)激素替代治疗大多数需要长期、甚至终身维持治疗。

3. 甲亢的主要临床表现和药物治疗是本章的另一个难点,其中涉及甲状腺激素过多的作用表现,甲状腺体格检查的特征和抗甲状腺药物的药理知识。学习中需要注意以下几点:

(1)正确理解甲状腺毒症表现。甲状腺毒症实际上就是甲状腺激素增多后导致的各器官系统代谢增强、兴奋性增高、功能亢进的一系列表现。

(2)甲状腺除了弥漫性、对称性肿大外,最重要的体征是甲状腺由于血流量增大,在甲状腺上下极可触及震颤,闻及血管杂音。这是与其他甲状腺疾病的重要区别点,也是本病最有诊断价值的体征。

(3)抗甲状腺药物(ATD)治疗是甲亢的基础治疗。主要作用机制是通过抑制过氧化物酶活性减少 TH 合成,对甲状腺和周围的组织无损伤。注意要分三阶段以逐渐减量的方式用药,总疗程 1.5~2 年,同有粒细胞减少、药疹等副作用。

(4)甲减的诊断也是本章一个难点。由于对甲减病变部位的诊断有利于对原发疾病的积极治疗,因此应尽可能地根据甲减的诊断思路作出病变部位的诊断。

4. 糖尿病的医学营养治疗既是重点又是难点,也是各类糖尿病最重要的基础治疗措施。医学营养治疗可以减轻胰腺 β 细胞的负担,促进其功能的恢复,有利于降低血糖,减少降糖药物的剂量。合理控制摄入的总热量是首要原则,既要使肥胖者体重逐渐下降到正常范围,又要使消瘦患者体重增加且需防止营养过度。

5. 胰岛素的合理使用也是本章的重点和难点问题。糖尿病的病理生理基础就是由于胰岛素缺乏或者作用缺陷导致一系列的临床表现。1 型糖尿病和糖尿病的各种急症、应激状况等都需要使用胰岛素,以恢复三大营养物质的正常代谢。

学法指导

1. 在学习"内分泌系统的反馈调节"时,要注意以下几点:

(1)借助于解剖学和生理学知识,将下丘脑、垂体和周围靶腺串联起来,强化和巩固神经内分泌轴的概念,并找出它们之间的相应激素的对应关系,如 TRH-TSH-TH,理解激素之间的相互影响。

(2)利用反馈调节,理解正反馈和负反馈是如何实现的。

2. 明确导致甲减的病变部位有利于积极治疗原发疾病,应结合甲减的诊断思路示意图以及内分泌系统的反馈调节的有关知识来理解辅助检查的结果从而作出临床判断,同时训练临床诊断思维。

3. 对甲亢甲状腺体征的学习,除了掌握教材上的理论特征外,在临床实践中需要亲自触摸和听诊患者肿大的甲状腺,体会震颤和杂音,才会深刻记忆其特征。

4. 对糖尿病的病理生理改变的认识有利于对临床表现和并发症的理解。复习在胰岛素分泌不足的情况下所引起的糖、脂肪、蛋白质和水、盐代谢紊乱,是理解糖尿病各种临床表现的基础。首先应当熟悉胰岛素在三大营养物质代谢过程中的作用和影响,推断胰岛素减少或者缺乏情况下三大营养物质代谢的变化,由此衍生出糖尿病的临床表现和并发症。如此则避免了对糖尿病复杂的知识内容的死记硬背,容易较好地理解和记忆。

5. 学习 1 型和 2 型糖尿病的主要临床表现特点及诊断时,注意应用对比的方法来学习和理解,容易明确二者之间的差别,从而避免机械记忆。

6. 对糖尿病的医学营养治疗的学习不应单纯追求对理论知识的记忆,应当用实例依据营养疗法的确定程序,分步骤地进行演算直至完成营养食谱,通过举例方式进行计算而强化主要的程序步骤与知识要点。

7. 胰岛素的合理使用也是本章的重点和难点问题。在学习中应注意以下几个知识点的掌握与理解:

(1)首先需要清楚不同胰岛素类型的作用起效和作用维持时间,则就容易理解不同胰岛素类型对不同餐次后血糖的影响。

(2)结合生理课程学习过的正常胰岛素分泌的规律,牢记胰岛素的使用应尽可能模拟生理分泌的规律,即在胰岛素分泌的基础上,有三餐后的高分泌。如此就容易理解为什么需要中效或长效胰岛素制剂提供基础分泌量,同时按需要于餐前注射短效胰岛素。

(3)由于胰岛素有降低血糖的作用,不同患者对其敏感程度不一,为避免低血糖的出现,一定要从小剂量开始,根据患者的反应情况、血糖水平和治疗需要作适当调整。当糖尿病患者在急性应激时,均应按实际需要使用胰岛素以度过急性期,待病情缓解后再调整治疗方案。

习　题

一、选择题

【A₁型题】

1. 男性成年人腺垂体功能减退症最常见的病因是
   - A. 颅咽管瘤　　　　　B. 脑膜炎　　　　　C. 腺垂体缺血
   - D. 自身免疫性垂体炎　E. 垂体瘤

2. 女性性腺功能减退引起的毛发脱落,最突出的表现为
   - A. 眉毛脱落　　　　　B. 头发脱落　　　　C. 阴毛脱落
   - D. 腋毛脱落　　　　　E. 阴毛与腋毛脱落

3. 反映甲状腺功能最敏感的指标是
   - A. TT_3　　　　　　　B. TT_4　　　　　　C. FT_3
   - D. FT_4　　　　　　　E. TSH

4. 直接反映甲状腺功能状态的指标是

A. TSH   B. TT_3、TT_4 C. FT_4、TT_4

D. FT_3、TT_3 E. FT_3、FT_4

5. 下列哪项**不符合**甲亢的临床表现

  A. 双手细震颤

  B. 食欲亢进、消瘦、怕热多汗

  C. 便秘

  D. 月经减少

  E. 脉压增宽出现水冲脉,毛细血管搏动

6. 甲状腺功能减退症目前最根本的治疗方法是

  A. 合理饮食   B. 补充甲状腺激素   C. 纠正贫血

  D. 注意保暖   E. 补充维生素

7. 糖尿病酮症酸中毒多发生于

  A. 1型糖尿病   B. 2型糖尿病   C. 僵人综合征

  D. 库欣综合征   E. 胰高血糖素瘤

8. 1型糖尿病患者死亡的主要原因是

  A. 青光眼   B. 糖尿病造成的尿路感染

  C. 糖尿病肾病   D. 糖尿病造成的末梢神经病变

  E. 糖尿病足

9. 糖尿病诊断的主要依据是

  A. 多饮、多食、多尿   B. 尿糖阳性   C. 血糖升高

  D. 糖尿病家族史   E. 胰腺炎病史

10. 目前尚未在临床广泛使用的糖尿病疗法是

  A. 运动疗法   B. 饮食疗法   C. 静脉注射胰岛素

  D. 胰岛移植   E. 口服降糖药

11. **不符合**1型糖尿病特点的是

  A. 青少年多见   B. "三多一少"症状明显

  C. 胰岛素水平低下   D. 自身抗体多阳性

  E. 一般不易发生酮症或酮症酸中毒

12. **不符合**2型糖尿病特点的是

  A. 中老年多见   B. 青少年多见

  C. 起病缓慢   D. 自身抗体多阴性

  E. 胰岛素水平可正常甚至升高

13. 引起腺垂体缺血或坏死的主要原因是

  A. 肿瘤压迫   B. 放射损伤   C. 产后大出血

  D. 脑脓肿   E. 外伤

14. 甲状腺功能亢进症少见的表现是

  A. 低热   B. 多汗   C. 烦躁易怒

  D. 表情淡漠   E. 手指震颤

15. 与甲状腺功能减退症的表现**不符合**的是

  A. 畏寒、少汗   B. 记忆力下降、反应迟钝   C. 厌食、腹胀、便秘

D. 对镇静麻醉药不敏感   E. TT_4、FT_4下降

16. 应用胰岛素治疗糖尿病最常见的不良反应是
    A. 胰岛素性水肿   B. 低血糖反应   C. 过敏反应
    D. 屈光失常   E. 皮下脂肪萎缩

17. 在全垂体功能减退的治疗中,首先补充
    A. 甲状腺激素   B. 盐皮质激素   C. 糖皮质激素
    D. 性激素   E. 生长激素

18. 甲状腺功能亢进症最具有诊断价值的体征是
    A. 眼球突出
    B. 怕热多汗
    C. 急躁易怒
    D. 双手细震颤
    E. 甲状腺弥漫性肿大伴血管性震颤和杂音

19. 关于糖尿病的临床表现,哪项正确
    A. 糖尿病患者都有多饮、多食、多尿
    B. 糖尿病因烦渴多饮而导致多尿
    C. 2型糖尿病起病缓慢,常因出现心脑血管并发症时被发现
    D. 酮症酸中毒为最常见的并发症
    E. 神经病变以脑神经损害最常见

20. **不符合**单纯性甲状腺肿临床特点的是
    A. 甲状腺呈弥漫性肿大
    B. 肿大的甲状腺质软、无压痛
    C. 肿大的甲状腺上可触及震颤
    D. 明显肿大的甲状腺可产生压迫症状
    E. 甲状腺功能一般正常

21. **不属于**甲状腺激素分泌过多症候群表现的是
    A. 低热   B. 烦躁易怒   C. 手指、舌震颤
    D. 突眼   E. 腱反射亢进

22. 甲亢患者辅助检查的结果中**不正确**的是
    A. TT_3、TT_4升高   B. FT_3、FT_4升高
    C. TSH升高   D. TRAb、TSAb多为阳性
    E. ^{131}I摄取率增高且高峰前移

23. 有糖尿病症状时,空腹血糖值为多少时可以确诊为糖尿病
    A. FPG≥5.0mmol/L   B. FPG≥6.0mmol/L   C. FPG≥7.0mmol/L
    D. FPG≥8.0mmol/L   E. FPG≥9.0mmol/L

24. 有糖尿病症状时,餐后2小时的血糖值为多少时可以确诊为糖尿病
    A. 2hPG≥7.0mmol/L   B. 2hPG≥7.8mmol/L   C. 2hPG≥11.1mmol/L
    D. 2hPG≥12.1mmol/L   E. 2hPG≥13.1mmol/L

25. 糖尿病患者在应激的情况下,预防酮症酸中毒发生的关键措施为
    A. 良好休息   B. 严格控制饮食

    C. 控制运动量   D. 加大口服降糖药的剂量

    E. 增加胰岛素的用量

【A₂型题】

26.16岁青海女学生,平时身体健康,发现脖子增粗1年多,柔软无压痛,无任何不适,最可能的诊断是

    A. 甲状腺癌   B. 甲状腺功能亢进症

    C. 单纯甲状腺肿   D. 慢性淋巴细胞性甲状腺炎

    E. 甲状腺功能减退症

27.30岁女性,分娩后半年逐渐出现阴毛、腋毛大量脱落,疲乏、食欲减退、皮肤苍白,最可能的诊断是

    A. 甲状腺功能减退症   B. 腺垂体功能减退症

    C. 肾上腺皮质功能减退症   D. 肢端肥大症

    E. 神经性厌食

28. 一甲亢患者感冒2天后突然出现高热,心率160次/分,大汗淋漓,恶心、呕吐,最大可能是出现了

    A. 甲状腺危象   B. 毒血症   C. 心律失常

    D. 恶性突眼   E. 甲状腺功能减退

29.30岁女性患者,甲状腺Ⅱ度肿大,质软,触及震颤,最可能的诊断是

    A. 单纯甲状腺肿   B. 甲状腺功能亢进症   C. 呆小症

    D. 成年型甲减   E. 甲状腺癌

30.20岁甲亢患者,甲状腺Ⅱ度肿大,首选的治疗方法是

    A. 甲状腺次全切除术   B. 放射性¹³¹I治疗   C. 口服复方碘溶液

    D. 口服丙硫氧嘧啶   E. 口服左甲状腺素

31. 一糖尿病患者近期出现食欲减退、乏力、意识不清,呼气中有烂苹果气味,血pH为7.2,最大可能是并发了

    A. 糖尿病酮症   B. 糖尿病酮症酸中毒   C. 糖尿病肾病

    D. 高渗性非酮症昏迷   E. 末梢神经炎

32.50岁女性,因多食、多尿被诊为"糖尿病",空腹血糖9.0mmol/L,首选的治疗方法是

    A. 饮食控制+适量口服降糖药   B. 静脉注射胰岛素

    C. 皮下注射胰岛素   D. 静脉补充大量生理盐水

    E. 胰岛移植

33.60岁男性糖尿病患者,皮下注射胰岛素半小时后突然出现心慌、多汗、面色苍白、手足颤抖,血糖2.8mmol/L,最大可能是发生了

    A. 胰岛素过敏反应   B. 低血糖反应   C. 糖尿病酮症酸中毒

    D. 毒血症   E. 高渗性非酮症昏迷

34.55岁女性,身高155cm,体重67kg,体检时发现尿糖阳性,空腹血糖6.8.mmol/L,无"三多一少"的症状。为明确诊断,应做的检查是

    A. 空腹尿糖检查   B. 复查空腹血糖   C. 餐后2小时尿糖

    D. 血脂检查   E. 葡萄糖耐量试验

35. 甲亢患者,给予甲巯咪唑治疗半月后,需要到医院复查下列哪项内容

A. 突眼程度　　　　B. 甲状腺大小　　　　C. 心电图

D. 白细胞计数　　　E. 肝功能

【A₃型题】

（36～37题题干）

中年女性甲亢患者,不规则药物治疗3年。改用放射性¹³¹I治疗5天后突发高热、心慌。体格检查:体温40.2℃,脉搏160次/分,大汗淋漓,烦躁不安。实验室检查:FT3升高,FT₄升高。

36. 最可能的诊断是

A. 甲亢性心脏病　　　B. 甲亢复发　　　　C. 放射性甲状腺炎

D. 心力衰竭　　　　　E. 甲状腺危象

37. 治疗原则是

A. 强心、利尿、扩张血管

B. 强心、利尿、对症处理

C. 抗甲状腺药物治疗

D. 甲状腺次全切除术

E. 抑制TH合成和释放、降低周围组织对TH的反应、对症处理

（38～39题题干）

女性,50岁,体态较胖,因手指与足趾麻木3个月就诊。体格检查:体温36.5℃,脉搏80次/分,四肢腱反射迟钝,空腹血糖8.8mmol/L,尿糖(＋)。

38. 最可能的诊断是

A. 1型糖尿病　　　　　　　B. 1型糖尿病并感染

C. 2型糖尿病　　　　　　　D. 2型糖尿病并末梢神经炎

E. 2型糖尿病并肾病

39. 适宜的治疗方法是

A. 静脉注射胰岛素　　　　　B. 大剂量口服降糖药

C. 胰岛移植　　　　　　　　D. 饮食控制＋小剂量口服降糖药

E. 立即大量静脉滴注生理盐水

（40～41题题干）

男性,17岁,患1型糖尿病6年。因一周前外出旅游未按要求正规用药,并受凉,回家后病情加重,"三多一少"症状突出,精神萎靡,皮肤弹性差,呼气有烂苹果味,血糖19.6mmol/L,目前诊断为糖尿病酮症酸中毒。

40. 在对该患者的抢救措施中,首要和关键的是

A. 补液　　　　　　B. 控制感染　　　　C. 使用胰岛素

D. 纠正酸中毒　　　E. 立即补钾

41. 降低血糖目前主要采用治疗方案是

A. 口服降糖药物

B. 皮下注射胰岛素

C. 肌内注射胰岛素

D. 短效胰岛素0.1U/kg·h,加入生理盐水中持续静脉滴注

E. 在5%葡萄糖液中,并按每2～4g葡萄糖加1U短效胰岛素配制静脉滴注

【B 型题】

（42～45 题共用备选答案）

    A. 食用碘盐   B. 甲硫氧嘧啶   C. 格列齐特

    D. 泼尼松   E. 左甲状腺素

42. 治疗地方性甲状腺肿

43. 治疗糖尿病

44. 治疗甲状腺功能减退症

45. 治疗甲状腺功能亢进症

（46～48 题共用备选答案）

    A. 突眼   B. 黏液水肿性面容   C. 痛风石

    D. 毛发增多   E. 外阴瘙痒

46. 甲状腺功能亢进症可表现为

47. 糖尿病可表现为

48. 甲状腺功能减退症可表现为

（49～50 题共用备选答案）

    A. 血糖   B. 尿糖   C. 血酮体

    D. 血糖化血红蛋白   E. C 肽

49. 糖尿病诊断的主要依据

50. 反映 8～12 周前血糖的总体水平

二、名词解释

1. 反馈调节

2. 腺垂体功能减退症

3. 甲状腺危象

4. 呆小病

5. 妊娠糖尿病

三、填空题

1. 由垂体本身病变引起的腺垂体功能减退症称为_____。

2. 垂体功能减退性危象临床上可分为 _____、_____、_____、_____、_____、_____六型。

3. 地方性甲状腺肿最常见的原因是_____，最主要和最基本的治疗手段是_____。

4. 甲状腺功能亢进症的突眼分为_____和_____。

5. 甲状腺功能减退症按起病年龄分为_____、_____和_____。

6. WHO 糖尿病专家委员会 1999 年依据病因学分型标准将糖尿病分为_____、_____、_____、_____四大类型。

7. 糖尿病典型表现"三多一少"是指_____、_____、_____和_____。

8. 国际糖尿病联盟提出了现代糖尿病治疗的五个要点是_____、_____、_____、_____、_____。

9. 糖尿病饮食治疗中根据患者的_____和_____计算每日所需总热量。

10. 保存胰岛素制剂的适宜温度是_____。胰岛素常规的给药的方法是_____注射。

四、简答题

1. 试述甲状腺危象的处理措施。

2. 试述成人甲状腺功能减退症的临床表现。

3. 试述胰岛素的副作用。

4. 试述如何制订糖尿病的饮食治疗方案。

5. 试述糖尿病的口服降糖药治疗。

五、病案分析题

1.30 岁女性,因"颈粗伴烦躁、乏力、消瘦半年"就诊。半年前患者发现颈部变粗,无颈痛,局部不发红,触压无疼痛,无吞咽困难。患者逐渐出现烦躁易怒,夜间入睡困难,稍微活动即感心悸、乏力明显,食量增加但体重逐渐减轻。体格检查:体温 37.4℃,脉搏 116 次/分,呼吸 18 次/分,血压 130/85mmHg。全身皮肤多汗,双眼球略突出,瞬目少,惊恐貌。甲状腺呈弥漫性Ⅱ度肿大,质软,触及震颤并闻及血管杂音。双肺呼吸音正常,心尖搏动有力,心界无扩大,S1 亢进,肝脾未触及,双下肢无肿胀,双手指细震颤,肌力 5 级,肱二头肌及膝反射亢进。ECG:窦性心动过速。RIA 法:FT$_3$116pmol/L(正常值 30～90pmol/L)、FT$_4$33pmol/L(正常值 9～24pmol/L)、TSH:0.07mU/L,TSAb 阳性。

(1)分析该患者的初步诊断并列出诊断依据。

(2)简述处理措施。

2.51 岁女性患者,因"乏力、间断水肿、反应迟钝 4 年,加重 3 个月"求治。患者 4 年前逐渐出现易疲劳、乏力明显、少言懒动、怕冷等症状,同时无明显诱因逐渐出现下肢肿胀,白天明显,休息后稍减轻。患者食欲下降,但体重增加。伴有注意力不集中、记忆力下降、反应迟钝等症状,未检查和治疗。近 3 个月来,上述表现明显加重,睡眠时间增多,偶有腹胀、便秘、嗜睡等表现。14 年前因诊断为"甲状腺功能亢进症"而给予^{131}I 治疗。体格检查:体温 35.9℃,脉搏 62 次/分,呼吸 18 次/分,血压 105/75mmHg。精神萎靡、表情淡漠、面颊及眼睑虚肿、面色苍白、唇厚舌肥、眉毛稀少、腋毛脱落、全身皮肤粗糙少光泽。甲状腺不肿大,双肺正常,心界无扩大,心律齐,心音低钝,未闻及杂音。腹软,肝脾未触及,叩诊鼓音,移动性浊音阴性。双下肢非凹陷性水肿,肌肉软弱无力。

(1)提出该患者的初步诊断和诊断依据。

(2)如果诊断成立,如何利用实验室检查结果做出病变部位的分类判断?

3.12 岁男孩,"多饮、多食、多尿 1 年,加重 2 天"。1 年前无明确原因出现喜饮水,尿量也明显增加,易饥饿,食量大于同龄儿童,但体重未见明显增加。在当地服用"消渴丸、格列本脲"等药物间断治疗,症状反复。2 天前因感冒受凉后出现烦渴多饮、多尿、厌食、恶心、呕吐、头痛、乏力明显、呼吸急促,近 1 天来尿量逐渐减少,精神萎靡不振。体格检查:体温 36.1℃,脉搏 120 次/分,呼吸 24 次/分,血压 92/64mmHg,体重 33kg,无力体型,嗜睡,皮肤弹性差,双眼球微下陷,呼气有烂苹果气息,双肺呼吸音粗,未闻及啰音,心率 120 次/分,心律齐,无杂音,腱反射迟钝。血糖 22mmol/L,尿糖(＋＋＋＋),尿酮体强阳性,pH 为 7.25。

(1)分析该儿童可能的诊断并说明依据。

(2)简述紧急处理措施。

参 考 答 案

一、选择题

【A$_1$型题】

1. E   2. E   3. E   4. E   5. C   6. B   7. A   8. C   9. C

10. D　　11. E　　12. B　　13. C　　14. D　　15. D　　16. B　　17. C　　18. E

19. C　　20. C　　21. D　　22. C　　23. C　　24. C　　25. E

【A₂型题】

26. C　　27. B　　28. A　　29. B　　30. D　　31. B　　32. A　　33. B　　34. E

35. D

【A₃型题】

36. E　　37. E　　38. D　　39. D　　40. A　　41. D

【B型题】

42. A　　43. C　　44. E　　45. B　　46. A　　47. E　　48. B　　49. A　　50. D

二、名词解释

1. 反馈调节:外周组织中的靶腺激素反作用于下丘脑和垂体,对其相应激素的合成与释放起抑制或兴奋作用。

2. 腺垂体功能减退症:是指各种原因引起腺垂体激素分泌减少进而导致周围内分泌靶腺功能减退的一系列综合征。

3. 甲状腺危象:又称甲亢危象,系甲状腺毒症急性加重而形成的危重症候群,其发生与循环血液中甲状腺激素明显增高有关,常因精神刺激、感染等诱发。主要表现为高热、心率增快,甚至出现昏迷、休克等。

4. 呆小病:起病于胎儿或新生儿的甲状腺功能减退症。

5. 妊娠糖尿病:指妊娠期间发现的糖尿病或糖耐量减退。不论是否需用胰岛素治疗,不论分娩后是否持续,均可认为是妊娠糖尿病。

三、填空题

1. 原发性腺垂体功能减退症

2. 高热型　低温型　低血糖型　低血压、循环虚脱型　水中毒型　混合型

3. 碘缺乏病　食用加碘盐

4. 单纯性突眼　浸润性突眼

5. 呆小病　幼年型甲减　成年型甲减

6. 1型糖尿病　2型糖尿病　其他特殊类型糖尿病　妊娠糖尿病

7. 多食　多饮　多尿　体重减轻

8. 糖尿病教育　医学营养治疗　运动疗法　药物治疗　血糖监测

9. 理想体重　工作性质

10. 2~8℃　皮下

四、简答题

1. 甲状腺危象的处理措施如下:

(1)抑制 TH 合成:先用 PTU600mg 口服或胃管注入,以后每6小时给药250mg,症状缓解后减至一般剂量。

(2)抑制 TH 释放:首剂 PTU 用药1~2小时后,口服复方碘溶液30~60滴,以后每6~8小时5~10滴,视病情逐渐减量,一般用3~7日。

(3)降低周围组织对 TH 的反应:普萘洛尔20~40mg,每6~8小时口服1次,心衰、哮喘慎用。

(4)增强机体应激能力:氢化可的松100mg加入5%葡萄糖水中静滴,6~8小时1次。

(5)降低血循环中TH浓度：上述治疗无效可行血液透析、血浆置换。

(6)对症支持治疗：吸氧、抗感染、降温、纠正水和电解质紊乱、纠酸、补充葡萄糖和多种维生素、消除诱发因素，加强监护和护理。

2.成人甲状腺功能减退症的临床表现有：

(1)一般表现：①低代谢表现：逐渐出现易疲劳、乏力、少言懒动、怕冷、少汗、体温低于正常、体重增加等表现。表情淡漠、面颊及眼睑虚肿、面色苍白、唇厚舌肥，呈"黏液水肿性面容"。全身皮肤粗糙少光泽、手脚掌呈姜黄色、指甲厚而脆。全身组织、器官可有不同程度的水肿，下肢水肿常为非凹陷性，严重者浆膜腔可有积液。②精神神经系统：反应迟钝、注意力不集中、记忆力下降，抑郁，嗜睡。③心血管系统：心动过缓、心音低钝、心浊音界扩大、血压偏低，超声可发现心包积液，久病者常可并发冠心病和心力衰竭。④消化系统：食欲减退、腹胀、便秘、鼓肠，可致缺铁性贫血。严重者出现黏液水肿性巨结肠或麻痹性肠梗阻。⑤内分泌系统：性欲减退，男性阳痿，女性月经过多，经期延长或闭经。⑥肌肉与关节：肌肉软弱无力，亦可有暂时性肌强直、痉挛、疼痛，胸锁乳突肌、股四头肌和手部肌肉可出现进行性萎缩。腱反射弛缓期延长。

(2)黏液性水肿昏迷：是甲减威胁生命的严重并发症，见于病情严重的患者，多在冬季寒冷时节发病。主要的诱发因素为寒冷、感染、手术和使用麻醉和镇静药物、TH替代治疗中断、严重躯体疾病等。临床表现为嗜睡、低温(<35℃)、呼吸减慢、心动过缓、心音微弱、血压下降、肌肉松弛、反射减弱或消失，甚至出现休克、昏迷、心、肾功能不全而危及生命，死亡率较高。

3.胰岛素治疗的主要副作用是低血糖反应和过敏反应。

(1)低血糖反应：多见于T1DM患者，尤其是接受强化胰岛素治疗者，多因胰岛素注射过量或注射后未进食导致。临床表现为心慌、出汗、流涎、面色苍白、软弱无力、手足震颤等交感神经兴奋症状和精神不集中、头晕、迟钝、视物不清、步态不稳、甚至昏迷等神经低糖症状，血糖低于2.8mmol/L。处理措施：轻者进食糖水、果汁或糖果；重者静脉注射50%葡萄糖液60~100ml，可反复注射，直至病人清醒；并密切观察病情；必要时继续静滴5%~10%的葡萄糖液。

(2)过敏反应：表现为注射部位瘙痒及荨麻疹样皮疹；出现全身性荨麻疹时，可伴恶心、呕吐、腹痛等症状。严重过敏反应(如过敏性休克)罕见。处理措施：应更换胰岛素制剂；根据不同情况给予抗组胺药物、糖皮质激素；严重者暂时中断胰岛素治疗。

4.糖尿病的饮食治疗方案：

(1)计算总热量：根据患者的理想体重和工作性质计算每日所需总热量。成人休息状态下每日每公斤理想体重给予25~30kcal，轻体力劳动30~35kcal，中度体力劳动35~40kcal，重体力劳动40 kcal以上。儿童、孕妇、乳母、营养不良、消瘦，以及伴有消耗性疾病者酌增，肥胖者酌减，使病人恢复到理想体重的±5%左右。

(2)计算三大营养物质的量：碳水化合物占总热量50%~60%，蛋白质占总热量15%，脂肪占总热量30%。儿童、孕妇、乳母、营养不良或伴有消耗性疾病者适当增加蛋白质，血尿素氮升高适当减少蛋白质。依据每克碳水化合物、蛋白质、脂肪分别产热4kcal、4kcal、9kcal的比例将各自所占的热量转化为营养成分的重量。

(3)餐量分配：各营养素一般按每日三餐分配为1/5、2/5、2/5或者1/3、1/3、1/3；按每日四餐分配为1/7、2/7、2/7、2/7。

(4)制定食谱:根据生活习惯、病情和药物治疗情况合理安排并制定成食谱。在食谱的制定时提倡用粗制米面和一定量杂粮,忌食葡萄糖、蔗糖、蜜糖及其制品。蛋白质至少 1/3 来自动物蛋白;每日胆固醇摄入量应在 300mg 以下,以植物油为主;纤维素食物每日不少于 40g,多食用绿叶蔬菜、豆类、块根类、粗谷物、低糖分水果等。食盐摄入量每日不超过 6g,限制饮酒,增加微量元素和纤维素的摄入。

(5)随访调整:当患者需要变换食谱时,应在总热量保持不变的情况下,增加一种食物的同时应撤减热量相当的另一种食物,以保证饮食平衡。当患者因饮食控制而出现饥饿感时,可以增加含糖较低的蔬菜,如大白菜、卷心菜、芹菜等。每周定时定状态测量体重,如肥胖患者在治疗适当的情况下体重无下降,应酌减总热量;当消瘦患者体重增加后也应适当调整,防止营养过度。

5. 糖尿病的口服降糖药治疗:

(1)促胰岛素分泌剂:①磺脲类:主要作用是促进胰岛 β 细胞分泌胰岛素。适用于 T2DM 经饮食治疗和运动疗法不能获得良好控制者。对于年龄>40 岁、病程<5 年、空腹血糖<10mmol/L 的患者效果较好。禁忌证:T1DM;有严重并发症或 β 细胞功能很差的 T2DM、儿童糖尿病、妊娠或哺乳期妇女;大手术围术期、全胰腺切除术后;对磺脲类过敏或有严重不良反应者等。

常用药物及使用方法(见下表)。

磺脲类常用药物及使用方法

药 物 名 称	每片剂量 (mg)	剂量范围 (mg/d)	每日服药 次 数	作用时间 (h)
格列本脲(优降糖)	2.5	2.5～15	1～2	16～24
格列吡嗪(美吡达)	5	2.5～30	1～2	8～12
格列齐特(达美康)	80	80～320	1～2	10～20
格列喹酮(糖适平)	30	30～180	1～2	8
格列美脲(阿莱立)	1,2	1～8	1	24

从小剂量开始,早餐前半小时一次性口服。不宜同时使用各种磺脲类,也不宜与格列奈类合用。

磺脲类最常见而重要的不良反应为低血糖反应,常发生于老年人、肝肾功能不全、营养不良者,常以用药剂量过大、活动过度、进食不规则等为诱因。其他不良反应有皮肤过敏反应、消化道反应、肝功能损害、白细胞减少等。

②格列奈类:是一种快速作用的促胰岛素分泌剂,降糖作用快速而短暂。适用于 T2DM 早期餐后高血糖阶段和以餐后高血糖为主的老年患者。于餐前或进餐时口服。瑞格列奈(诺和龙),每次 0.5～4mg,每天 3 次;那格列奈,每次 60～120mg,每天 3 次。

(2)双胍类:主要作用是抑制肝葡萄糖的输出,改善外周组织对胰岛素的敏感性,促进组织细胞吸收和利用葡萄糖。可作为 T2DM 治疗的一线用药,单用或联合其他药物;对于 T1DM,与胰岛素联合应用可减少胰岛素用量和血糖波动。禁忌证:DKA、急性感染、心力衰竭、肝肾功能不全、消瘦、慢性营养不良、缺氧、孕妇、乳母等,儿童和老年人慎用,T1DM 不宜单独使用本药。常见副作用为消化道反应和皮肤过敏反应。常用药物为二甲双胍(甲福明),500～1500mg/d,分 2～3 次口服,从小剂量开始,进餐时服药。

(3)α-葡萄糖苷酶抑制剂：主要作用是抑制餐后肠道对葡萄糖的吸收。适用于 T2DM 尤其是餐后高血糖者。常见副作用为消化道反应，忌用于胃肠功能障碍者，也不宜用于孕妇、哺乳期妇女和 18 岁以下人群。可单独使用也可与磺脲类药、双胍类药或胰岛素合用。常用药物为阿卡波糖（拜糖平），开始每次 25mg，每日 3 次，在进第一口饭时服药，若无副作用，渐增至 50mg，每日 3 次，最大剂量 100mg，每日 3 次。

(4)噻唑烷二酮类：主要作用是增强靶组织对胰岛素的敏感性，被视为胰岛素增敏剂。适应证：单独或联合其他口服降糖药治疗 T2DM，尤其胰岛素抵抗明显者。不宜用于：T1DM、孕妇、哺乳期妇女、儿童。因有水肿、体重增加等副作用，凡有心力衰竭、肝功能不良者及严重骨质疏松和骨折病史患者慎用。常用药物有罗格列酮（文迪雅）：4～8mg/d，分 1～2 次口服。吡格列酮（艾丁）：15～30mg/d，一次性口服。

目前 T2DM 药物治疗的新趋势是使用固定复方制剂。如文达敏，每粒中含罗格列酮 2mg 和二甲双胍 200mg，两种药物对于 T2DM 的发病机制作用互补，增强降糖效果，又能相互减轻不良反应，疗效持久。

五、病案分析题

1.(1)初步诊断为甲状腺功能亢进症。诊断依据：①30 岁女性，为本病的好发年龄及性别；②具有高代谢的症状和体征：烦躁易怒、夜间入睡困难、心悸、乏力、食量增加、体重减轻，脉搏 116 次/分，脉压增大，皮肤多汗；③双眼球略突出，瞬目少，惊恐貌（甲亢面容）；④甲状腺弥漫性肿大并触及震颤，闻及血管杂音；⑤FT_3 和 FT_4 升高，TSH 降低，TSAb 阳性。

(2)处理措施：①一般治疗：适当休息，给予高热量、高蛋白和丰富 B 族维生素食物，食用无碘食盐，禁用高碘食物或药物；避免精神刺激，给予心理疏导，消除不良情绪；普萘洛尔 10mg，3 次/日，口服；入睡困难时适当给予镇静药。②抗甲状腺药物治疗：丙硫氧嘧啶 100mg，3 次/日，口服，根据临床表现及甲状腺激素水平情况口服 6～8 周，逐步减量，每 3 周减 1 次，每次减 50mg，减至 100mg 后维持 1～1.5 年。在整个疗程中，应避免间断用药，当有应激情况发生时应酌情增加药量，待病情稳定后再减量。用药之前或期间定期检查白细胞，注意白细胞减少的副作用。③如口服抗甲状腺药物效果不佳或副作用过大时，可改用其他甲亢治疗方法。

2.(1)初步诊断为甲状腺功能减退症。诊断依据：①中年女性，本病好发人群；②14 年前曾给予^{131}I 治疗；③起病隐匿，发展缓慢，病程长；④有乏力、少汗、动作缓慢、低体温、食欲下降、嗜睡等低代谢症候群及全身多系统的功能活动下降的表现；⑤有黏液水肿面容（表情淡漠、面颊及眼睑虚肿、面色苍白、唇厚舌肥）及非凹陷性水肿体征。

(2)需要检查甲状腺激素和血清 TSH，必要时行 TRH 刺激试验及 TPOAb、TgAb 检查：①如果血清 TSH 增高、TT_4 或 FT_4 降低，考虑原发性甲减。对于原发性甲减，发现血清 TPOAb、TgAb 阳性则提示病因为自身免疫性甲状腺炎。②如血清 TSH 偏低、TT_4 或 FT_4 降低，考虑中枢性甲减。对于中枢性甲减，再进行 TRH 刺激试验，TSH 不增高，考虑垂体性甲减；TSH 延迟增高，考虑为下丘脑性甲减。③如果血清 TSH 增高、TT_4 或 FT_4 增高，考虑甲状腺激素抵抗综合征。

3.(1)初步诊断为 1 型糖尿病并酮症酸中毒。诊断依据为：①12 岁儿童，1 型糖尿病的好发年龄阶段；②临床有典型的"三多一少"症状；③病情加重前有明确的上呼吸道感染史；④临床表现有"三多一少"症状加重，有血压下降、尿量减少、皮肤弹性降低及双眼球下陷等脱水表现和意识障碍（嗜睡）表现；⑤呼气有烂苹果气息；⑥血糖显著升高，尿糖强阳性，尿酮体强阳性,pH 为 7.25。

(2)紧急处理措施:①立即先用生理盐水静脉补液。根据患儿体重的 10%左右给予补液约 3000~3500ml。前 2 小时先输入 1000ml,再后的 4 小时内输入 1000ml,剩余液体量于 24 小时内补充。注意要根据血压、心率、每小时尿量、末梢循环情况以及必要时测量中心静脉压调整输液速度。②使用胰岛素,首次给予短效胰岛素 10U 的负荷量静脉注射,然后以每小时每公斤体重 0.1U 加入生理盐水中持续静滴。当血糖降至 13.9mmol/L 时,改用 5%葡萄糖液,并按 2~4g 葡萄糖加 1U 短效胰岛素静滴。同时继续给予每 4~6 小时皮下注射胰岛素 4~6U,每 4~6 小时复查血糖以调节胰岛素的用量。当病情稳定后过渡到胰岛素常规皮下注射。③补钾:患者尿量增多后,开始给予静脉补钾,24 小时约补充氯化钾 6g。补钾过程中,应使用心电图监护,病情恢复后仍需继续口服钾盐数天。④定时监测血糖、尿糖、血酮、尿酮、电解质。

(张红珍)

学习重点

1. 理解风湿性疾病的概念、病理特征。

2. 重点掌握类风湿关节炎(RA)、系统性红斑狼疮(SLE)、痛风的主要临床表现、治疗原则。

3. 熟悉和理解国际上诊断 RA 的分类标准,SLE、痛风的诊断标准。

4. 掌握诊断 RA、痛风的实验室指标,SLE 实验室检查结果的主要特点。

5. 重点掌握糖皮质激素的使用指征。

难点解析

1. 在学习 RA 时应注意以下几个问题:

(1)基本病变:RA 是一种自身免疫性终身性疾病,RA 主要的基本病理改变是关节滑膜炎。早期滑膜充血、水肿、渗出、细胞浸润,慢性期滑膜增厚、血管翳形成,因此关节的损害是本病最主要的表现。其他的基本病变还有血管炎、类风湿结节,故本病除了关节损害表现外也出现关节以外的表现。

(2)关节表现:典型表现为对称性多关节炎,主要以小关节的受累为主,最常受累关节是近端指关节、掌指关节、腕关节。关节疼痛是早期表现;晨僵是突出的表现,活动后可减轻,持续时间与关节炎症严重程度成正比,是疾病活动的重要指标,也是本病早期最重要的表现之一。注意晨僵在其他类风湿性疾病也可出现,但晨僵表现在本病最多见、也最突出。受累关节肿胀,典型呈梭形改变;晚期关节畸形和功能障碍。

(3)关节外表现:关节外常见表现有类风湿结节、慢性间质性肺炎、心包炎、腕管综合征、类风湿脑病。

(4)关于辅助检查:①手指及腕关节的 X 线片检查是对本病的诊断最有价值的检查,同时对本病的演变监测也有重要的意义。②类风湿因子(RF)是一种抗自身 IgG 的 IgM 抗体,RF 阳性不是诊断 RA 的唯一指标,RF 阳性不能肯定诊断 RA,RF 阴性不能否定诊断 RA。虽对本病没有确诊作用,但可较强地提示本病。需结合临床其他资料综合判断。③代表类风湿关节炎活动程度和病情缓解指标的血沉和 C 反应蛋白,在活动期增快和升高,经治疗缓解后下降,因此可以视为本病疾病活动性的观测指标之一。

(5)治疗:能否早期诊断早期治疗是治疗成败的关键。除了休息、营养和物理疗法外,还需给予药物治疗。RA 的治疗药物主要分为三大类,治疗一般采用联合治疗方案。目前首选药物为非甾体抗炎药,如阿司匹林等;确诊患者均应尽早采用缓解病情药物(DMARDs)与非甾体抗炎药物联合应用。糖皮质激素一般不提倡使用,病情严重时才考虑使用;细胞毒类药物如环磷酰胺、硫唑嘌呤等由于毒性较大，不作首选使用，仅在激素治疗无效时考虑使用。

2. 在学习 SLE 时应注意以下几个问题：

(1)SLE 是一种多发于青年女性的自身免疫性炎症性结缔组织病，此病能累及身体多系统、多器官，其主要临床表现除皮疹外，尚有肾、肝、心等器官损害，且常伴有发热、关节疼痛等全身症状。临床表现无固定模式，表现变化多端，病程迁延，反复发作。

(2)蝶形红斑、游走性关节痛和发热是 SLE 三个主要早期临床表现。随之全身各器官相继广泛损害；肾脏损害最多见且严重，也是 SLE 致死的主因；临床可见有各种肾炎的表现。游走性、多发性关节疼痛和肿胀，是本病最常见的前驱症状，最常见于指、腕、膝关节。有 1/4 的患者一遇阳光即出现面部发红或出现阳光过敏性皮疹，因此需要避免阳光的照射。

(3)实验室检查：本病是以各种免疫反应异常为特征的疾病，在患者血液和器官中能找到多种自身抗体，对确诊 SLE 和判断狼疮活动性参考价值大。抗核抗体对 SLE 的敏感性高达 95%，是目前本病最佳的筛选试验，但其特异性不强，阳性还可见于其他自身免疫性疾病（如类风湿关节炎、硬皮病、慢性活动性肝炎等），且滴度与疾病活动性不一定完全平行；抗双链 DNA 抗体可出现阳性，并且滴度较高时仅见于该病，故对此病的诊断特异性较高；抗 Sm 抗体阳性几乎仅见于系统性红斑狼疮患者，具有特异性，故称之为标记性抗体，但阳性率仅为 20%～30%；约 90% 以上的活动期 SLE 患者的血沉增快，并随病情恶化与好转而增快或减慢，因此血沉检查可作为观察病情变化的一项指标。

3. 在学习痛风时应注意以下几个问题：

(1) 痛风是由于单钠尿酸盐沉积于骨关节、肾脏和皮下等部位而引发的急、慢性炎症和组织损伤。痛风的发生与嘌呤代谢紊乱和(或)尿酸排泄减少所致的高尿酸血症直接相关。病因和发病机制不清。临床上 5%～15% 高尿酸血症患者发展为痛风，表现为痛风性关节炎、痛风肾和痛风石等，确切原因不清。痛风患者常有阳性家族史，属多基因遗传缺陷。

(2)痛风的临床表现包括无症状期、急性关节炎期、痛风石及慢性关节炎期及肾脏病变。单侧第 1 跖趾关节最常见，其余为趾、踝、膝、腕、指、肘关节；关节液或皮下痛风石抽吸物中发现双折光的针形尿酸盐结晶是确诊本病的依据。痛风石是痛风的特征性临床表现，典型部位在耳郭。痛风的肾脏病变主要表现为痛风性肾病和尿酸性肾石病。

(3)本病主要通过血和尿的尿酸测定、关节液或痛风石内容物检查、X 线或 CT、MRI 检查综合诊断。如出现特征性关节炎表现、尿路结石或肾绞痛发作，伴有高尿酸血症应考虑痛风，关节液穿刺或痛风石活检证实为尿酸盐结晶可作出诊断。急性关节炎期诊断有困难者，秋水仙碱试验性治疗有诊断意义。

学法指导

1. 需要复习关节囊的构成，有关药理知识以及免疫学的知识，回顾免疫系统的组成、免疫系统的防卫功能以及非特异性免疫和特异性免疫等有关知识。

2. 学习 RA、SLE 及痛风，要注意诊断及鉴别要点，进行学习时要充分利用本章节的图表对比学习，有利于发现异同而帮助记忆。

习　题

一、选择题

【A₁型题】

1. 晨僵主要见于下列哪一种疾病
    A. 系统性红斑狼疮　　　　B. 多发性肌炎　　　　　C. 骨性关节炎
    D. 类风湿关节炎　　　　　E. 以上疾病均可出现

2. 糖皮质激素治疗 SLE 的作用机制是
    A. 控制感染　　　　　　　B. 控制炎症、抑制免疫反应
    C. 抗休克　　　　　　　　D. 抗内毒素
    E. 抗过敏

3. SLE 诊断标准如下，但应**除外**
    A. 光过敏　　　　　　　　B. 面部蝶形红斑
    C. 抗双链 DNA 抗体阳性　　D. 骨痛、肌无力
    E. 关节疼痛

4. 以下哪项**不属于**类风湿关节炎的特征性临床表现
    A. 近端指间关节肿痛　　　B. 腕、掌指关节肿痛
    C. 晨僵　　　　　　　　　D. 远端指间关节肿痛
    E. 手指关节的半脱位畸形

5. 类风湿关节炎的基本病理改变是
    A. 炎症细胞浸润　　　B. B 淋巴细胞大量增殖　　　C. 滑膜炎
    D. 免疫复合物沉积　　E. 关节炎骨性增生

6. 非甾体抗炎药的作用机制是
    A. 抑制滑膜炎　　　　　　B. 增强 NK 细胞活性
    C. 抑制 B 细胞　　　　　　D. 抑制 T 细胞
    E. 抑制环氧化酶的活性

【A₂型题】

7. 患者,女,46 岁,类风湿关节炎病史 1 年,定期在专科门诊随访。请问下列哪些指标异常与本病的活动性有关
    A. 血、尿常规　　　　　　B. 血沉、血清补体及 C 反应蛋白
    C. 肝、肾功能　　　　　　D. 胸部 X 线片
    E. ANA

8. 女性,30 岁,SLE 病史 15 年,复诊,无异常症状和体征,ESR10mm/h,ANA 阳性,抗 RNP 抗体阳性。医生对病情的判断是
    A. 病情未稳定　　　　B. 病情活动　　　　　C. 病情稳定
    D. 轻度活动　　　　　E. 以上都不是

【A₃型题】

(9~10 题共用题干)

女性,32 岁,面部蝶形红斑、多关节痛、口腔溃疡 2 个月,发热一周。尿常规示红细胞

（＋）、蛋白（＋＋），血常规正常。

9. 最有可能的诊断是

A. 类风湿关节炎　　　　B. 败血症　　　　　　C. 皮肌炎

D. 系统性红斑狼疮　　　E. 急性肾小球肾炎

10. 为缓解病情，首选的药物是

A. 镇痛药　　　　　　　B. 抗生素　　　　　　C. 糖皮质激素

D. 抗疟药　　　　　　　E. 非甾体抗炎药

【B 型题】

（11～12 题共用备选答案）

A. 抗核抗体　　　　　　B. 抗 Sm 抗体　　　　C. 抗双链 DNA 抗体

D. 抗 SSA 抗体　　　　E. 抗 SSB 抗体

11. 在 SLE 中阳性率最高的是

12. 在 SLE 中特异性最高的是

（13～15 题共用备选答案）

A. 痛风石　　　　　　　B. 穿凿样骨质透亮缺损　C. 尿酸结石

D. 蛋白尿　　　　　　　E. 关节红肿热痛

13. 痛风急性关节炎期最常见的表现是

14. 痛风的特征性临床表现是

15. 尿酸性肾石病的常见表现是

二、名词解释

1. 类风湿因子　　　　　　　　　　　4. 系统性红斑狼疮

2. 晨僵　　　　　　　　　　　　　　5. 痛风

3. 类风湿结节

三、填空题

1. 用糖皮质激素治疗 SLE 主要适用于_____或有_____等脏器受累者。

2. 外科手术治疗风湿性疾病的目的是改善_____，提高_____。

3. 红斑狼疮分_____和_____。

4. 类风湿关节炎关节损害的主要表现为_____和_____。

5. 男性和绝经后女性血尿酸_____ μmol/L、绝经前女性_____ μmol/L 可诊断为高尿酸血症。

6. 痛风的特征性临床表现是_____。

四、简答题

1. 简述糖皮质激素治疗类风湿关节炎的适应证。

2. 简述类风湿关节炎的关节外表现。

3. 简述系统性红斑狼疮皮肤损害的表现。

4. 简述类风湿关节炎与风湿性关节炎的鉴别。

5. 试述常见风湿性疾病的关节损害特点。

6. 试述系统性红斑狼疮的自身抗体检查内容。

7. 简述痛风的急性关节炎期表现。

8. 试述痛风急性发作常用的药物治疗。

参考答案

一、选择题

【A₁型题】

1. D   2. B   3. D   4. D   5. C   6. E

【A₂型题】

7. B   8. C

【A₃型题】

9. D   10. C

【B型题】

11. A   12. B   13. E   14. A   15. C

二、名词解释

1. 类风湿因子：是一种自身抗体，可分为 IgG、IgA、IgM、IgE 四型，可出现于多种风湿性疾病中，70％类风湿关节炎患者呈阳性。

2. 晨僵：是关节的一种胶黏样僵硬感，常见于关节较长时间不活动时发生，尤以清晨明显，活动后可减轻。

3. 类风湿结节：质地坚韧、无压痛，好发于关节隆突和关节伸侧受压部位的皮下组织，它的存在标志着疾病处于活动期。

4. 系统性红斑狼疮：是一种可累及多系统、多脏器的自身免疫性疾病，尤其好发于育龄期妇女。

5. 痛风：是由于单钠尿酸盐沉积于骨关节、肾脏和皮下等部位而引发的急、慢性炎症和组织损伤。

三、填空题

1. 急性暴发性狼疮 肾、心、肺、中枢神经系统

2. 关节功能 生活质量

3. 盘状系统性 药物性

4. 晨僵 疼痛、肿胀、畸形、功能障碍

5. 420 358

6. 痛风石

四、简答题

1. 糖皮质激素治疗类风湿关节炎的适应证：①难治性类风湿关节炎；②关节症状重而非甾体抗炎药无效或慢作用抗风湿药尚未起作用时；③有威胁生命的严重血管炎或其他严重的关节外病变者。

2. 类风湿关节炎的关节外表现：①类风湿结节；②类风湿血管炎；③心脏损害；④肺部表现；⑤神经系统表现；⑥血液系统表现；⑦干燥综合征；⑧肾脏等多系统损害的表现。

3. 系统性红斑狼疮皮肤损害常见于皮肤暴露的部位，典型表现为鼻梁及两侧面颊部呈现的蝶形红斑，皮疹鲜红或暗红色的不规则水肿性红斑，边界清楚或模糊不清，表面光滑。病情缓解后红斑消退，留有色素沉着。

4. 风湿性关节炎多见于青少年，发病前多有发热、咽痛等链球菌感染史，主要累及四肢

大关节,呈游走性,很少有关节畸形,类风湿因子阴性,抗链球菌溶血素"O"阳性。

5. 类风湿关节炎的关节损害的表现为易累及腕、指掌、近端指间等小关节、对称分布,持续性疼痛,晨僵明显;虽有关节肿胀、疼痛和局部压痛,但一般不出现皮肤发红。晚期可发生关节畸形和功能障碍,畸形表现为近端指间关节呈梭形肿胀,近端指关节半脱位、手指过伸呈"天鹅颈"样畸形。X线片示关节腔变窄或关节面虫蚀样改变。

6. 自身抗体检查包括:①抗核抗体(ANA),阳性率约 95%,但特异性低;②抗双链 DNA(dsDNA)抗体,约 70% 为阳性,特异性高,诊断价值高;③抗 Sm 抗体特异性高达 99%,但阳性率约 30%,且与本病活动性无关;④抗核糖体 P 蛋白(rRNP)抗体,特异性高,阳性率约 15%;⑤其他如抗 SSA 抗体,在新生儿狼疮中阳性率高。

7. 痛风急性关节炎期常由受寒、劳累、饮酒、高蛋白高嘌呤饮食、外伤、手术、感染等诱发。多在午夜或清晨突然起病,关节剧痛,呈撕裂样、刀割样或咬噬样,难以忍受;数小时内出现受累关节的红、肿、热、痛和功能障碍;单侧第 1 跖趾关节最常见,其余为趾、踝、膝、腕、指、肘关节;发作常呈自限性,多于数天或 2 周内自行缓解,受累关节局部皮肤脱屑和瘙痒;可伴高尿酸血症,可有发热等。

8. 痛风急性发作常选择非甾类抗炎药、秋水仙碱、糖皮质激素三类药物。

(1)非甾体类抗炎药(NSAIDs)为急性痛风关节炎的一线用药。常用药物:①吲哚美辛,每次 50mg,每天 3~4 次;②双氯芬酸,每次 50mg,每天 2~3 次;③依托考昔 120mg,每天 1 次。

(2)秋水仙碱是治疗急性发作的传统药物,一般首次剂量 1mg,以后每 1~2 小时 0.5mg,24 小时总量不超过 6mg。

(3)糖皮质激素治疗急性痛风有明显的疗效,通常用于不能耐受 NSAIDs 或秋水仙碱或有肾功能不全者。

(杨 峥)

学习重点

1. 掌握急性中毒的诊断方法和治疗原则,熟悉急性中毒的临床表现和几种特殊解毒药的应用。

2. 熟悉有机磷杀虫药中毒的发病机制,掌握典型临床表现和治疗,熟悉阿托品和胆碱酯酶复活剂的应用原则、阿托品化的表现、阿托品中毒的表现。

3. 掌握急性一氧化碳中毒的临床表现、诊断和治疗。

4. 掌握灭鼠药中毒的临床表现和治疗,熟悉灭鼠药中毒的发病机制。

5. 掌握中暑的临床表现、诊断和治疗,熟悉中暑的发病机制。

6. 掌握淹溺的抢救措施,熟悉淹溺的临床表现。

难点解析

1. 急性中毒的临床诊断是一个难点内容,学习当中应注意以下几个问题:

(1)学会了解毒物的接触史:包括毒物名称、剂量、接触方式及接触时间,调查周围环境有无毒物存在。

(2)对于突然发生的昏迷、呕吐、惊厥、呼吸困难和休克患者或不明原因的发绀、周围神经麻痹、贫血、白细胞减少、血小板减少及肝损伤患者都要考虑中毒的可能性。

(3)实验室检查对于确定毒物种类能够起到重要作用。

2. 有机磷杀虫药中毒时,解毒药应用原则是治疗的一个难点,学习中应注意:

(1)应牢记用解毒药的原则,即要做到早期、足量、联合、重复用药。早期即诊断一经明确或高度怀疑某种毒物中毒时,尽早使用特效解毒药物,不因其他抢救措施的实施而延迟用药;足量是指药量要足;联合是指两到三种药物同时使用;重复用药是指前药疗效不佳可以重复使用,比如阿托品可间隔 10 分钟重复使用。

(2)阿托品化是使用阿托品有效的重要标志,是在使用阿托品后需要尽快实现并维持的状态,其表现就是阿托品副作用的明显表现;而阿托品中毒则是需要尽快停药和对应处理的严重状况,否则一样可以危及患者的生命。

3. 一氧化碳中毒的发病机制主要是 CO 吸入人体后与血液中红细胞内的血红蛋白(Hb)结合,形成稳定的碳氧血红蛋白(COHb),它不能携带氧,且不能解离,从而造成组织、细胞缺氧。由于关键在于缺氧,所以一氧化碳中毒患者的主要临床表现即为组织器官的缺氧表现,缺氧程度的轻重影响着临床表现的程度和预后。

4. 中暑与急性脑血管病的鉴别是一个难点。头颅 CT 或 MRI 检查是一个重要的鉴别诊断手段。

5. 淡水淹溺和海水淹溺的发病机制有所同,也有所不同。它们都可以引起肺顺应性降低、肺水肿、肺内分流、低氧血症和混合性酸中毒;发生严重脑缺氧者,还可促使神经源性肺水肿发生。淡水为低渗液,淡水淹溺可以因为淡水在呼吸道或胃肠道进入血液循环使血容量增加,甚至溶血出现高钾血症和血红蛋白尿;海水为高渗液,可使血容量减少,出现持久的低氧血症;电解质紊乱表现为高钠、高氯、高钙血症。

学法指导

1. 不同毒物中毒的治疗都有不同的治疗方式和治疗药物,在学习过程中主要抓住终止接触、清除未吸收毒物、排除已吸收毒物、特效解毒药、对症处理等几个方面就能全面掌握。

2. 常用洗胃液的选择在记忆中对照教材表 8-1,注意每种洗胃液的适应证,特别是禁忌证。

3. 有机磷杀虫药中毒解毒药物的使用对照教材表 8-2 记忆,主要掌握每一种药物的使用剂量,对比记忆,阿托品化的表现可对照阿托品的副作用记忆。

4. 一氧化碳中毒的治疗有很多方面,记忆有难度,主要抓住关键点,就是改善组织器官的缺氧,特别是脑组织,积极防治脑水肿。

5. 在灭鼠药中毒的学习中,对于其解毒治疗使用的药物往往容易造成混淆,这应该与发病机制结合起来,比如抗凝血类灭鼠药中毒是因为肝脏不能利用维生素 K 合成凝血因子而造成出血,所以治疗应选择维生素 K 或者补充凝血因子。

6. 中暑的治疗抓住降低体温(包括物理降温和药物降温)这一关键处理要点。

7. 淹溺的院前急救抓住开通气道、心肺复苏两个关键点,对于急救措施的掌握能起到事半功倍的作用。

习 题

一、选择题
【A₁型题】

1. 洗胃的有效时间一般为服毒后
   A. 1 小时内　　　　　B. 2 小时内　　　　　C. 3 小时内
   D. 6 小时内　　　　　E. 12 小时内

2. 铅中毒的特殊解毒剂是
   A. 依地酸钙钠　　　　B. 阿托品　　　　　　C. 解磷定
   D. 纳洛酮　　　　　　E. 氟马西尼

3. 有机磷杀虫药中毒的特殊解毒剂是
   A. 氟马西尼　　　　　B. 亚甲蓝　　　　　　C. 氯解磷定
   D. 纳洛酮　　　　　　E. 依地酸钙钠

4. 高铁血红蛋白血症的特殊解毒剂是
   A. 亚甲蓝　　　　　　B. 硫代硫酸钠　　　　C. 氯解磷定
   D. 氟马西尼　　　　　E. 纳洛酮

5. 属于剧毒类有机磷杀虫药的是

A. 甲拌磷　　　　　　B. 氧化乐果　　　　　　C. 乐果

    D. 马拉硫磷　　　　　E. 辛硫磷

6. 有机磷杀虫药主要中毒机制是

    A. 局部刺激　　　　　B. 抑制胆碱酯酶　　　　C. 阻碍氧的利用

    D. 干扰线粒体功能　　E. 引起凝血障碍

7. 急性 CO 中毒的主要机制是

    A. 腐蚀作用　　　　　B. 干扰线粒体功能　　　C. 抑制酶的活性

    D. 阻断毒蕈碱受体　　E. 阻碍氧的利用

8. 下列**不属于**毒蕈碱样表现的是

    A. 多汗　　　　　　　B. 瞳孔缩小　　　　　　C. 流涎

    D. 心率减慢　　　　　E. 肌震颤

9. 下列哪种口唇颜色提示一氧化碳中毒

    A. 鲜红色　　　　　　B. 苍白色　　　　　　　C. 樱桃红色

    D. 紫蓝色　　　　　　E. 暗红色

10. 下列对有机磷杀虫药中毒描述**错误**的是

    A. 口服中毒可在服后 10 分钟至 2 小时发病

    B. 可表现为恶心、腹痛、大汗、肌肉颤动等

    C. 重度中毒者症状缓解即可停用阿托品

    D. 解毒药应早期、足量、联合、重复使用

    E. 全血胆碱酯酶活性有助诊断

11. 下列哪种有机磷农药中毒不能用 1∶5000 高锰酸钾溶液洗胃

    A. 敌敌畏　　　　　　B. 对硫磷　　　　　　　C. 乐果

    D. 马拉硫磷　　　　　E. 美曲磷酯

12. 下列哪种灭鼠药是通过改变凝血系统而致机体中毒的

    A. 毒鼠强　　　　　　B. 磷化锌　　　　　　　C. 灭鼠灵

    D. 氟乙酰胺　　　　　E. 磷化氢

13. 近乎淹溺者发生急性肺水肿主要临床表现是

    A. 寒战和发热　　　　B. 显著呼吸困难　　　　C. 剧烈咳嗽

    D. 胸痛　　　　　　　E. 头痛或视觉障碍

【A₂型题】

14. 中年男性因多汗、流涎就诊,体格检查发现瞳孔缩小、肌肉颤动,首选的检查项目应为

    A. 血常规　　　　　　B. 尿常规　　　　　　　C. 大便常规

    D. 全血胆碱酯酶　　　E. 血淀粉酶

15. 一有机磷杀虫药中毒患者经使用阿托品后出现瞳孔较前扩大、口发干、面红、肺啰音减少,正确的处理是

    A. 立即停用阿托品　　　　　　　B. 加大阿托品剂量

    C. 减少阿托品剂量　　　　　　　D. 使用阿托品维持此状态

    E. 使用阿托品拮抗剂

16. 一患者就诊时呈昏迷状态。体格检查:血压 120/60mmHg,呼吸 18 次/分,对光反

射迟钝,胆碱酯酶活力 80%,碳氧血红蛋白(COHb)35%,最可能的诊断是

    A. 有机磷农药中毒   B. 灭鼠药中毒   C. 急性一氧化碳中毒

    D. 中暑   E. 高原病

17. 一 30 岁男性在田间连续收麦 6 小时后突然出现头晕、头痛、恶心、呕吐,体格检查脉搏 140 次/分,呼吸 28 次/分,最可能的诊断是

    A. 有机磷农药中毒   B. 中暑   C. 急性一氧化碳中毒

    D. 急性心肌梗死   E. 化脓性脑膜炎

【A₃型题】

(18~19 题题干)

男,40 岁,误服有机磷农药美曲磷酯(敌百虫),急送医院就诊,急查胆碱酯酶活力 50%。

18. 洗胃时**忌用**的是

    A. 清水   B. 2%碳酸氢钠溶液

    C. 1∶5000 高锰酸钾溶液   D. 温开水

    E. 生理盐水

19. 静脉滴注双复磷的目的是

    A. 减少毒物吸收   B. 恢复胆碱酯酶活力   C. 对抗烟碱样症状

    D. 对抗毒蕈碱样症状   E. 促进毒物从尿液排泄

【B 型题】

(20~21 题共用备选答案)

    A. 氰化物中毒   B. 金属锑中毒   C. 苯二氮类中毒

    D. 酒精中毒   E. 毒鼠强中毒

20. 氟马西尼治疗

21. 亚硝酸盐-硫代硫酸钠疗法治疗

(22~23 题共用备选答案)

    A. 毒鼠强中毒   B. 灭鼠灵中毒   C. 氟乙酰胺中毒

    D. 磷化锌中毒   E. 氰化物中毒

22. 牙龈及皮肤出血

23. 呕吐物有大蒜味

二、名词解释

1. 中毒   2. 阿托品化   3. 淹溺

三、填空题

1. 中毒按照发病速度可分为_____和_____。

2. 中毒的方式主要有_____和_____。

3. 患者呼气呈大蒜味提示_____中毒;患者呼气呈苦杏仁味提示_____中毒。

4. 清除胃肠道尚未吸收的毒物的措施有_____、_____、_____和_____。

5. 有机磷杀虫药中毒对人的毒性作用机制是抑制体内的_____。

6. 有机磷杀虫药中毒时特效解毒药的使用原则为_____、_____、_____、_____。

7. 急性一氧化碳中毒的关键治疗是_____。

8. 灭鼠灵中毒时特效解毒剂是_____。

9. 中暑按照发病机制及临床表现可分为_____、_____、_____。

10. 淹溺的诊断主要根据是_____和_____。

四、简答题

1. 简述中毒的治疗原则。

2. 简述有机磷杀虫药中毒的临床表现和诊断要点。

3. 简述急性一氧化碳中毒的临床表现和诊断要点。

4. 灭鼠药中毒的特效疗法。

5. 简述中暑的病因。

6. 简述淹溺的院前急救。

五、病案分析题

1. 女性患者、40岁,因口吐白沫、呼之不应被送医院,2小时前曾与其丈夫吵过架。体格检查:体温37℃,脉搏110次/分,呼吸18次/分,血压90/60mmHg,皮肤湿冷,口腔有大蒜味,口流涎,两侧瞳孔缩小,对光反射迟钝。双肺闻及散在湿啰音,心率110次/分,律齐,无杂音。腹软,肝脾未触及。四肢肌肉震颤,腱反射减弱。实验室检查:全血胆碱酯酶活力25%。

(1)分析其诊断并列出依据。

(2)应该采取怎样的处理措施?

2. 66岁女性,8月份的一天在自家卫生间洗浴时,出现头晕、头痛、恶心、呕吐、乏力,继之晕倒在地。既往无高血压及心脏病史。体格检查:体温40.5℃,脉搏120次/分,呼吸较弱,血压90/60mmHg,言语不清,烦躁不安,对光反射存在,阵发性肌肉抽搐,碳氧血红蛋白5%。

(1)分析其诊断并列出依据。

(2)应该采取怎样的处理措施?

参考答案

一、选择题

【A₁型题】

1. D　2. A　3. C　4. A　5. A　6. B　7. E　8. E　9. C
10. C　11. B　12. C　13. B

【A₂型题】

14. D　15. D　16. C　17. B

【A₃型题】

18. B　19. B

【B型题】

20. C　21. A　22. B　23. D

二、名词解释

1. 中毒:进入人体的化学物质达到中毒量产生组织和器官损害引起的全身性疾病称为中毒。

2. 阿托品化:患者出现口干、皮肤干燥、肺啰音消失、心率加快等。

3. 淹溺：淹溺是指人体浸没于水或其他液体后,反射性引起喉痉挛和(或)呼吸障碍,发生窒息性缺氧的临床死亡状态。

三、填空题

1. 急性中毒 慢性中毒

2. 职业性中毒 生活型中毒

3. 有机磷杀虫药 氰化物

4. 催吐 洗胃 导泻 灌肠

5. 胆碱酯酶

6. 早期 足量 联合 重复用药

7. 氧疗

8. 维生素 K_1

9. 热痉挛 热衰竭 热射病

10. 淹溺的病史 相应的临床表现

四、简答题

1. 中毒的治疗原则：立即终止接触毒物；清除尚未吸收的毒物；促进已吸收毒物的排出；使用解毒药；紧急复苏和对症支持治疗；预防并发症。

2. 有机磷杀虫药中毒的临床表现：①毒蕈碱样症状：恶心、呕吐、腹痛、多汗、流泪、流涕、流涎、腹泻、尿频、大小便失禁、心跳减慢和瞳孔缩小,可出现咳嗽、气促、甚至肺水肿。②烟碱样症状：面、眼睑、舌、四肢和全身骨骼肌纤维颤动,甚至全身肌肉强直痉挛,而后发生肌力减退和瘫痪。呼吸肌麻痹可表现为周围呼吸衰竭。血压升高、心跳加快和心律失常；③中枢神经系统症状：表现为头晕、头痛、疲乏、共济失调、烦躁不安、谵妄、抽搐和昏迷；④其他表现：敌敌畏、美曲磷酯、对硫磷、内吸磷等接触皮肤后可引起皮肤出现红斑、丘疹、水泡和皮肤剥脱；有机磷杀虫药进入眼内可引起结膜充血、瞳孔缩小。

有机磷杀虫药中毒的诊断要点：①有机磷杀虫药接触史；②呼气有大蒜味、多汗、流涎、流泪、流涕、瞳孔缩小、肌纤维颤动和意识障碍等中毒表现；③全血 ChE 活力下降。

3. 急性一氧化碳中毒的临床表现和诊断要点：临床表现 ①轻度中毒：剧烈头痛、头晕、心悸、口唇黏膜呈樱桃红色、四肢无力、恶心、呕吐、嗜睡、意识模糊、视物不清、感觉迟钝、谵妄等。②中度中毒：呼吸困难,昏睡或浅昏迷,对疼痛刺激可有反应,对光反射和角膜反射迟钝,腱反射减弱,呼吸、脉搏和血压可有改变。③重度中毒：深昏迷,各种反射均消失,可呈去大脑皮质状态；有脑水肿、肺水肿、惊厥、呼吸衰竭、上消化道出血、休克等。

急性一氧化碳中毒的诊断要点：①较高浓度的一氧化碳接触吸入史；②急性发生的中枢神经系统症状和体征；③血液 COHb 测定 $>10\%$。

4. 灭鼠药中毒的特效疗法：

(1)毒鼠强中毒：①抗惊厥可使用地西泮、苯巴比妥钠等解痉剂；②血液净化,必要时使用血液灌注、血液透析、血浆置换等方式排出毒鼠强。

(2)氟乙酰胺中毒：特效解毒剂为乙酰胺(解氟灵)。乙酰胺 $0.1\sim0.3g/(kg \cdot d)$,分 3 次肌内注射。重型中毒首次可用全日剂量的 $1/2$(约 $10g$),肌内注射。

(3)抗凝血类灭鼠药中毒：①特效对抗剂为维生素 K_1；②补充凝血因子,输新鲜血浆 $300ml$。

5. 中暑的病因：①环境温度过高：在工厂的炼钢车间、烈日照射的田间等从事劳动者,人体从外界环境获取热量；②人体产热增加：从事重体力劳动，患有发热、甲状腺功能亢进症，服用苯丙胺等药物；③散热障碍：湿度较高的环境下工作、穿透气不良的衣服等；④汗腺功能障碍：系统性硬皮病、广泛皮肤烧伤后瘢痕症或先天性汗腺缺乏症等。

6. 淹溺的院前急救：尽快将溺水者从水中救出后立即现场急救：①采取头低俯卧位行体位引流；②迅速清除口鼻腔中污水、污物、分泌物及其他异物，保持气道通畅；③拍打背部促使气道液体排出。对于心搏呼吸停止者，立即现场施行心肺复苏。复苏期间常会发生呕吐，注意防止呕吐物误吸。有条件时，进行气管内插管和吸氧。在患者转送过程中，也不应停止心肺复苏。

五、病案分析题

1.（1）初步诊断：急性有机磷杀虫药中毒（重度）。主要依据是：①有服毒的诱因（吵架）；②相关临床表现：口腔有大蒜味、口流涎、双侧瞳孔缩小、浅昏迷、肌肉震颤、肺水肿等；③全血胆碱酯酶活力降至25％。

（2）处理措施：①立即用清水洗胃，反复清洗，直至洗净为止；②洗胃后用硫酸钠30g溶于20ml水中一次口服，30分钟无泻出，应从胃管内注入500ml水；③使用ChE复活剂：氯解磷定0.75g，稀释后缓慢静注，半小时后可重复一次；④使用抗胆碱药阿托品：首先10mg静注，然后每10分钟静注5mg，达阿托品化后，1mg皮下注射，每小时1次维持；⑤对症处理：出现脑水肿、呼吸衰竭等严重情况，应及时给予脱水、吸氧、辅助呼吸等对症处理措施。

2.（1）初步诊断：中暑（非劳力性热射病）。主要依据：①炎热季节（8月份），老年人处于狭小、通气不良、湿度大的空间（卫生间）；②相关临床表现：突然发生头晕、头痛，体温40.5℃等；③碳氧血红蛋白正常（排除急性一氧化碳中毒）。

（2）处理措施：①应立即脱离卫生间，转入通风良好、低温的房间；②物理降温：用冷水擦浴或将冰袋放在头部及四肢大血管处，如效果不好，可用冰盐水灌肠；③氯丙嗪25mg加入5％葡萄糖盐水溶液500ml中，静脉滴注，注意监测血压；④对症处理：肌肉抽搐不缓解，可肌内注射地西泮10mg，出现脑水肿时应给予脱水等对症处理。

（邢冬杰）

第九章 神经系统疾病

学 习 重 点

1. 掌握感觉障碍的常见类型(特别是常见的神经干型、末梢型、内囊型等),有利于在临床上对神经系统的损害做出定位诊断。

2. 掌握肌力的分级内容;掌握瘫痪的主要表现类型(特别是上运动神经元瘫痪与下运动神经元瘫痪的鉴别要点以及瘫痪的分布类型),有助于对神经系统的损害作出定位诊断。

3. 熟悉意识障碍的临床表现(尤其是昏迷程度的判断),可以帮助对疾病的严重程度做出判断,也有利于对患者的预后作出估计。

4. 熟悉周围性面瘫和中枢性面瘫的鉴别要点,对于明确面瘫的原因、选择治疗手段以及判断预后具有重要的意义。

5. 掌握吉兰-巴雷综合征、急性脊髓炎、重症肌无力等疾患的呼吸肌麻痹判断和救治措施,对于减少死亡率具有重要意义。

6. 掌握脑血管疾病的危险因素和预防策略,有利于预防和减少脑血管疾病的发生。

7. 掌握短暂性脑缺血发作、脑血栓形成以及脑栓塞的主要病因、常见临床类型的症状和体征、主要治疗方法。

8. 掌握脑出血、蛛网膜下腔出血的主要病因、临床表现特点及治疗要点。掌握脑出血和脑血栓形成的鉴别诊断要点。

9. 掌握癫痫临床表现的共性特征,掌握癫痫大发作的表现过程和发作时的处理措施,熟悉癫痫的诊断思路与诊断内容,掌握癫痫的药物治疗原则,掌握癫痫持续状态的抢救措施。

10. 掌握重症肌无力和周围性麻痹的肌肉瘫痪特点,掌握重症肌无力三种危象的处理措施。

难 点 解 析

1. 感觉障碍的类型和瘫痪的主要表现类型是本章节的一个难点内容,正确掌握有关知识,需要注意以下几个问题:

(1)肌力的大小是诊断有无瘫痪和瘫痪程度的依据。

(2)复习解剖学中关于感觉传导和运动传导通路的有关知识,明确上、下运动神经元的位置与功能,有利于对定位诊断的理解。

2. 意识障碍的表现也是本章节的一个难点内容,正确掌握有关知识,需要注意以下几个问题:

(1) 任何原因导致大脑皮质弥漫性损害或脑干上行网状激活系统被阻断,都可以产生意识障碍。任何疾病产生意识障碍均提示病情进入危重状态。

（2）意识障碍可以表现为觉醒度下降或意识内容改变。觉醒度下降是以大脑功能受抑制为主要特点，依据其严重程度依次分为：嗜睡、昏睡、昏迷；而意识内容改变为主的意识障碍表现为意识模糊、谵妄。谵妄则是以大脑兴奋性增高为特征。

（3）昏迷是意识的持续中断或丧失，是最严重的意识障碍。

3. 周围性面瘫和中枢性面瘫既有共同点又有不同点，在鉴别学习中需要注意：

（1）周围性面瘫是由于面神经在面神经管内受到压迫引起，解除压迫后一般预后良好。中枢性面瘫则大多数由脑血管意外、大脑半球肿瘤等引起。

（2）周围性面瘫是在面神经受到压迫的同侧出现面肌瘫痪，而中枢性面瘫表现为病灶对侧面部表情肌瘫痪。

（3）周围性面瘫出现上面部的表情肌支配的皱额、蹙眉、闭眼动作不能完成以及下面部的表情肌支配的鼓腮、吹哨、示齿等动作也不能完成；中枢性面瘫则上面部的表情肌功能正常，仅有对侧下面部表情肌瘫痪而出现鼻唇沟变浅、口角下垂、不能鼓腮、不能吹哨和示齿。

4. 吉兰-巴雷综合征、急性脊髓炎、重症肌无力危象均可出现呼吸肌麻痹，成为致死的主要原因。在临床上常有共同性的表现：胸闷、气短、语音低沉、咳嗽无力、胸式或腹式呼吸动度减低、呼吸音减弱、发绀等。对上述征象的及时观察，有助于早期作出判断和采取救治措施。

5. 脊髓休克常为脊髓损伤的早期表现，出现瘫痪肢体肌张力低、腱反射消失、病理反射阴性等类似下运动神经元损害的表现。脊髓休克期一般持续 2～4 周或更长时间后进入恢复期，则表现为肌张力逐渐增高、腱反射活跃并出现病理反射等上运动神经元损害的特点。休克期越长预示脊髓损害越严重，功能恢复越差。

6. 缺血性脑血管疾病局灶性神经功能缺失症状和体征与受累血管有关，一般脑水肿、颅内压增高引起的头痛、意识障碍等全脑症状缺如或较轻，治疗中以恢复脑组织血液供应为主要手段。出血性脑血管疾病中脑出血因出血部位不同临床表现和预后差异较大，全脑症状突出，治疗中以控制脑水肿、调控血压、手术治疗等为主要措施；蛛网膜下腔出血则由于是脑底部或脑及脊髓表面的病变血管破裂导致，常常缺乏局限性神经缺失症状和体征，临床表现特点为头痛和脑膜刺激征阳性；治疗则以防止再出血、防治脑动脉痉挛、降颅压和降血压治疗为主。

7. 脑卒中患者常有血压的增高，是机体为维持有效脑血流量的脑血管自动调节代偿反应，随着颅内压的降低血压也随之下降，故通常可不使用降压药。但血压过高又会加重颅内高压或增加再出血的危险。在血压达到不同的指标值时方考虑降压治疗，将血压维持在病前略高水平上。特别需要注意的是，降血压应以脱水降低颅压治疗为基础，同时避免过低降压，否则可能会减少脑灌注量。

8. 脑 CT 是急性脑血管疾病的主要辅助检查。缺血性脑血管疾病（如脑血栓形成、脑栓塞）的脑 CT 在病变部位表现为低密度影像，且在 24 小时后才比较明显；而出血性脑血管病变则在出血部位立即出现高密度影像。脑 CT 检查对于急性脑血管疾病具有诊断和鉴别诊断的价值，应尽早安排检查。

9. 癫痫是本章节的另一个难点，原因复杂，类型繁多，表现多样。无论系何种原因与何种表现，其电生理改变均为大脑神经元异常的过度性同步放电。由于异常放电的部位及波及范围的不同，可以表现为运动、感觉、行为、精神、意识、自主神经等功能障碍，或兼而有之。

每次发作或每种发作的短暂过程称为痫性发作，一个患者可以有一种或数种形式的痫性发作。不同类型的痫性发作具有自身的个性表现特征，但临床表现也多具有发作性、短暂性、重复性和刻板性等共性表现特点。在癫痫发作中，一组有相似症状和体征特性所组成的特定癫痫现象称为癫痫综合征。痫性发作与癫痫综合征是两个不同的概念。癫痫的药物治疗是主要的内科治疗手段，是本章的重点和难点。特别需要明确的是并非每一种抗癫痫药物对所有的癫痫类型都有效，因此需要根据发作类型正确选药；此外小剂量开始、长期规律用药、尽量单药治疗、缓慢减量等也是在用药中需要遵循的重要原则。

10. 重症肌无力危象是患者最危险的状态，也是死亡的主要原因。三种危象发生的主要原因和处理措施不同，应当注意鉴别，其中腾喜龙试验成为主要的鉴别依据。

学 法 指 导

1. 运动系统损害的主要表现是本章节的一个难点内容，在学习中应该注意以下几个要点：

(1)需要复习解剖学的知识，对运动系统传导通路有清晰的认识，能区别出上、下运动神经元的位置和神经径路。

(2)学习肌力分级时可以根据教材表 9-2 的描述进行模拟演示，可以帮助学习者加深认识。

(3)对上、下运动神经元性瘫痪进行学习时应充分利用教材表 9-3，进行对比学习。

(4)学习感觉障碍和瘫痪类型时应结合教材图 9-2、图 9-3 反复观察、理解和记忆。

2. 周围性面瘫和中枢性面瘫的临床表现不同，学习时结合教材图 9-4 来进行比较，演练六个面部动作的改变。

3. 吉兰-巴雷综合征的病变主要累及脊神经根、脊神经和脑神经。周围神经属于复合神经，其中有运动神经纤维、感觉神经纤维、自主神经纤维；因此需要理解其临床表现中可以出现运动及反射障碍、感觉障碍、自主神经功能紊乱等诸多损害的表现。在运动障碍的发展中，无论肌肉瘫痪是由下肢开始向上发展还是由上肢开始向下发展，都有可能使呼吸肌受累而出现呼吸肌麻痹，这也是本病潜在的最大的致命性威胁，在诊治该类患者时要有意识地重点观察患者有无呼吸肌麻痹的表现，如此方能早期发现并及时处理。

4. 急性脊髓炎是一种急性横贯性脊髓炎性病变，因此受损平面以下的所有运动功能、感觉功能、自主神经功能均发生障碍，且两侧表现对称。由于本病并无特殊治疗措施，恢复时间长，容易发生并发症，而各种并发症是影响功能恢复的主要因素，因此应当理解一般治疗和护理的重要意义。

5. 急性脑血管疾病的分类中应重点理解缺血性卒中和出血性卒中的分类。缺血性卒中的脑血栓形成和脑栓塞可以有共性的表现特点：如神经功能缺失的定位体征与受累血管有关、全脑症状不突出、脑 CT 呈低密度影；出血性卒中中脑出血和蛛网膜下腔出血可以有明显颅压增高、脑 CT 呈高密度影等。

6. 鉴别急性脑血管疾病时应利用教材表 9-5 对比进行学习，重点明确脑出血与脑血栓形成的鉴别要点。

7. 对缺血性卒中和出血性卒中的脑 CT 检查结果知识的学习，应充分结合教材图 9-7、图 9-8，增加直观印象，有利于加深认识和理解。

8. 癫痫大发作是常见的癫痫发作类型,除了对理论知识的要点应进行强化学习和总结外,还应借助于电教片观看典型病例的发作过程,可以较好地增加直观印象,强化理论知识要点。

9. 学习重症肌无力时首先应清楚神经-肌肉接头的结构和乙酰胆碱受体(AChR)的功能,比较三种危象发生的原因和腾喜龙试验的差异,如此则容易理解肌无力的特征、治疗手段和抢救措施。

习 题

一、选择题

【A₁型题】

1. 上运动神经元瘫痪与下运动神经元瘫痪最有肯定意义的鉴别点是
   A. 瘫痪范围的大小与程度
   B. 有无肌肉萎缩
   C. 张力增高或减低
   D. 腱反射亢进或减弱
   E. 有无病理反射

2. 脊髓半侧损害的感觉障碍为
   A. 受损平面以下的同侧痛、温觉障碍,对侧深感觉障碍
   B. 受损节段的痛、温觉障碍,对侧深感觉障碍
   C. 受损平面以下的同侧深感觉障碍,对侧痛、温觉障碍
   D. 受损节段深感觉障碍,对侧痛、温觉障碍
   E. 受损平面以下对侧深、浅感觉均障碍

3. 瘫痪的肢体只能在床面上水平移动而不能抬离床面,其肌力判断为
   A. 0级
   B. 1级
   C. 2级
   D. 3级
   E. 4级

4. 对侧面部及上下肢体的中枢性瘫痪,称为
   A. 单瘫
   B. 偏瘫
   C. 交叉性瘫痪
   D. 四肢瘫
   E. 截瘫

5. 关于三叉神经痛的描述错误的是
   A. 以中老年人多见
   B. 疼痛常局限于三叉神经的一或二支分布的区域
   C. 疼痛持续数秒至1~2分钟,突发突止
   D. 疼痛常有"扳机点"
   E. 神经系统检查多有阳性体征

6. 关于面神经炎的描述不正确的是
   A. 患侧不能皱额、不能蹙眉、不能闭眼
   B. 患侧不能鼓腮、不能吹哨、不能示齿
   C. 面瘫多见于单侧
   D. 应尽早使用糖皮质激素
   E. 急性期可给予针刺或电针疗法

7. 不符合中枢性面瘫临床特点的是

    A. 多由脑血管意外及大脑半球肿瘤引起

    B. 患侧鼻唇沟变浅、口角下垂

    C. 患侧不能鼓腮、不能吹哨、不能示齿

    D. 患侧不能皱额、不能蹙眉、不能闭眼

    E. 食物常滞留于患侧齿颊之间

8. 急性脊髓炎的好发部位是

    A. 颈髓段   B. 胸髓（$T_3 \sim T_5$）段   C. 腰髓段

    D. 骶髓段   E. 脊髓任何节段

9. 下列情况中**不符合**急性脊髓炎的临床表现者为

    A. 病前常有呼吸道感染症状

    B. 损害平面以下肢体和躯干的各种感觉丧失

    C. 大小便障碍

    D. 损害平面以下运动障碍

    E. 早期表现为瘫痪肢体肌张力增高、腱反射亢进

10. 吉兰-巴雷综合征的脑脊液改变的主要特征为

    A. 蛋白增高而细胞正常或接近正常

    B. 蛋白及细胞均增高

    C. 多核细胞明显增多

    D. 淋巴细胞明显增多

    E. 糖、氯化物降低

11. 供给大脑半球前 3/5 部分血液的血管是

    A. 颈内动脉系统   B. 椎-基底动脉系统   C. 大脑前动脉

    D. 大脑中动脉   E. 前交通动脉

12. 短暂性脑缺血发作的临床特征中**不应**出现

    A. 发作突然

    B. 恢复较快，一般仅遗留较轻的神经功能缺损

    C. 常反复发作

    D. 用小剂量阿司匹林治疗有效

    E. 持续时间短暂，症状和体征在 24 小时内应完全消失

13. 脑血栓形成最常见的病因是

    A. 高血压   B. 脑动脉粥样硬化   C. 多种脑动、静脉炎

    D. 寒冷季节   E. 缺氧

14. 高血压脑出血好发的部位是

    A. 大脑皮质   B. 中脑   C. 内囊和基底节处

    D. 脑桥   E. 蛛网膜下腔

15. 蛛网膜下腔出血最常见的病因是

    A. 高血压   B. 脑动脉粥样硬化   C. 先天性颅内动脉瘤

    D. 脑血管畸形   E. 血液病

16. 脑出血急性期治疗的最重要的环节是

    A. 降低血压

B. 控制出血

C. 气管切开,吸氧

D. 控制脑水肿,预防脑疝

E. 加强护理,注意水与电解质的平衡

17. 脑出血的预后与下列哪项因素**无关**

    A. 出血部位   B. 出血量   C. 出血部位与出血量

    D. 性别   E. 有无并发症

18. 在何时安排脑 CT 检查诊断脑梗死的阳性率较高

    A. 发病后立即检查   B. 发病后 6 小时内   C. 发病后 24～48 小时内

    D. 发病后 72 小时内   E. 发病 1 周以后

19. 目前区别脑出血和脑梗死的主要依据是

    A. 起病的缓急   B. 意识障碍的程度   C. 瘫痪的程度和范围

    D. 是否是血性脑脊液   E. 脑 CT 检查

20. 脑出血与蛛网膜下腔出血的临床表现中,最主要的鉴别要点是

    A. 起病的缓急   B. 年龄的大小

    C. 血压的高低   D. 昏迷的程度

    E. 有无神经系统的定位体征

21. 青年人发生脑栓塞,其栓子的来源首先考虑为

    A. 风湿性心瓣膜病并心房纤颤   B. 感染性心内膜炎

    C. 心房黏液瘤   D. 长骨骨折后的脂肪栓子

    E. 动脉粥样斑块脱落

22. 蛛网膜下腔出血的治疗中**错误**的是

    A. 头高脚低位

    B. 绝对卧床休息 4～6 周

    C. 使血压稳定在发病前或正常水平

    D. 小剂量短时间使用抗纤维蛋白溶解药

    E. 防治脑动脉痉挛

23. 癫痫的用药原则哪项是正确的

    A. 开始治疗时剂量要大   B. 尽可能联合用药

    C. 完全控制后即可停药   D. 按发作类型选择药物

    E. 以上都是

24. 失神发作的临床特点**不正确**的是

    A. 发作时意识短暂中断   B. 正在进行的活动突然停止

    C. 一般不会跌倒   D. 发作时两眼瞪视不动

    E. 对发作过程有记忆

25. 判断是否是癫痫发作的最好依据是

    A. 患者的回忆自诉   B. 对家族史的询问

    C. 目睹发作的过程   D. 神经系统存在阳性体征

    E. 脑 CT 检查结果

26. 癫痫大发作时,以下的处理措施中最重要的是

A. 严密观察意识和瞳孔的变化　　B. 保持呼吸道的通畅

C. 不可强力按压肢体　　D. 避免外伤的发生

E. 禁用口表测量体温

27. 与重症肌无力有关的因素是

　　A. 神经末梢乙酰胆碱释放量减少

　　B. 突触后膜乙酰胆碱受体数目减少

　　C. 肌细胞内外的钾平衡失调

　　D. 周围神经脱髓鞘

　　E. 神经受压迫

28. 重症肌无力常与哪一种疾病同时存在

　　A. 甲状腺肿瘤　　B. 甲状腺功能亢进症

　　C. 胸腺肿瘤或胸腺增生　　D. 系统性红斑狼疮

　　E. 多发性神经炎

29. 胆碱能危象是由于下列哪种原因引起

　　A. 疾病本身发展　　B. 抗胆碱酯酶药物不足

　　C. 抗胆碱酯酶药物过量　　D. 抗胆碱酯酶药物不敏感

　　E. 以上都是

30. 周期性瘫痪患者肌肉瘫痪的特点**错误**的是

　　A. 四肢肌肉对称性无力或弛缓性瘫痪

　　B. 脑神经所支配的肌肉常有受累

　　C. 最先受累出现症状的肌群也最先开始恢复

　　D. 补钾治疗后肌无力迅速改善

　　E. 发作间歇期一切均正常

【A₂型题】

31. 18岁男性患者,诊断为"吉兰-巴雷综合征",该患者**不可能**出现的表现是

　　A. 四肢对称性无力　　B. 肌肉萎缩　　C. 肢体远端感觉障碍

　　D. 一侧中枢性面瘫　　E. 脑脊液蛋白-细胞分离

32. 一位脑出血的病人,很快昏迷,双侧瞳孔极度缩小,四肢瘫痪,高热,呼吸障碍,出血部位应考虑为

　　A. 小脑　　B. 内囊内侧和丘脑附近

　　C. 桥脑　　D. 外囊附近

　　E. 内囊内侧扩延至外囊附近

33. 19岁男性患者,有癫痫病史10年,诊断为单纯部分性发作。该类型的癫痫发作与复杂部分性发作的主要区别在于有无

　　A. 精神症状　　B. 运动障碍症状　　C. 意识障碍

　　D. Todd瘫痪　　E. 感觉障碍症状

34. 女性患者,32岁,经过检查诊断为"蛛网膜下腔出血"。下述哪点**不是**该病的常见临床表现

　　A. 有剧烈的头痛　　B. 有明显的偏瘫和偏身感觉障碍

　　C. 有脑膜刺激征　　D. 血性脑脊液

E. 可以出现意识障碍

35. 60 岁女性患者,"左侧肢体无力和麻木 1 天",患者神志清晰,经头颅 CT 检查发现右内囊区低密度影,最可能出现的体征是

    A. 一侧周围性面瘫,对侧肢体瘫痪   B. 单瘫

    C. 偏瘫、偏盲和偏身感觉障碍   D. 截瘫

    E. 运动性失语

36. 24 岁男性患者,近 2 年反复出现情绪亢奋,无理取闹,弃衣而走,每次发作数分钟不等,对发作过程无记忆,发作间歇期正常。该患者可能的癫痫类型是

    A. 全面性强直-阵挛发作   B. 癫痫持续状态

    C. 失神发作   D. 精神运动性发作

    E. Jackson 发作

37. 8 岁男性患儿,近 3 年来反复出现讲话或行动突然中断,双眼凝视不动,手中东西掉落,呼之不应,一般持续数秒后立即清醒,继续原先的活动,对发作无记忆。该患儿可能的癫痫类型是

    A. 全面性强直-阵挛发作   B. 癫痫持续状态

    C. 失神发作   D. 精神运动性发作

    E. Jackson 发作

38. 76 岁男性,15 年前诊断有"冠心病"。发病前晚上睡眠时一切正常,但清晨起床时出现右侧上、下肢无力,感觉消失,不能言语,但神志清楚。在家观察一天后病情无改善。该患者的诊断首先应考虑为

    A. 脑血栓形成   B. 脑出血   C. 蛛网膜下腔出血

    D. 脑栓塞   E. TIA

39. 62 岁男性患者,突发一侧上肢无力,半小时后逐渐缓解。次日再次出现类似表现,并同时伴有一侧眼花、视物模糊,40 分钟后缓解,立即到医院就医,神经系统检查无异常。应首先考虑的诊断为

    A. 脑血栓形成   B. 脑栓塞   C. 蛛网膜下腔出血

    D. 椎-基底动脉系统 TIA   E. 颈内动脉系统 TIA

40. 一脑血管意外患者,处于熟睡状态,需强烈刺激或反复高声呼唤才能唤醒,醒后表情茫然,反应迟钝,只能作简单的回答,且答非所问,这种意识状态是属于

    A. 嗜睡   B. 意识模糊   C. 昏睡

    D. 浅昏迷   E. 深昏迷

【A₃ 型题】

(41~44 题共用题干)

20 岁男性患者,四肢无力 4 天,无大小便障碍,无发热。查体:四肢肌力 3 级,四肢远端痛觉减退,腱反射消失,无病理反射,腰穿正常。

41. 首先考虑的疾病是

    A. 吉兰-巴雷综合征   B. 脊髓灰质炎   C. 周期性麻痹

    D. 急性脊髓炎   E. 多发性肌炎

42. 在随后的疾病发展中患者出现呼吸肌麻痹,此时应及时给予的最重要治疗措施是

    A. 肾上腺皮质激素   B. 气管切开   C. 大剂量维生素 B_{12}

　　D. 抗生素　　　　　　　　E. 吸氧

43. 这种疾病在起病前常有

　　A. 药物中毒史　　　　　　　B. 劳累和饮酒史

　　C. 腹泻和上呼吸道感染史　　D. 外伤史

　　E. 过敏史

44. 患者在疾病发展过程中一般**不可能**出现的临床表现是

　　A. 脑神经受累　　　　　　　B. 吞咽和发音困难

　　C. 双下肢病理反射阳性　　　D. 呼吸肌麻痹

　　E. 腓肠肌疼痛

(45~47 题共用题干)

女性患者,68 岁,因"活动中突发头痛伴左侧肢体无力 2 小时"急诊送入医院。患者一直处于浅昏迷状态,脑 CT 检查显示右侧顶叶近大脑皮层处一个高密度影,血肿约 15ml,颅内压继续增高。既往有高血压病史。

45. 该患者的诊断首先考虑为

　　A. 高血压动脉硬化性脑出血　　B. 脑栓塞

　　C. 蛛网膜下腔出血　　　　　　D. 脑血栓形成

　　E. TIA

46. 该患者目前对生命最大的潜在威胁是

　　A. 高热　　　　　　B. 高血糖　　　　　　C. 营养失调

　　D. 消化道出血　　　E. 脑疝

47. 该患者采取以下何种治疗措施最适合

　　A. 降低血压　　　　B. 继续降低颅内压　　C. 使用止血药物

　　D. 手术清除血肿　　E. 亚低温疗法

【B 型题】

(48~51 题共用备选答案)

　　A. 卡马西平　　　　B. 强的松　　　　　　C. 新斯的明

　　D. 地西泮　　　　　E. 10%氯化钾

48. 癫痫持续状态的药物治疗应首选

49. 三叉神经痛的首选药物是

50. 治疗重症肌无力,应首选

51. 低钾型周期性瘫痪治疗选用

(52~54 题共用备选答案)

　　A. 面神经炎

　　B. 急性炎症性脱髓鞘性多发性神经病

　　C. 急性脊髓炎

　　D. 重症肌无力

　　E. 周期性瘫痪

52. 运动障碍晨轻暮重

53. 有传导束型感觉障碍

54. 有贝尔征

（55~57题共用备选答案）

    A. 偏瘫、偏盲和偏身感觉障碍   B. 一侧周围性面瘫，对侧肢体瘫痪

    C. 截瘫   D. 脑膜刺激征

    E. 双侧瞳孔不等大

55. 蛛网膜下腔出血患者常见的体征

56. 急性脑卒中患者出现哪项体征提示预后不良

57. 脑干受到损害的常见体征为

（58~60题共用备选答案）

    A. 内囊出血   B. 脑桥出血   C. 小脑出血

    D. 脑室出血   E. 脑叶出血

58. 中风患者出现典型"三偏征"，高热、深昏迷，应首先考虑

59. 中风患者出现昏迷、交叉性瘫痪，应首先考虑

60. 中风患者出现眩晕、频繁呕吐、共济失调、但无肢体瘫痪，应首先考虑

二、名词解释

1. Willis环   5. 脊髓休克

2. 贝尔征   6. 脑梗死

3. 脑脊液蛋白-细胞分离现象   7. 脑出血

4. 上升性脊髓炎   8. 癫痫持续状态

三、填空题

1. 一侧脊髓后角损伤产生损伤侧相应节段分布区的浅感觉障碍，深感觉不受影响，称为_____。一侧脑干病变损害三叉神经感觉核、脊髓丘脑侧束，出现病灶同侧面部和对侧躯体感觉障碍，_____。

2. 以觉醒度下降为主的意识障碍分为_____、_____、昏迷。

3. 对急性炎症性脱髓鞘性多发性神经病患者_____的抢救是增加治愈率、减低病死率的关键。除此之外，患者的主要死亡原因还有_____及_____。

4. 脑部的血液由_____系统和_____系统供应。

5. 依据病理性质将脑卒中分为缺血性卒中和_____性卒中，前者包括_____和_____，后者包括_____和_____。在急性脑血管疾病中，发病最快的是_____。

6. 短暂性脑缺血发作（TIA）症状体征常在_____小时内可完全缓解。

7. 大多数脑血栓形成患者在_____状态下发病；而脑出血则多在_____状态下起病。

8. 目前认为脑出血患者的血压≥_____mmHg时应给予作用温和的降压药物，一般使血压维持在_____水平。

9. 蛛网膜下腔出血患者绝对卧床的时间是_____周。

10. 癫痫临床表现的共性特征有_____性、_____性、_____性、_____性。癫痫大发作的主要临床特征是_____和_____。癫痫患者的辅助检查最有价值的是_____。

11. 重症肌无力危象的类型有_____、_____、_____。

12. 周期性瘫痪是以反复发作的_____为特征的一组疾病。按发作时的血清钾水平可分为三种类型：_____、_____和_____。

四、简答题

1. 列出上、下运动神经元瘫痪的鉴别要点。

2. 简述颈内动脉系统及椎-基底动脉系统 TIA 的临床表现特点。

3. 急性感染性脱髓鞘性多发性神经病与急性脊髓炎如何鉴别。

4. 简述呼吸肌麻痹的表现。

5. 简述脑出血急性期的主要治疗措施。

6. 简述癫痫的用药原则。

7. 如何鉴别癫痫大发作和癔症样发作。

8. 简述重症肌无力危象的治疗措施。

五、病案分析题

1. 17 岁高中男学生。10 天前外出秋游后出现腹泻,水样便,无黏液脓血、无腹痛及畏寒、发热等症状。门诊医生检查及化验大便后考虑"秋季腹泻"给予口服"藿香正气液、黄连素",用药 5 天后症状逐渐消失。2 天前无明确原因出现双腿发软无力,伴有双下肢远端麻木感。随后请假卧床休息后仍未见好转。入院当日清晨起床时发现双下肢不能活动,双上肢也出现无力,上抬手臂困难,四肢远端的麻木及蚁走感明显。同时出现气促、咳嗽无力、吞咽不畅、排小便困难、皮肤多汗等表现。既往身体健康。查体:体温 37.1℃,脉搏 106 次/分,呼吸 22 次/分,血压 104/70mmHg。神志清楚,说话稍显无力。五官端正,面色和皮肤潮红、多汗。颈软,双肺呼吸音稍降低,心率 106 次/分,无杂音。腹式呼吸动度减低,肝脾无肿大。双上肢肌力 3 级,肌张力降低,肱二、三头肌反射明显减弱,双下肢肌力 1 级,肌肉弛缓柔软,膝腱反射和跟腱反射消失,肌肉无萎缩,病理反射为阴性。肢体痛、温、触觉尚存在,腓肠肌有压痛。

(1)请提出该患者的初步诊断和诊断依据。

(2)请安排该患者的主要辅助检查,并阐述可能的检查结果。

(3)该患者需要与哪些疾病鉴别?

(4)目前对该患者生命最大的威胁是什么,如何及时处理?

2. 男性,67 岁。近半年来经常出现短暂的头晕、左腿麻木无力,每次持续数分钟后逐渐消失。入院前一天类似表现出现两次。晚上睡觉前未诉特殊不适,夜间睡眠状况良好。入院当天晨起后视物双影,左侧上下肢体麻木、无力,不能下床行走。无头痛、无恶心和呕吐。5 年前诊断有"高脂血症",未正规治疗。查体:体温 36.8℃,脉搏 90 次/分,呼吸 18 次/分,血压 134/88mmHg,神志清楚,语言反应迟钝。双侧额纹对称,左鼻唇沟变浅,右眼外斜视,口角右偏,伸舌右偏。心肺腹未见异常。左侧上下肢肌力 3 级、痛温觉和触觉消失,左腹壁反射和提睾反射减弱,腱反射亢进、Babinski 征(+),布鲁津斯基征及凯尔尼格征阴性。血尿及大便常规正常,血糖正常。入院第二天脑 CT 检查提示右额叶中央区及右基底节见低密度灶。

(1)请提出该患者的初步诊断和诊断依据。

(2)请提出一个主要的鉴别诊断。

(3)拟订该患者目前的治疗措施。

3. 22 岁男性,4 年前无明确原因出现突然意识丧失、倒地后四肢抽搐、口吐白沫,呼之不应,发作十分钟后恢复正常。其后间断发作数次,发作间歇期如常人。2 年前在当地医院进行检查,诊断为"癫痫"。给予"扑癫酮"口服治疗后未再出现类似发作。1 周前因春节来临而停药,饮食无度、通宵玩耍。2 天前出现喷嚏、鼻塞、鼻涕、咽痛等"感冒"症状,间断服用"抗病毒冲剂"。入院前 1 小时患者又突然出现意识丧失、抽搐、大小便失禁等表现。由于频繁抽搐,意识持续不清楚,家属强行喂药后上述情况无改善,按压其肢体也未能终止抽搐的发作。遂急诊入院求治。患者 17 岁时发生过车祸,头部有外伤史。

(1)请提出初步诊断和诊断依据。

(2)请制定该患者的抢救措施。

(3)请指出家属在患者发病过程中的错误做法。

(4)如患者以后又有症状复发时,应如何处理?

4. 患者男性,67 岁。因"突发头痛、肢体无力、神志不清 1 小时"入院。患者入院前 1 小时与人发生争执过程中突然出现头痛,继之肢体无力而倒地,在几次呕吐后出现神志不清,呼之不应,家属急送入院。患者既往有 12 年的"高血压"病史,间断用药。查体:T38.4℃,P96 次/分,R21 次/分,BP188/106mmHg,中度昏迷。右侧鼻唇沟变浅,口角左偏。上肢坠落试验发现右上肢落下快且沉重,下肢坠落试验发现右下肢体不能自动伸直并向外侧倾倒,双下肢伸直平放后右足向外旋倾倒。右侧上下肢肌张力较左侧高,腱反射亢进、巴宾斯基征阳性。

(1)该患者最可能的诊断是什么?

(2)目前最需要的辅助检查是什么?

(3)主要应与哪几个疾病鉴别?

参 考 答 案

一、选择题

【A₁ 型题】

1. E　　2. C　　3. C　　4. B　　5. C　　6. E　　7. D　　8. B　　9. E

10. A　　11. A　　12. B　　13. C　　14. C　　15. C　　16. D　　17. D　　18. C

19. E　　20. E　　21. A　　22. D　　23. D　　24. E　　25. C　　26. B　　27. B

28. C　　29. C　　30. B

【A₂ 型题】

31. D　　32. C　　33. C　　34. B　　35. B　　36. C　　37. C　　38. A　　39. E

40. C

【A₃ 型题】

41. A　　42. B　　43. C　　44. C　　45. A　　46. E　　47. D

【B 型题】

48. D　　49. A　　50. C　　51. E　　52. D　　53. C　　54. A　　55. D　　56. E

57. B　　58. A　　59. B　　60. C

二、名词解释

1. Willis 环:两侧大脑前动脉之间由前交通动脉相互沟通,两侧大脑中动脉与大脑后动脉之间由后交通动脉连接起来,构成脑底动脉环,称为 Willis 环,是脑部最重要的侧支循环。

2. 贝尔征:面神经炎患者在闭眼时瘫痪侧眼球向外上方转动,显露出白色巩膜,称贝尔征。

159

3. 脑脊液蛋白-细胞分离现象:是指 CSF 蛋白含量增高而细胞数正常的现象称蛋白-细胞分离现象,是急性炎症性脱髓鞘性多发性神经病的临床特征之一。

4. 上升性脊髓炎:急性脊髓炎的病变迅速上升波及高颈段脊髓或延髓,引起四肢瘫痪、呼吸肌和吞咽肌麻痹,称为上升性脊髓炎。

5. 脊髓休克:由于脊髓横断性损伤,断离的脊髓节段失去高级神经中枢的易化调节影响,脊髓神经元兴奋性暂时降低而出现丧失反射活动能力的现象称为脊髓休克。

6. 脑梗死:指各种原因引起脑部血液供应持久障碍,导致局部脑组织缺血、缺氧性坏死,临床上出现相应的神经功能缺损表现,又称缺血性脑卒中,是脑血管疾病最常见的类型。

7. 脑出血:指原发性非外伤性脑实质内出血。

8. 癫痫持续状态:指癫痫在短期内频繁发作以致发作间歇期内仍然昏迷,或发作持续30 分钟以上未自行停止者。

三、填空题

1. 分离性感觉障碍　交叉性感觉障碍

2. 嗜睡　昏睡

3. 呼吸肌麻痹　肺部感染　心力衰竭

4. 颈内动脉　椎-基底动脉

5. 出血性　脑血栓形成　脑栓塞　脑出血　蛛网膜下腔出血　脑栓塞

6. 24

7. 安静休息或睡眠　体力活动和情绪激动

8. 200/110　病前略高

9. 4～6

10. 发作　短暂　重复　刻板　意识丧失　全身对称性抽搐　脑电图

11. 肌无力危象　胆碱能危象　反拗危象

12. 突发骨骼肌弛缓性瘫痪　低钾型　高钾型　正常血钾型

四、简答题

1. 上运动神经元瘫痪与下运动神经元瘫痪的鉴别要点:

鉴别点	上运动神经元瘫痪	下运动神经元瘫痪
病变部位	大脑皮质、内囊、脑干、脊髓白质	脊髓前角细胞、脊神经前根、脑神经运动核
瘫痪分布	以整个肢体为主(单瘫、偏瘫)	以肌群为主,范围较局限
肌张力	增高,呈痉挛性瘫痪	降低,呈弛缓性瘫痪
浅反射	消失	消失
腱反射	亢进	减低或消失
病理反射	阳性	阴性
肌萎缩	无或轻度失用性萎缩	明显
皮肤营养障碍	多无	常有
肌束震颤	无	可有
肌电图	神经传导正常,无失神经电位	神经传导异常,有失神经电位

2. ①颈内动脉系统 TIA:短暂性偏侧或单个肢体无力,面部、单个肢体或偏身麻木,同向偏盲、单眼一过性失明等单个症状或多个症状组合。发生在优势半球时可有失语;②椎-

基底动脉系统 TIA：常见为眩晕、复视、眼震、平衡障碍、构音障碍和吞咽困难等脑干和小脑症状，眩晕常伴有恶心、呕吐，但一般无耳鸣。脑干不同部位损害时，可有交叉性瘫痪，单个肢体无力、偏瘫或感觉障碍。

3. 急性感染性脱髓鞘性多发性神经病为末梢型感觉障碍，生理反射消失，锥体束征阴性，脑脊液蛋白细胞分离现象；急性脊髓炎有传导束型感觉障碍、持续性膀胱直肠功能障碍和锥体束征阳性。

4. 在临床的病情观察中，一旦发现患者出现胸闷、气短、发绀、语音低沉、咳嗽无力、胸式或腹式呼吸动度减低、呼吸音减弱，肺活量降至 1L 以下或 PaO_2 低于 70mmHg，提示呼吸肌麻痹。

5. 脑出血急性期的主要治疗措施：①一般治疗：卧床休息、处理高热、控制血糖、防治消化道出血、观察生命体征，对症、营养支持及防治感染等；②20％甘露醇控制脑水肿，降低颅内压；③调整血压：当血压≥200/110mmHg 时应给予作用温和的降压药物，将血压维持在病前略高水平上；④据具体情况应用止血及抗凝药；⑤对于出血量大、血肿继续扩大、病情较重、内科治疗无效者可以考虑手术治疗。

6. ①根据病情和发作情况确定是否需要药物治疗；②应根据发作类型选择抗癫痫药物；③尽量单药治疗，剂量宜从常用量的低限开始；④坚持长期规律用药，治疗时间要长；⑤遵循剂量调整原则：增药可适当快，减药一定要慢；换药期间应有 5～7 天的过渡期；缓慢和逐渐减量再停药；减量过程中若有复发，则需要重新给药；⑥联合用药一般以不超过 3 种药物为宜，化学结构相同的药物和副作用相同的药物不宜联用；⑦以口服使用为主；⑧需要定期检查血、尿和肝功能。

7. 癫痫大发作的特征为意识丧失和全身对称性抽搐，常有大小便失禁、瞳孔扩大及对光反射消失等表现，意识恢复后对发作无记忆。癔症样发作大多与情感因素有关，每次发作时间较长，多有人在场时发作，常伴有哭泣和叫喊，表演痕迹明显，容易受暗示的影响；发作时无意识丧失、无创伤和大小便失禁，瞳孔对光反应灵敏，脑电图正常，抗癫痫治疗无效。

8. 首要的抢救措施是维持呼吸道通畅。早期处理无好转时应立即行气管切开，人工呼吸器辅助呼吸，并根据不同的危象采取相应的措施：①肌无力危象：加大抗胆碱酯酶药物的剂量；②胆碱能危象：停止使用抗胆碱酯酶药物，静脉注射阿托品 1～2mg，根据病情可每小时重复一次，直至出现轻度阿托品化，再根据腾喜龙试验的反应开始给予新斯的明；③反拗危象：可停用有关药物，给予人工呼吸及静脉补液，然后再重新确立抗胆碱酯酶药的用量或者改用其他治疗方法。

五、病案分析题

1.(1)初步诊断考虑为急性炎症性脱髓鞘性多发性神经病(吉兰-巴雷综合征)。诊断依据为：①病前 10 天有消化道感染史；②急性起病，进展较快；③四肢对称性弛缓性瘫痪，伴有四肢远端感觉障碍，同时有出汗增多、皮肤潮红等自主神经功能紊乱表现。

(2)①脑脊液检查：典型改变是在发病 1～2 周后出现蛋白-细胞分离现象，即蛋白含量增高而细胞数正常；②肌电图检查与电生理检查可发现疾病早期 F 波或 H 波反射延迟或消失，晚期神经传导速度明显减慢、运动潜伏期延长；③腓肠神经活检：可见炎症细胞浸润、神经脱髓鞘；④心电图检查：病情严重时可出现心电图异常，以窦性心动过速和 T 波改变最常见。

(3)以下疾病可以表现为瘫痪肢体的弛缓性瘫痪，但有自身的表现特点。①脊髓灰质炎：起病时多有数天的发热；肌肉瘫痪为节段性，多局限于一侧下肢；无感觉障碍；无脑神经受损。②急性脊髓炎：受损平面以下出现截瘫并有传导束型感觉障碍，锥体束征阳性，脑神经无受累表现。③低钾型周期性瘫痪：有反复发作史；无感觉障碍、无呼吸肌麻痹、无脑神经损害，CSF 正常，发作时多有血钾降低，补钾后症状迅速缓解。④重症肌无力：起病缓慢，无感觉障碍，肌无力症状常有波动，具有"晨轻暮重"的特点，肌疲劳试验阳性，脑脊液正常。

（4）呼吸肌麻痹为该患者生命的最大威胁。该患者已经出现呼吸急促、咳嗽无力、呼吸音降低、腹式呼吸减弱的表现，应及时采取抢救措施：①将患者安排在重症监护病房治疗和护理；②密切观察病情变化；③定时翻身、拍背、雾化吸入、吸痰、吸氧；④发现患者说话无力、语音低沉、呼吸变浅、肺活量降至 1L 以下或 PaO_2 低于 70mmHg 时，首先行气管插管，1 天以上无好转给予气管切开和呼吸机辅助呼吸，并根据患者呼吸情况与血气分析指标随时调整呼吸机通气量、氧浓度；⑤积极防治感染，预防肺炎及肺不张的发生，必要时使用敏感抗生素。

2.（1）初步诊断为脑血栓形成。诊断依据为：①67 岁老年人；②有高脂血症病史；③发病前有反复 TIA 发作病史；④在睡眠状态下发病；⑤无明显意识障碍和颅内高压表现；⑥有左侧偏瘫、偏身感觉障碍等局灶性神经缺失体征；⑦CT 检查发现右额叶中央区及右基底节梗死灶。

（2）本病应主要与脑出血相鉴别。脑出血多在活动中或情绪激动时起病，数十分钟至数小时症状达到高峰，多有高血压病史，且有头痛、呕吐、嗜睡等颅压增高的症状及较重的意识障碍，CT 检查疾病早期即显示脑实质内高密度病灶，脑脊液为血性。本患者不具有上述临床特点。

（3）①一般治疗：卧床休息，头稍低，瘫痪肢体保持功能位；给予低热量、低脂肪和高维生素的流质或半流质饮食；应定时翻身、变换体位、拍背、给予患肢按摩；使用 H_2 受体拮抗剂预防消化道出血；密切观察病情变化，监测血糖和血压水平，②溶栓治疗：尽快使用尿激酶，剂量一般为 100 万～150 万 IU，加入 100～200ml 生理盐水中静脉滴注，30 分钟滴完；③抗凝治疗：可以使用低分子肝素；④甘露醇 125ml 静脉滴注，每 8 小时一次或呋塞米 20～40mg 静脉注射，2～4 次/日。疗程一般为 7～10 天。用药过程中应注意水电解质平衡和肾功能情况；⑤脑保护治疗：可选用尼莫地平、维生素 C、胞二磷胆碱、脑活素等；有条件可进行高压氧舱治疗；⑥结合患者病情选择针对性的体能和技能训练项目，制订和实施短期和长期的康复训练计划，以降低致残率，促进神经功能的恢复。

3.（1）该患者目前诊断为症状性癫痫，全面性强直-阵挛发作，癫痫持续状态。诊断依据为：①有头部外伤史；②临床表现具有发作性、短暂性、间歇性和刻板性等特点；③以意识丧失和全身对称性抽搐为特征；④曾诊断为"癫痫"，给予"扑癫酮"口服治疗后未再出现类似发作；⑤本次复发有突然停药，有劳累、感染等诱因；⑥癫痫发作时间超过半小时，意识持续不清楚。

（2）①首选地西泮，首次剂量不超过 20mg，以不超过 2mg/min 的速度静注，15 分钟后如复发可重复给药。有效后 60mg 溶于 5％葡萄糖盐水中，于 12 小时内缓慢静脉滴注；②控制发作后，应用苯巴比妥 0.2 每日 2 次肌内注射，连续 3～4 日巩固和维持；③选择有效的抗癫痫药鼻饲，逐渐过渡到长期维持治疗；④给氧、保持呼吸道通畅；可给物理降温；发生脑水肿迹象时，用 20％甘露醇 250ml 快速静脉滴注；给广谱抗生素防治感染；维持水、电解质平衡，保证营养供给；加装床栏、专人护理。但输液量要控制，以免引起或加重脑水肿。

(3)不应该允许患者擅自停药及饮食无度、通宵玩耍;应该加强保暖,避免受凉;在抽搐发作时不应该按压肢体,因为有可能导致骨折、关节脱臼;在抽搐发作、意识不清楚时也不应该强行喂水、灌药,以免误吸。

(4)当患者癫痫大发作时应立即使其就地躺下,移开周围尖锐的危险物品,迅速解开衣领和腰带;用毛巾或外裹纱布的压舌板塞入臼齿间,必要时托起下颌;抽搐时不要用力按压肢体和强行喂水、灌药;现场守护并保护患者,待抽搐停止后,将头转向一侧,便于分泌物流出;清醒后应安慰患者,帮助其整理清洁卫生,安抚情绪以维护患者的形象与自尊。

4.(1)最可能的诊断是:原发性高血压,脑出血。

(2)头颅 CT 检查。

(3)鉴别诊断:①脑血栓形成;②脑栓塞;③高血压脑病;④蛛网膜下腔出血。

(于晓斌)

第十章　精　神　疾　病

学 习 重 点

1. 掌握精神疾病的概念，熟悉精神疾病的病因，了解生物学因素（遗传、神经发育等）、心理社会因素在导致精神疾病中的作用。

2. 掌握精神疾病的常见症状（感知觉障碍、情感障碍、意志行为障碍、意识障碍等）。

3. 熟悉器质性精神障碍的常见综合征（痴呆综合征、谵妄综合征、遗忘综合征）。

4. 了解 CCMD-3 关于精神疾病的分类。

5. 掌握癔症性精神障碍和癔症性躯体障碍的临床表现。

6. 掌握神经症性精神障碍的共同特点。

7. 掌握广泛性焦虑的临床表现、诊断标准和鉴别诊断，熟悉其药物治疗和心理治疗的具体措施。

8. 掌握神经衰弱的临床表现、诊断与鉴别诊断、治疗。

难 点 解 析

1. 理解感知觉、思维、情感、意志、行为、意识、定向力、自知力及其障碍有关概念要注意以下问题：

(1)知觉障碍是许多精神障碍的主要症状，常见的有错觉、幻觉，注意二者的区别。

(2)错觉、幻觉往往对思维、情感、行为有一定影响，特别是知觉障碍鲜明、生动、逼真时，患者信以为真，产生各种妄想。

(3)妄想是精神障碍最常见、最主要的症状，其内容有的接近现实，有的荒诞离奇。

(4)精神障碍一般均有不同程度的自知力缺失，自知力完整与否是判断病情好转、痊愈和恶化的重要指标之一。

(5)有定向力障碍不一定有意识障碍。在某些特殊情况下定向力与意识障碍无关，如长期被拘禁或被隔绝的人丧失时间定向、迷路者丧失地点和空间定向。

定向力障碍多见于躯体疾病、感染、中毒所致精神障碍的急性意识障碍及脑器质性精神障碍伴有意识障碍时。

2. 躯体感染所致精神障碍，病原体并未直接感染颅内，精神障碍程度一般较轻，只是原发躯体疾病症状的组成部分；而颅内感染等脑器质性精神障碍，因病原体直接侵犯中枢神经系统，故精神障碍程度相对较重。

学 法 指 导

精神疾病的概念易混淆，"神经病"是指神经系统受损后产生的疾病，物理诊断有阳性发现;"精神疾病"指精神活动发生明显障碍的一类疾病,多数物理诊断无阳性发现,往往自知力缺失,拒绝诊治;"神经症"指神经功能紊乱的心理疾病,又称神经官能症,有良好的自知力和强烈的求治愿望,预后较前二者好。三者不可混为一谈,以免误解。对比学习可帮助理解、记忆。

习 题

一、选择题

【A₁型题】

1. 在精神障碍的产生原因中,促发因素是指

    A. 遗传因素　　　　　B. 躯体因素　　　　　C. 心理社会因素

    D. 素质因素　　　　　E. 脑内生化因素

2. 关于幻觉的定义为

    A. 对客观事物的错误感受

    B. 对客观事物的胡思乱想

    C. 缺乏相应客观刺激时的感知体验

    D. 客观刺激作用于感觉器官的感知体验

    E. 缺乏客观刺激时的思维过程

3. 以下哪项是幻觉

    A. "杯弓蛇影"　　　　B. 感觉阳光特别刺眼　　C. 皮肤上有电击感

    D. 感到周围环境不真实　E. 内心被揭露感

4. 下列哪项**不属于**思维形式障碍

    A. 思维迟缓　　　　　B. 思维散漫　　　　　C. 病理性赘述

    D. 思维中断　　　　　E. 牵连观念

5. 关于思维迟缓,下列哪个说法较正确

    A. 是强迫症的典型症状　　　　B. 是精神分裂症的典型症状

    C. 是抑郁症的典型症状　　　　D. 是癔症的典型症状

    E. 是癫痫的典型症状

6. 关于思维奔逸,下列哪种说法正确

    A. 是精神分裂症的常见症状　　B. 是躁狂症的常见症状

    C. 是反应性精神病的典型症状　D. 是神经衰弱的常见症状

    E. 是器质性精神障碍的常见症状

7. 意志增强常见于

    A. 精神分裂症青春型　B. 精神分裂症偏执型　C. 精神分裂症单纯型

    D. 精神分裂症紧张型　E. 慢性精神分裂症

8. 最常见的幻觉为

    A. 幻听　　　　　　　B. 幻视　　　　　　　C. 幻触

    D. 幻味　　　　　　　E. 幻嗅

9. 脑内突然涌现出大量异己的奇怪念头,患者对此也感莫名其妙,且不能控制,这种症状可能是

A. 思维奔逸　　　　　　B. 思维散漫　　　　　　C. 强制性思维

D. 强迫性思维　　　　　E. 病理性象征性思维

10. 思维中断主要见于

A. 脑器质性精神障碍　　　B. 精神分裂症　　　　C. 癔症

D. 抑郁症　　　　　　　E. 神经衰弱

11. 神经症与重型精神病的鉴别主要是

A. 发病与精神因素有关　　B. 有各种躯体不适感　　C. 情感反应明显

D. 有自知力　　　　　　E. 焦虑不安

12. 神经症性疼痛,以什么部位最为常见

A. 头颈部　　　　　　　B. 腰背部　　　　　　C. 胸部

D. 四肢　　　　　　　　E. 上腹部

13. 神经衰弱最主要的症状是

A. 睡眠障碍　　　　　　B. 情绪易烦恼　　　　C. 易疲劳

D. 头痛头晕　　　　　　E. 肌肉酸痛

14. 有关癔症性瘫痪,以下何种说法正确

A. 为紧张型硬瘫　　　　B. 病理反射阳性　　　C. 无肌肉萎缩

D. 暗示治疗一般无效　　　E. 以上都不对

15. 广泛性焦虑障碍的临床表现是

A. 持续性担忧,其特征是过分和不切合实际的担忧

B. 肌肉紧张

C. 自主神经系统反应强烈

D. 过分机警,对外界刺激容易出现惊跳反应

E. 以上都是

16. 关于癔症的叙述**不正确**的是

A. 癔症又称歇斯底里　　　　　B. 一般有相应的器质性病变基础

C. 癔症已不归类于神经症　　　D. 一般认为癔症的预后较好

E. 起病常与心理应激有关

17. 下列各项**不是**神经衰弱表现的是

A. 脑力活动易疲劳

B. 易激惹、暴怒、烦躁等

C. 睡眠障碍

D. 常有头痛

E. 毫无根据地有惶惶不可终日之感

18. 神经衰弱的临床表现有

A. 头痛、头晕、失眠　　　B. 错构　　　　　　　C. 意识障碍

D. 人格改变　　　　　　E. 强迫性回忆

19. 下列哪项**不是**神经症与器质性精神障碍的鉴别要点

A. 神经症的症状不是由于生物源性的病因所致

B. 神经症不具备脑器质性精神障碍某些症状

C. 神经症一般没有幻觉、妄想等精神病性症状

D. 神经症患者有自知力

    E. 神经症患者的病程呈波动性

【A₂型题】

20. 患者女,30岁,已婚,教师。10个月前行诊断性刮宫,术后有阴道出血。当听到同事说有癌症的可能时,感到紧张、心慌、气促。之后反复出现紧张、烦躁、坐立不安、心悸、气急、怕疯、怕死,且间歇期逐渐缩短。家族史、既往史、体检、实验室检查无特殊。病前性格多疑多虑、易急躁。自知力存在。该患者最可能的诊断是

    A. 强迫症　　　　　　　B. 焦虑症　　　　　　　C. 恐惧症

    D. 疑病症　　　　　　　E. 心因性精神障碍

21. 某男,22岁,大四学生。自诉近一年来学习成绩下降,注意力不能集中,记忆下降,看书时常常是看了后面的就忘了前面的。失眠严重,主要为入睡困难、多梦,醒后感到头脑混浊,无清新感。容易疲劳、精力下降,工作稍久就觉得疲惫不堪;有时头晕眼花、心慌、胸闷、腹胀、多汗及肌肉酸痛不适等症状。此患者的诊断应首先考虑

    A. 焦虑症　　　　　　　B. 心境恶劣　　　　　　C. 神经衰弱

    D. 精神分裂症早期症状　E. 疑病症

22. 女,23岁,近一月来躺在床上常感到有人在给自己按摩,胃肠内有异物插入,非常难受,有时感到胃中有一个像乒乓球样的东西,该症状是

    A. 妄想　　　　　　　　B. 错觉　　　　　　　　C. 内感不适

    D. 内脏幻觉　　　　　　E. 感觉倒错

23. 谢某,女,17岁,近半年来一直低头不敢看人,经医生反复询问,答"看很多人脸都像在哈哈镜中的模样,有的很胖有的很瘦,看上去很可怕",该症状是

    A. 视物变形　　　　　　B. 人格解体　　　　　　C. 空间知觉障碍

    D. 感觉倒错　　　　　　E. 幻觉

24. 女,22岁,近半年来因紧张复习准备考研究生,渐出现脑力迟钝,头痛,失眠,注意力不集中,心情紧张,常无故发脾气。近1个月上述症状加重,伴有疲乏无力,不想活动,对事情不感兴趣,对将来没有信心,准备放弃考试。还有明显早醒,醒后不能再次入睡,此时心情尤其烦躁不安,思想悲观。食欲下降,体重减轻。最可能的诊断是

    A. 神经衰弱　　　　　　B. 焦虑症　　　　　　　C. 强迫症

    D. 抑郁症　　　　　　　E. 精神分裂症

25. 男,18岁,大学一年级学生。近2个月来行为怪异:尽管家境富裕却经常捡吃垃圾,解释是要"励志";上课时常突然旁若无人地发笑,有时举手提问一些与课堂内容无关的奇怪问题,如:"老师的孩子有4只眼睛吧?因为你和爱人各有2只眼睛。"几次从澡堂里赤身裸体出来,解释是"要进行人体艺术展览",有时半夜在操场大声唱歌。入院检查有片断的关系妄想和被害妄想,临床诊断为精神分裂症,最可能的分型是

    A. 偏执型　　　　　　　B. 紧张型　　　　　　　C. 青春型

    D. 单纯型　　　　　　　E. 未定型

26. 男,63岁,2年前出现严重脑卒中遗留偏瘫症状,近1年病情经常波动。记忆力明显下降,情绪不稳定,常发脾气,有时一点小事就哭笑。近3个月明显多疑,认为有人偷他的东西,老伴对他不忠心有外遇,给他下毒谋财害命,还凭空听到有人骂他和议论他的声音,心情低落,有自杀观念。检查发现记忆力属很差水平,计算力和理解力明显下降。最可能的诊

断是

    A. 精神分裂症　　　　　　　　B. 抑郁症

    C. 老年性痴呆　　　　　　　　D. 人格障碍

    E. 脑血管病所致精神障碍

27. 男,17岁,某日上课时听女教师朗诵诗句:"伟大的女性引导我们上升",突然产生该教师是想引诱他,并很快发现老师的目光和表情都是在诱惑他,下课后感到同学们的表情和举止都在暗示他:老师就是对他"有意思",此症状是

    A. 错听　　　　　　　B. 超价观念　　　　　　　C. 原发性妄想

    D. 思维逻辑障碍　　　E. 思维被洞悉感

28. 朱某,女,19岁,告诉医生"整个世界已经停滞不前,岁月不再流逝,时间过得很慢很慢,真正体会到度日如年的感觉"。此症状是

    A. 心因性幻觉　　　　B. 假性幻觉　　　　　　　C. 空间知觉障碍

    D. 时间知觉障碍　　　E. 感觉障碍

29. 女性,23岁,问她"你是哪里人?"病人快速回答说:"我是中国人,祖国在我心中,我三中毕业,到山中去,矿物局山中,我在矿山当会计……人类进入新的历史阶段,新的时代,培养一代新人,我们都是革命接班人",此症状是

    A. 思维不连贯　　　　B. 思维松弛　　　　　　　C. 思维奔逸

    D. 思维破碎　　　　　E. 思维扩散

30. 男性,56岁,当被问及"上次药吃完了没有?"病人答:"上星期的今天,也就是星期五上午,你给我开了21粒鲁米那和21粒苯妥英钠,我早上吃一粒鲁米那、一粒苯妥英钠,中午也吃……,晚上也吃……,到今天正好吃完。"此症状是

    A. 思维散漫　　　　　B. 破裂思维　　　　　　　C. 思维不连贯

    D. 诡辩证　　　　　　E. 病理性赘述

31. 女性,22岁,1年前开始复习准备报考研究生,近半年出现没有精力,脑力迟钝,注意力不集中,记忆力差,心情紧张而不能松弛,易激惹,有时感觉头痛、乏力,入睡困难,最近一月加重。最可能的诊断是

    A. 抑郁症　　　　　　B. 焦虑症　　　　　　　　C. 恐怖症

    D. 强迫症　　　　　　E. 神经衰弱

32. 男性,40岁,1年前提拔到领导岗位,近半年出现脑力活动效率明显下降,体力易疲劳,有时回忆和联想增多且控制不住,兴奋伴有不快感,但无言语运动增多。易激惹,肢体肌肉酸痛,醒后感到不解乏,不愿上班。最可能是患有

    A. 躁狂症　　　　　　B. 焦虑症　　　　　　　　C. 神经衰弱

    D. 抑郁症　　　　　　E. 恐怖症

【A₃型题】

(33~34题题干)

患者,女,35岁,3日来不吃饭,只喝水,说是有人一直在告诉她饭里有毒,叙述病情时不时作倾听状。

33. 该患者的症状属

    A. 感觉障碍　　　　　B. 知觉障碍　　　　　　　C. 思维奔逸

    D. 强制性思维　　　　E. 被害妄想

34. 该患者**不可能**出现的症状是
    A. 自己要求来院治疗　　　　　　B. 情感淡漠
    C. 交谈时文不对题　　　　　　　D. 活动减少,无故不上班
    E. 思维鸣响

(35~37题共用题干)

22岁男性,大学二年级学生。近一年来听课注意力不集中,发呆发愣,时有自语自笑,动作迟缓,吃一顿饭要一个多小时。5天前开始终日卧床,不吃饭,不知上厕所。精神检查:意识清晰,卧床不动不语,针刺其身体无反应。肌张力增高。令病人张嘴,反把嘴闭得更紧,把病人肢体摆成不舒服的姿势,可以保持很久不变,躯体及神经系统检查未见其他异常体征。

35. 病人**不具有**的症状是
    A. 情绪低落　　　　　B. 情感淡漠　　　　　C. 蜡样屈曲
    D. 主动违拗　　　　　E. 木僵

36. 该患者的正确诊断是
    A. 抑郁症　　　　　　B. 散发脑炎　　　　　C. 分裂样人格障碍
    D. 癔症　　　　　　　E. 精神分裂症

37. 最有效的治疗是
    A. 抗抑郁治疗　　　　B. 脱水抗病毒治疗　　C. 抗焦虑治疗
    D. 抗精神病治疗　　　E. 抗生素治疗

【B型题】

(38~40题共用备选答案)
    A. 言语运动性幻觉　　B. 被控制感　　　　　C. 错觉
    D. 听幻觉　　　　　　E. 似曾相识

38. 病人对从未见到过的人感到很熟悉

39. 病人感到自己的身体不由自主地由外力操纵

40. 病人在不言不语时自觉和正在说话一样

(41~43题共用备选答案)
    A. 童样痴呆　　　　　B. 情感高涨　　　　　C. 情感低落
    D. 强制性哭笑　　　　E. 情感倒错

41. 多见于精神分裂症

42. 多见于脑血管性精神障碍

43. 多见于分离障碍

二、名词解释

1. 器质性精神障碍　　　　　　　　4. 神经症

2. 癔症　　　　　　　　　　　　　5. 神经衰弱

3. 焦虑症

三、填空题

1. 精神疾病是指大脑功能活动发生紊乱,引起精神活动显著偏离正常,其特征为_____、_____、_____等方面的改变,伴有_____和(或)_____。

2. 思维障碍包括_____和_____。

3. 器质性精神障碍归纳为_____、_____、_____三大常见的综合征。

4. 柯萨可夫综合征最常见的病因是_____。

5. 神经衰弱最常见的心理、生理症状是_____、_____。

四、简答题

1. 如何从生物、心理、社会角度理解精神疾病？

2. 简述思维迟缓、思维贫乏及思维中断的鉴别要点。

3. 简述痴呆的分级和表现。

4. 试述神经症的基本概念和共同特征。

5. 试述癔症的类型及其临床表现。

6. 试述焦虑症的临床特点和基本类型。

7. 简述神经衰弱的主要临床表现。

五、病案分析题

1. 男，78岁，咳嗽、咯痰30余年，心慌、气促3年，加重1周，言行紊乱1天。现病史：家人代述30多年来反复咳嗽，咯痰，冬春季节多发，近3年来出现心慌、气促，活动后尤为明显，伴下肢肿胀，多次住院，诊断为"慢性支气管炎、肺心病"，经抗感染可好转。1周前受凉后再发并加重，咯绿脓痰，渐出现下肢浮肿，自行服用"氨苄青霉素、利尿药（具体药名不详）"，浮肿略减轻，咳嗽无明显好转。昨晚出现言行异常，吵闹，烦躁，不愿入睡，风吹窗帘动，就说窗帘后有鬼，今晨以来一直昏睡，家人发现后急送入我院就诊。

既往史：体质差，易感冒。嗜烟40余年，每日约20支。体格检查：T 37.5℃，P 94次/分，R 26次/分，BP 110/70mmHg。意识模糊，呼之能应，能简单回答问题，但定向障碍，被动卧位，颜面、口唇发绀，双瞳孔等大等圆，直径约3mm，对光反应灵敏，喉中痰鸣音；桶状胸，双肺底闻及细湿啰音，HR94次/分，节律不齐，双下肢轻度凹陷性水肿。辅助检查：WBC 10.2×10^9/L，RBC 5.0×10^{12}/L，Hb 170g/L，动脉血气分析 PaO_2 48mmHg，$PaCO_2$ 56mmHg，ECG 肺性P波，右室肥大，房性早搏。X线胸片双肺野透亮度增高，肺纹理增多、增粗，紊乱，斑点状模糊阴影。

（1）依据以上资料，患者的初步诊断是什么？

（2）该患者神经精神障碍的原因是什么？

（3）请提出该患者的治疗原则。

2. 男，24岁。精神错乱2月。患者自今年10月起莫名觉得周围老是有人故意针对他，看他从面前走过时老是朝他吐痰、吐口水。在家看电视、听广播、看报纸时总感觉其中的内容都是在讲自己。患者最近经常无故旷工，呆愣不语，家里来了很熟的客人也躲着不见，过去感兴趣的事现在似乎总也提不起兴趣了。在家里时患者坚持不分白天黑夜都拉窗帘，问其原因，他说觉得阳光太刺眼，不拉窗帘，眼睛都睁不开。患者总觉得邻居家的女孩喜欢自己，有时在女孩家里赖着不走，被人家不客气地轰走了，但还是厚着脸皮再去找那个女孩。患者出门时常常一会儿迈左脚，一会儿迈右脚，犹豫不决半天也没走出一步。患者主诉经常受人影响脑子里会出现一些非常怪诞、杂乱无章的想法，也控制不住，耳朵里也经常听到一群人在讨论他，说他不老实，作风不好，家长老师应该加强管教。送到医院门诊治疗，患者坚持认为自己是表里如一的人，所以总是将衣服反穿。并且坚持不肯吃药，坚信自己没有病，整天吵闹要出院。既往史：既往无精神病史和家族史。体格检查：略。辅助检查：酸碱、电解质正常，胸片、心电图、脑电图、头颅CT均无明显异常。

(1)依据以上资料患者的初步诊断是什么?
(2)该患者属于精神障碍的哪种类型?有哪些精神障碍症状?
(3)请提出该患者的治疗原则。

参 考 答 案

一、选择题

【A₁型题】

1. C　2. C　3. C　4. B　5. C　6. B　7. B　8. A　9. C
10. B　11. D　12. C　13. C　14. E　15. E　16. B　17. E　18. A
19. E

【A₂型题】

20. B　21. C　22. D　23. A　24. D　25. C　26. E　27. C　28. D
29. C　30. E　31. E　32. C

【A₃型题】

33. B　34. A　35. A　36. E　37. D

【B型题】

38. E　39. B　40. A　41. E　42. D　43. A

二、名词解释

1. 器质性精神障碍:是指由于脑部疾病、外伤或躯体疾病引起脑功能紊乱所致的精神障碍。

2. 癔症:又称为歇斯底里症,是指一种以解离症状(部分或完全丧失对自我身份识别和对过去的记忆)和转换症状(在遭遇无法解决的问题和冲突时产生的不快心情,以转化成躯体症状的方式出现)为主的精神障碍。

3. 焦虑症:是以持续广泛性焦虑或反复惊恐发作并伴有自主神经症状和运动性不安为主要临床表现的神经症性障碍。

4. 神经症:又名神经官能症,是一组大脑功能失调疾病的总称。包括抑郁症、恐怖症、强迫症、焦虑症、疑病症、癔症、神经衰弱等,是临床常见疾病,在精神疾病中患病率最高。

5. 神经衰弱:是以精神易兴奋和易疲劳,心情紧张、烦恼和易激惹等情绪症状,以及肌肉紧张性疼痛和睡眠障碍等症状的神经性障碍。这些症状不是继发于躯体疾病、脑器质性疾病或其他精神疾病。

三、填空题

1. 情绪　认知　行为　痛苦体验　功能损害
2. 思维形式障碍　思维内容障碍
3. 痴呆　谵妄　遗忘
4. 慢性酒精中毒导致硫胺(维生素 B_1)缺乏
5. 紧张性头痛　睡眠障碍

四、简答题

1. 精神障碍是生物、心理、社会因素相互作用的结果。生物学易感性是必要因素,但不能足以说明疾病的发生与发展的全部过程;心理、社会因素可能是必要因素,但也不足以解释全部的病因。由于神经系统的可塑性,心理的、社会文化的东西通过记忆、学习等会使大脑的结构、化学和神经活动不断发生变化。

应激性生活事件、情绪状态、人格特征、性别、父母的养育方式、社会阶层、社会经济状况、种族、文化宗教背景、人际关系等均构成影响疾病的心理、社会因素。心理、社会因素既可以作为原因在精神障碍的发病中起重要作用,也可以作为相关因素影响精神障碍的发生、发展,还可以在躯体疾病的发生、发展中起重要作用(如导致心身疾病)。

2. 思维迟缓是指联想抑制和困难,联想的速度减慢及数量减少,患者自感思考费力,反应慢,脑子不灵;记忆力及注意力减退,客观上表现为言语缓慢、语量减少、声音低微、行为动作反应迟缓,常见于抑郁症。

思维贫乏是指联想数量减少,概念和词汇的贫乏,患者自感脑子空洞无物,没什么东西可想;常沉默少语,谈话内容空洞单调,回答问题简单,甚至对一切问题都回答不知道,常伴有情感及意志行为的变化,多见于慢性精神分裂症、脑器质性疾病及精神发育迟滞。

思维中断是指联想过程的中断,患者在说话时突然停顿,片刻后又重新说话,但所说内容不是原来的话题,是精神分裂症的特征性症状。

3. 轻度痴呆:智能损害轻,表现为记忆力减退、思维迟钝、反应缓慢、动作迟钝、工作效率降低;同时,性格也有改变,如自我控制能力降低,易怒或对人冷淡。智商轻度降低。

中度痴呆:注意力不集中,记忆力明显减退,可出现遗忘和定向障碍,常有学习困难;理解、计算、判断和推理严重损害;个性明显改变,可变得自私,不关心他人,不修边幅,不拘小节;可有淡漠、焦虑、抑制或欣快等。智商明显降低。

重度痴呆:智能完全丧失,不能进行交谈。表现有情感淡漠,对周围漠不关心,多睡或行为紊乱,不讲卫生;自语,言语和动作单调重复;患者对某问题不能作出响应时,可突然放声大哭或出现愤怒的反应;也有表现为坐立不安、漫游、尖叫或作出攻击性行为;晚期运动功能逐渐丧失导致生活不能自理,甚至穿衣、洗澡、进食、大小便均需他人帮助。

4. 神经症又名神经官能症,是一组大脑功能失调疾病的总称。包括抑郁症、恐怖症、强迫症、焦虑症、疑病症、癔症、神经衰弱等。其共同特点有:发病常与心理社会因素和个体的人格特征或素质有关;没有任何器质性病变的阳性体征和辅助检查结果;除癔症外,自知力大多良好,并能主动求医;人格完整,社会适应能力良好。

5. 癔症多在精神因素的促发下急性起病,临床表现复杂多样,归纳起来可分为下述三类。①癔症性精神障碍:又称分离性障碍,主要表现为意识及情感障碍。意识障碍以发作性意识范围狭窄,朦胧状态多见,患者精神活动常局限于与发病有关的不愉快体验,对外界其他事物反应迟钝或不予理睬,情感爆发常在情绪激动时突然发作,其言语和行为有尽情发泄内心愤懑情绪的特点,以生动的表情、夸张的动作获取别人注意和同情。人多时发作更剧烈;②转换性障碍:包括感觉障碍、运动障碍等转换性症状和躯体、内脏障碍等躯体化症状。症状明显,但不能发现相应的器质性损害,神经症状不符合神经解剖和生理特点;③癔症的特殊表现形式:癔症的集体发作是癔症的特殊形式,又称流行性癔症,多发生在共同生活、经历和观念基本相似的人群中,起初一人发病,周围目睹者在暗示或自我暗示下相继出现类似的症状,一般历时短暂。

6. 焦虑症是以广泛和持续性焦虑或反复发作的惊恐不安为主要特征,常伴有自主神经紊乱、肌肉紧张与运动性不安。临床可分为广泛性焦虑症和惊恐发作。①广泛性焦虑症:表现为焦虑、运动性不安、交感神经亢进;②惊恐障碍:反复出现惊恐发作,即急性焦虑发作。

患者突然体验到强烈的恐惧,如濒临死亡感,同时伴心悸、胸闷、胸痛或胸前紧压感,以及呼吸困难,喉部堵住感等,此种发作历时短暂,一般持续5～20分钟,很少超过1小时。可自行缓解,以哈欠、排尿或入睡结束发作。发作后,患者自觉一切如常,但可再次发作。

7. 神经衰弱的主要临床表现如下:①脑功能衰弱症状:是其常见症状,包括精神易兴奋与易疲劳。易兴奋主要表现为联想与回忆增多且杂乱,思维内容倾向于兜圈子重复,使人感到苦恼。注意力不能集中在或专注于某一主题,而且外界无关的刺激也易转移患者的注意力。易疲劳主要表现为能量不足、精力下降,工作稍久就觉得疲惫不堪,精神易疲劳至今仍是神经衰弱患者的主要特征;②情绪症状:主要为烦恼、易激惹与紧张。其特点是:患者感到痛苦而求助;患者感到难以自控;情绪的强度及持续时间与生活事件或处境不相称;③心理生理症状:最常见者为睡眠障碍(入睡困难、多梦、醒后感到不解乏、睡眠感丧失、睡眠觉醒节律紊乱等)与肌肉紧张性疼痛(紧张性头痛、肌肉酸痛)。此外,还可表现多种躯体不适如头晕眼花、耳鸣、心慌、胸闷、腹胀、消化不良、尿频、多汗、阳痿、早泄、月经紊乱等。

五、病案分析题

1.(1)COPD,慢性肺源性心脏病并慢性呼吸衰竭、右心衰竭,肺性脑病。

(2)缺氧、CO_2潴留导致肺性脑病,属于器质性精神障碍。

(3)治疗原则:主要是治疗原发疾病(抗感染)、氧疗、改善通气等。慎用镇静剂,以免抑制呼吸中枢。

2.(1)精神分裂症。

(2)属于功能性精神障碍。有妄想、意志减退、感觉过敏、强制性思维、病理象征性思维、幻听、无自知力等精神症状。

(3)治疗原则:抗精神病治疗。

(杨述之)

模拟试卷及答案

执业助理医师模拟试卷(一)

一、A_1型题(42题,每题1分,共42分,请选择一个最佳答案)

1. 治疗肺心病心力衰竭的首要措施是
   - A. 卧床休息、低盐饮食
   - B. 使用小剂量强心剂
   - C. 使用小剂量作用缓和的利尿剂
   - D. 应用血管扩张剂减轻心脏负荷
   - E. 积极控制感染和改善呼吸功能

2. 以下**除了**哪一项外,均提示有肺结核病情活动
   - A. 痰涂片找到抗酸杆菌
   - B. X线胸片病灶扩大
   - C. 病灶边缘模糊
   - D. 空洞形成
   - E. 病灶密度高,边界清楚

3. 诊断阻塞性肺气肿,最有价值的是
   - A. PaO_2低于正常
   - B. 残气量/肺总量$>40\%$
   - C. $FEV_1/FVC<60\%$
   - D. 最大通气量低于预计值的80%
   - E. 潮气量低于预计值的80%

4. 呼吸衰竭的血气诊断标准是
   - A. $pH<7.35$
   - B. SaO_2低于90%
   - C. $PaCO_2>50mmHg$
   - D. 动脉血氧含量低于$9mmol/L$
   - E. $PaO_2<60mmHg$

5. 在形成肺动脉高压的各种因素中,能通过干预而得到改善的是
   - A. 缺氧
   - B. 肺血管重塑
   - C. 血容量增多
   - D. 血液黏稠度增加
   - E. 肺小动脉管壁增厚

6. 有关支气管哮喘基本概念的描述**不正确**的是
   - A. 哮喘的特征是具有不完全可逆气流受限
   - B. AHR是哮喘患者的共同病理生理特征
   - C. 哮喘的本质是气道的慢性炎症
   - D. 哮喘患病率儿童高于青壮年
   - E. 哮喘通过防治可以临床控制

7. 有关支气管扩张的治疗措施**不正确**的是
   - A. 恰当体位引流
   - B. 轮换使用抗生素
   - C. 禁用支气管扩张剂
   - D. 积极治疗基础疾病
   - E. 大咯血可考虑外科手术

8. 有感染高危因素的院内肺炎病原体排在首位的是
   - A. 大肠埃希菌
   - B. 肺炎链球菌
   - C. 铜绿假单胞菌

D. 克雷白杆菌   E. 金黄色葡萄球菌

9. 预后最差的肺癌是
  A. 鳞状细胞癌   B. 小细胞癌   C. 腺癌
  D. 大细胞癌   E. 细支气管肺泡癌

10. 引起心脏性猝死最主要的病因是
  A. 心肌疾病   B. 主动脉瓣严重狭窄   C. 冠心病
  D. 二尖瓣脱垂   E. 预激综合征

11. 属于洋地黄**禁忌证**的是
  A. 扩张性心肌病   B. 肥厚梗阻型心肌病   C. 缺血性心肌病
  D. 急性心肌炎   E. 风湿性心脏病

12. 室性心动过速伴严重血流动力学障碍时,终止发作的首选方法是
  A. 静脉推注利多卡因   B. 静脉推注胺碘酮   C. 同步电复律
  D. 人工起搏超速抑制   E. 颈动脉窦按摩

13. 风湿性心脏病严重二尖瓣狭窄突发大咯血是由于
  A. 肺毛细血管破裂   B. 合并肺结核   C. 急性肺水肿
  D. 支气管静脉破裂   E. 合并支气管扩张

14. 导致急性心肌梗死患者早期(24 小时内)死亡的主要原因是
  A. 心源性休克   B. 心力衰竭   C. 心律失常
  D. 心脏破裂   E. 肺栓塞

15. 胃、十二指肠溃疡穿孔最好发部位是
  A. 十二指肠球部前壁   B. 十二指肠球部后壁   C. 胃小弯
  D. 胃大弯   E. 胃底

16. 降低胃内酸度最有效的药物是
  A. H_2受体拮抗剂   B. 含铝抗酸剂   C. 抗胆碱能药物
  D. 质子泵抑制剂   E. 胃泌素受体拮抗剂

17. 典型溃疡性结肠炎患者粪便的特点是
  A. 黏液便   B. 糊状便   C. 稀水样便
  D. 黏液脓血便   E. 蛋花汤样便

18. 关于肝硬化腹水形成的因素,**不正确**的是
  A. 门静脉压力增高   B. 原发性醛固酮增多症
  C. 低白蛋白血症   D. 肝淋巴液生成过多
  E. 抗利尿激素分泌过多

19. 肝硬化患者肝功能减退的临床表现**不包括**
  A. 齿龈出血   B. 脾大   C. 黄疸
  D. 水肿   E. 肝掌

20. 下述哪项**不是**溃疡性结肠炎的常见并发症
  A. 中毒性巨结肠   B. 直肠结肠出血   C. 癌变
  D. 多发性瘘管   E. 急性肠穿孔

21. 以下检测方法中,哪一种**不能**确定目前存在幽门螺杆菌的感染
  A. 胃黏膜组织染色   B. 快速尿素酶试验

C. 幽门螺杆菌培养　　　　　　D. ^{13}C 或 ^{14}C 尿素呼气试验

E. 幽门螺杆菌抗体测定

22. 在中国,急性胰腺炎最常见的诱发因素是

A. 暴饮暴食　　　　　B. 酗酒　　　　　C. 胆道结石

D. 胃肠炎　　　　　E. 甲状旁腺功能亢进

23. 鉴别水肿型和出血坏死型急性胰腺炎,下列哪项意义**不大**

A. 血清淀粉酶增高　　　　　　B. 血钙降低

C. 血清正铁血红蛋白阳性　　　D. 胁腹部及脐周皮肤出现紫色瘀斑

E. 发病后很快出现休克

24. 对鉴别上下尿路感染最有意义的是

A. 中段尿细菌培养阳性　　　　B. 尿路刺激症状

C. 畏寒、发热、腰痛　　　　　　D. 肾小管浓缩功能正常

E. 尿中白细胞管型

25. 下列最符合急性肾盂肾炎的诊断项目是

A. 发热、水肿、尿频、尿痛及尿沉渣白细胞增多

B. 高血压、水肿、尿频、尿痛及尿沉渣检查白细胞成堆

C. 发热、水肿、尿频、尿急、尿痛及蛋白尿

D. 高热、尿频、尿急、尿痛、肾区叩痛及尿中白细胞增多

E. 发热、尿频、尿急、尿痛及蛋白尿

26. 急进性肾炎与急性肾炎的最主要鉴别点为

A. 蛋白尿及血尿的严重程度　　B. 有无高血压及心脏并发症

C. 水肿的严重程度　　　　　　D. 肾功能下降的速度及严重程度

E. 有无前驱链球菌感染的证据

27. **不符合**典型 IgA 肾病临床表现的是

A. 血尿、蛋白尿　　　　B. 单纯血尿　　　　C. 急性肾病综合征

D. 急性肾衰竭　　　　　E. 单纯性蛋白尿

28. 诊断缺铁性贫血早期的实验室依据是

A. 血清铁降低　　　　　　　　B. 血清铁蛋白降低

C. 血清总铁结合力增高　　　　D. 外周血呈小细胞低色素性

E. 血清转铁蛋白饱和度下降

29. 慢性粒细胞白血病与类白血病反应最主要的区别是

A. 外周血白细胞计数高　　　　B. 外周血可见中幼粒、晚幼粒细胞

C. 脾大　　　　　　　　　　　D. Ph 染色体阳性

E. 骨髓检查粒细胞增生活跃

30. 属于正常细胞性贫血的是

A. 急性失血性贫血　　B. 骨髓增生异常综合征　　C. 缺铁性贫血

D. 慢性失血性贫血　　E. 铁粒幼细胞性贫血

31. 下列实验室检查结果中,支持再生障碍性贫血的是

A. 网织红细胞增高　　　　　　B. 外周血淋巴细胞比例减低

C. 中性粒细胞碱性磷酸酶积分减低　　D. 骨髓中巨核细胞减低

E. 骨髓中非造血细胞减低

32. 关于特发性血小板减少性紫癜(ITP)的概念,**错误**的是

    A. 急性型 ITP 与感染因素有关

    B. 血小板寿命缩短

    C. 骨髓巨核细胞总数减少

    D. 临床上是较常见的一种出血性疾病

    E. 急性型 ITP 多见于儿童

33. 关于糖尿病的胰岛素治疗,正确的是

    A. 肥胖的糖尿病患者较适宜于胰岛素治疗

    B. 1 型糖尿病患者可不用胰岛素治疗

    C. 清晨高血糖而半夜有饥饿感、出冷汗的糖尿病患者应增加胰岛素剂量

    D. 因感染发热而厌食的糖尿病患者应将胰岛素剂量加倍

    E. 经一段时间的胰岛素治疗后,可产生胰岛素抗体

34. 14 岁初中二年级女学生,患 Graves 病,治疗宜选用

    A. 抗甲状腺药物　　　　B. 立即手术治疗　　　　C. ^{131}I 治疗

    D. 镇静剂　　　　　　　E. 鼓励多食海带

35. 下列指标中用于鉴别原发性与继发性甲状腺功能减退症的是

    A. TSH　　　　　　　　B. TT_3　　　　　　　　C. TT_4

    D. FT_3　　　　　　　　E. FT_4

36. 2 型糖尿病血糖控制的目标是

    A. HbA1c<5.0%　　　　B. HbA1c<5.5%　　　　C. HbA1c<6.0%

    D. HbA1c<6.5%　　　　E. HbA1c<7.0%

37. 关于弥漫性结缔组织病的临床特点,**不正确**的是

    A. 病程多呈慢性经过　　　　　　B. 临床表现差异很大

    C. 反复发作与缓解交替出现　　　D. 免疫学异常表现复杂

    E. 对治疗反应的个体差异不大

38. 除了关节肿之外,对类风湿关节炎的诊断最有意义的临床表现是

    A. 肘膝部肌腱附着端痛与足跟、脚掌痛

    B. 关节隆起与受压部位有无无痛性皮下结节

    C. 小腿发现紫红色痛性皮下结节

    D. 弥漫性肺间质改变伴肺内结节

    E. 双侧渗出性胸水,其糖定量正常

39. 系统性红斑狼疮中具有该病标志性意义的抗体是

    A. 抗 RNP 抗体　　　　B. 抗双链 DNA 抗体　　　C. 抗 Scl-70 抗体

    D. 抗 Sm 抗体　　　　　E. 抗 Jo-1 抗体

40. 精神分裂症的阳性症状**不包括**

    A. 第三人称幻听　　　　B. 影响妄想　　　　　　C. 思维破裂

    D. 情感淡漠　　　　　　E. 紧张性木僵

41. 临床上,把患者对自己的精神疾病认识和判断能力称为

    A. 观察力　　　　　　　B. 理解力　　　　　　　C. 想象力

D. 自制力 E. 自知力

42. 帕金森病患者出现震颤麻痹是由于
   A. 前庭小脑神经元病变所致 B. 红核神经元病变所致
   C. 纹状体神经元病变所致 D. 多巴胺神经递质系统功能受损
   E. 乙酰胆碱递质系统功能受损

二、A₂型题(13题,每题1分,共13分,请选择一个最佳答案)

43. 患者男,46岁。吸烟史20年。发热2周(T37.5~38℃),右胸疼痛,近4天胸痛减轻,感胸闷、气促。查体:右下胸语音震颤减弱,叩浊,呼吸音降低。诊断最可能是
   A. 肺炎链球菌肺炎 B. 支原体肺炎 C. 结核性胸膜炎
   D. 浸润性肺结核 E. 支气管肺癌

44. 患者男,68岁。既往有慢性支气管炎病史10年,1周前因感冒后咳嗽加重来诊。查体:神志模糊,两肺哮鸣音,心率110次/分。血气分析:pH7.30,PaO₂50mmHg,PaCO₂80mmHg。下列治疗措施正确的是
   A. 静脉滴注尼可刹米 B. 静脉注射毛花苷C
   C. 静脉滴注4%碳酸氢钠 D. 静脉注射呋塞米
   E. 人工机械通气

45. 患者男,50岁。突起呼吸困难,咳粉红色泡沫痰,血压190/100mmHg,诊为急性左心衰,该患者的最佳治疗是
   A. 西地兰 B. 氨茶碱 C. 硝普钠
   D. 多巴酚丁胺 E. 硝酸甘油

46. 患儿男,3岁。因1个月来咳嗽偶有低热,做结核菌素试验PPD5U,48~72小时检查皮肤红肿硬结直径20mm,判断其结果是
   A. 阴性(-) B. 阳性(+) C. 中度阳性(++)
   D. 强阳性(+++) E. 极强阳性(++++)

47. 患者男,47岁。扩张型心肌病患者从事每天日常活动即出现心悸、气短症状,休息后即缓解。其心功能分级应为
   A. 心功能Ⅰ级 B. 心功能Ⅱ级 C. 心功能Ⅲ级
   D. 心功能Ⅳ级 E. 心功能Ⅴ级

48. 患者女,58岁。反复心前区疼痛,常在休息或清晨时发作,持续时间一般为20~30分钟,含服硝酸甘油10分钟可缓解。疼痛发作时,心电图胸前导联ST段抬高,病情缓解后ST段恢复至等电位线、运动负荷试验阴性,其诊断为
   A. 初发型心绞痛 B. 卧位型心绞痛 C. 稳定型心绞痛
   D. 变异型心绞痛 E. 恶化型心绞痛

49. 患者男,70岁。20年前有黄疸、食欲缺乏,诊断为肝炎。近2个月来食欲缺乏、消瘦,肝区疼痛。查体:轻度黄疸,面部有蜘蛛痣,腹膨隆,肝肋下2cm,剑突下4cm,质硬,压痛;脾肋下3cm;移动性浊音阳性。临床上应首先考虑
   A. 肝硬化 B. 慢性肝炎 C. 原发性肝癌
   D. 继发性肝癌 E. 结核性腹膜炎

50. 患者女,22岁。因间断右下腹隐痛伴腹泻5个月来诊,进餐可诱发腹痛伴便意,排便后腹痛可缓解。每日排糊样便2~4次,无黏液脓血便。伴乏力、盗汗。既往有肺结核病

史。查体:右下腹有压痛,无反跳痛。X线钡餐检查发现盲肠有环形溃疡及肠管变形。该患者最可能的临床诊断为

    A. 克罗恩病   B. 肠结核   C. 结肠癌

    D. 阿米巴肠病   E. 溃疡性结肠炎

51. 患者女,30岁。间断腰痛、尿频、尿急1年。查体:血压160/100mmHg。实验室检查:尿蛋白(+),沉渣红细胞8~10个/HP,白细胞15~20个/HP,肾盂造影示右肾缩小,肾盏扩张,最可能的诊断是

    A. 慢性肾炎   B. 慢性肾盂肾炎   C. 多囊肾

    D. 肾结核   E. 肾盂积液

52. 患者男,40岁。患糖尿病10余年,尿蛋白阴性,近1个月感下腹部胀,排尿不畅伴尿失禁。B超显示膀胱扩大,尿潴留。其原因应考虑

    A. 糖尿病自主神经病变   B. 糖尿病合并泌尿系统感染

    C. 糖尿病合并慢性前列腺炎   D. 糖尿病肾病

    E. 糖尿病合并泌尿系结石

53. 患者男,44岁。Graves病病史11年,因抗甲状腺药物治疗不规则,病情长期未获满意控制。近1个月来出现心慌、气短、多汗而入院检查。诊断为Graves病,甲状腺功能亢进性心脏病(房颤)。其心脏病治疗的关键措施是

    A. 电转复   B. 大剂量普萘洛尔

    C. 卧床休息,镇静剂   D. 毛花苷C治疗

    E. 抗甲状腺药物控制甲亢

54. 女,32岁。双腕和膝关节疼痛,伴高热2个月。曾有癫痫样发作一次。心脏超声检查示中等量心包积液;X线胸片示右侧少量胸腔积液。实验室检查:血常规Hb、WBC和血小板下降。尿蛋白(++),多种抗生素治疗无效,最可能的诊断是

    A. 慢性肾小球肾炎急性发作   B. 恶性肿瘤颅内转移

    C. 系统性红斑狼疮   D. 结核性胸膜炎和心包炎

    E. 再生障碍性贫血

55. 患者女,50岁。反复低热1年,伴四肢小关节肿痛。实验室检查:WBC8.0×10⁹/L,Hb100g/L,ANA(−),RF(+)。经多种抗生素正规治疗无效,可能的诊断是

    A. 风湿热   B. 系统性红斑狼疮

    C. 骨关节炎   D. 类风湿关节炎

    E. 结核菌感染引起的关节炎

三、A₃型题(33题,每题1分,共33分,请选择一个最佳答案)

(56~57题共用题干)

患者男,58岁。反复咳嗽、咳痰20余年,气促、心悸、下肢间断性水肿2年,病情加重伴发热1周来诊。查体:T38.5℃,呼吸急促,口唇发绀,双肺叩诊过清音,中下肺有湿啰音,心率108次/分,律整,无杂音,双下肢水肿(++)。

56. 该患者最可能的诊断是

    A. 慢性阻塞性肺疾病   B. 慢性支气管炎(慢支)

    C. 慢支+肺气肿   D. 慢支+肺气肿+肺心病

    E. 慢支+肺气肿+心肌病

57. 为明确诊断,首选的检查是
    A. 痰培养及药敏试验　　　　B. 动脉血气分析　　　　C. 胸部 X 线检查
    D. 心电图检查　　　　　　　E. 超声心动图检查

(58~60 题共用题干)

患者女,22 岁。1 周前下课淋雨后"感冒",出现发热,体温达 39℃,伴有寒战,全身肌肉酸痛,自服"康泰克"后热退,后出现咳嗽,干咳为主,少许黏稠痰,无咯血、盗汗,伴右侧胸部隐痛,咳嗽时加重而到校医室就诊。查体:T37.6℃,右下肺呼吸音减弱,未闻及干湿啰音,腹部无阳性体征。胸部 X 线检查示右下叶背段密度均匀磨玻璃状阴影,伴空洞形成。实验室检查:WBC3.8×10^9/L,N 0.85。

58. 该患者最可能的诊断是
    A. 金黄色葡萄球菌肺炎　　B. 克雷白杆菌肺炎　　　C. 肺炎球菌肺炎
    D. 干酪样肺炎　　　　　　E. 肺脓肿

59. 为进一步确诊首选的检查是
    A. 胸部 CT　　　　　　　　B. 结核菌素试验　　　　C. 痰找抗酸杆菌
    D. 胸部超声探测　　　　　E. 纤维支气管镜

60. 假设上述诊断成立,经规范治疗好转过程中突发呼吸困难,最可能的并发症是
    A. 胸腔积液　　　　　　　　B. 呼吸衰竭　　　　　　C. 自发性气胸
    D. 肺不张　　　　　　　　　E. 窒息

(61~63 题共用题干)

患者男,51 岁。胸骨后剧烈疼痛 4 小时,伴大汗淋漓。查体:血压 80/40mmHg,心率 134 次/分。面色苍白,四肢冰冷。心电图示急性广泛前壁心肌梗死。

61. 该患者血压低的原因是
    A. 血容量不足　　　　　　　B. 合并右室梗死　　　　C. 舒张期充盈不足
    D. 心源性休克　　　　　　　E. 疼痛性休克

62. 对指导治疗最有帮助的辅助检查是
    A. 心电图和血压监测　　　　　　　B. 心肌酶谱监测
    C. 漂浮导管血流动力学监测　　　　D. 超声心动图
    E. 胸部 X 线片

63. 最有助于纠正低血压的治疗措施是
    A. 毛花苷 C 强心　　　　　B. 多巴胺升压　　　　　C. 尿激酶溶栓
    D. 主动脉内球囊反搏泵　　 E. 直接 PTCA 术

(64~65 题共用题干)

患者男,74 岁。突发剧烈心前区疼痛,胸闷,憋气,心界向左扩大,心尖区 3/6 级收缩期吹风样杂音,心率 96 次/分,律不齐。双肺底湿性啰音。心电图示Ⅰ、aVL、V$_5$、V$_6$ 导联 ST 段抬高,Ⅰ、aVL 导联有异常 Q 波,室性期前收缩。血清 CK-MB 升高。

64. 该患者最可能的诊断为
    A. 急性心包炎,肺部感染　　　　B. 急性前侧壁心肌梗死
    C. 扩张型心肌病、心力衰竭　　　D. 风心病二尖瓣关闭不全
    E. 风心病二尖瓣狭窄

65. 对此患者心律失常的治疗应首选

A. 普罗帕酮   B. 维拉帕米   C. 毛花苷 C

D. 胺碘酮   E. 苯妥英钠

（66～67题共用题干）

患者男，32岁。间断上腹痛、反酸8年，半个月来症状加重，空腹痛明显，常有夜间痛醒，进食后能减轻，大小便正常。

66. 该患者最可能的诊断是

A. 胃溃疡   B. 十二指肠球部溃疡   C. 胃癌

D. 慢性胃炎   E. 胆囊炎

67. 最有助于确定诊断的检查是

A. 消化道钡餐   B. 胃液分析   C. 胃镜

D. 血 CEA 测定   E. 腹部 B 超

（68～70题共用题干）

患者男，55岁。腹胀、少尿1年，曾诊断为"乙肝肝硬化"，未系统治疗。近1日呕血2次，呕吐物为暗红色，量约500ml，排黑便1次，约100g，感头晕、心悸，于县医院急症就诊。既往有冠心病史2年，间断口服药治疗。查体：血压80/50mmHg，神志清，贫血貌，巩膜轻度黄染，心率108次/分，律齐。全腹无压痛及反跳痛，肝未触及，脾肋下2cm，腹水征（＋），肠鸣音活跃。

68. 应首先采取的措施是

A. 急诊手术治疗   B. 注射垂体后叶素   C. 急诊胃镜检查

D. 口服普萘洛尔   E. 补液、扩容、输血

69. 按常规积极治疗6小时后，患者血红蛋白继续下降，血压波动在80/50～70/40mmHg，下一步应采取的措施是

A. 立即转院   B. 维持原治疗方案   C. 三腔二囊管压迫止血

D. 加大升压药剂量   E. 开腹探查

70. 经治疗2天后，患者消化道出血得到控制，但出现幻觉、烦躁不安，下列处理措施中**不正确**的是

A. 急查血氨   B. 检测血电解质   C. 应用支链氨基酸

D. 注射地西泮 10mg   E. 进行血气分析

（71～73题共用题干）

患者男，45岁，上腹疼痛伴恶心、呕吐10小时，呕吐物为胃内容物，呕吐后腹痛不缓解。入院查体：体温37.5℃，血压120/75mmHg，心肺未见明显异常，腹平软，上腹部稍偏左有明显压痛，无肌紧张和反跳痛，肝脾肋下未触及，移动性浊音阴性，肠鸣音正常。实验室检查：血白细胞 $15×10^9/L$。腹部X线检查：膈下未见游离气体。

71. 该患者最可能的诊断是

A. 急性胰腺炎   B. 急性心肌梗死   C. 急性胆囊炎

D. 急性肠梗阻   E. 胃溃疡

72. 为明确诊断，最有意义的检查项目是

A. 尿淀粉酶   B. 血淀粉酶   C. 血清脂肪酶

D. 腹部 B 超   E. 心电图

73. 治疗的基本措施是

    A. 急诊手术   B. 禁食和胃肠减压   C. 溶栓治疗

    D. 腹腔镜切除胆囊   E. 应用大量广谱抗生素

（74～76 题共用题干）

患者男,42 岁。因上腹部隐痛 1 年,进食后呕吐 20 天,呕吐物含有宿食。查体:贫血貌,消瘦,上腹部可见胃型,可闻及振水音。

74. 最可能的诊断是

    A. 胃溃疡   B. 十二指肠溃疡合并幽门梗阻

    C. 胃癌合并幽门梗阻   D. 胃癌

    E. 十二指肠溃疡

75. 最有价值的辅助检查是

    A. 腹部 CT   B. 腹部彩超   C. 腹部 X 线平片

    D. 胃镜   E. 全消化道钡餐

76. 患者最早可能出现的酸碱失衡和水、电解质紊乱的类型是

    A. 低氯血症、代谢性酸中毒   B. 低钾血症、代谢性酸中毒

    C. 高钾血症、代谢性碱中毒   D. 高钾血症、代谢性酸中毒

    E. 低钾血症、代谢性碱中毒

（77～79 题共用题干）

患者男,30 岁。头晕,乏力 2 年。查体:血压 160/100mmHg。实验室检查:血红蛋白 80g/L,尿比重 1.014,尿蛋白（++）,颗粒管型 0～2 个/HP,BUN16.4mmol/L(46mg/dl),血肌酐 309.4μmol/L(3.5mg/dl)。眼底视网膜动脉细窄迂曲。

77. 可能性最大的诊断是

    A. 高血压 3 级   B. 肾性高血压

    C. 慢性肾小球肾炎尿毒症晚期   D. 慢性肾小球肾炎氮质血症期

    E. 慢性肾盂肾炎

78. 最佳治疗方案是

    A. 血液透析

    B. 腹膜透析

    C. 应用降血压药物

    D. 应用红细胞生成素

    E. 饮食和对症治疗等非透析综合治疗

79. 慢性肾炎引起高血压肾功能不全与高血压引起的肾功能不全的最重要的鉴别资料是

    A. 血压增高程度   B. 肾功能损害程度

    C. 眼底改变   D. 高血压与肾炎的发病史

    E. 心功能改变

（80～82 题共用题干）

患者女,26 岁。10 天来全身皮肤出血点伴牙龈出血来诊。实验室检查:PLT35×10^9/L,临床诊断为慢性特发性血小板减少性紫癜(ITP)。

80. 下列体征支持 ITP 诊断的是

    A. 皮肤可有紫癜   B. 面部蝶形红斑   C. 口腔溃疡

D. 下肢肌肉血肿　　　　　E. 脾明显增大

81. 下列**不支持**ITP诊断的实验室检查是

　　A. 出血时间可延长

　　B. PAIgG阴性

　　C. 血象可见巨大畸形的血小板

　　D. 骨髓巨核细胞增多,产板型增多

　　E. 骨髓巨核细胞增多,幼稚、颗粒型增多

82. 该患者的首选治疗是

　　A. 口服泼尼松　　　　B. 静注甲泼尼龙　　　　C. 血小板输注

　　D. 长春新碱　　　　　E. 脾切除

(83～85题共用题干)

患者女,30岁。近2个月中度发热,全身肌痛,四肢关节肿痛,口腔溃疡。尿常规示红细胞(＋)/高倍视野,蛋白(＋＋)。

83. 免疫学检查最可能出现的抗体是

　　A. 抗核抗体　　　　　　　　　B. 抗Jo-1抗体

　　C. 抗SCl-70抗体　　　　　　　D. 类风湿因子

　　E. 抗中性粒细胞胞浆抗体

84. 最可能的诊断是

　　A. 类风湿关节炎　　　B. 败血症　　　　　C. 皮肌炎

　　D. 系统性红斑狼疮　　E. 急性肾小球肾炎

85. 为缓解病情,首选的药物是

　　A. 抗生素　　　　　　B. 糖皮质激素　　　C. 非甾体抗炎药

　　D. 镇痛药　　　　　　E. 抗疟药

(86～88题共用题干)

患者男,63岁。晨起床时发现言语不清,右侧肢体不能活动。既往无类似病史。发病后5小时。查体:神志清楚,血压120/80mmHg,失语,右中枢性面瘫、舌瘫,右上、下肢肌力2级,右半身痛觉减退,颅脑CT未见异常。

86. 病变的部位可能是

　　A. 左侧大脑前动脉　　B. 右侧大脑前动脉　　C. 左侧大脑中动脉

　　D. 右侧大脑中动脉　　E. 椎-基底动脉

87. 病变的性质是

　　A. 脑出血　　　　　　B. 脑栓塞　　　　　C. 脑肿瘤

　　D. 脑血栓形成　　　　E. 蛛网膜下腔出血

88. 应选择的治疗方法是

　　A. 调整血压　　　　　B. 溶栓治疗　　　　C. 应用止血剂

　　D. 手术治疗　　　　　E. 脑保护剂

四、B型题(12题,每题1分,共12分,请从中选择一个答案)

(89～90题共用备选答案)

　　A. 面罩给氧　　　　　　　　　B. 鼻导管低浓度给氧

　　C. 鼻导管高浓度给氧　　　　　D. 无创正压通气

E. 机械通气（呼气末正压）

89. 确诊为急性呼吸窘迫综合征（ARDS）时纠正缺氧的首选措施是

90. 确诊为Ⅱ型呼吸衰竭时纠正缺氧的首选措施是

（91～92 题共用备选答案）

A. 肾活检   B. 双肾 CT   C. 双肾 B 超

D. 肾动脉造影   E. 静脉肾盂造影

91. 慢性肾盂肾炎主要辅助检查项目应是

92. 原发性肾病综合征主要辅助检查项目应是

（93～94 题共用备选答案）

A. 骨髓巨核细胞增多，大多为颗粒型巨核细胞

B. 骨髓巨核细胞数量显著减少

C. 骨髓巨核细胞增多，原始巨核细胞显著增多

D. 骨髓巨核细胞增多，小巨核细胞增多

E. 骨髓巨核细胞增多，产板巨核细胞增多

93. 符合再生障碍性贫血的骨髓表现是

94. 符合特发性血小板减少性紫癜的骨髓表现是

（95～96 题共用备选答案）

A. 空腹静脉血糖   B. 空腹指尖血糖

C. 糖化血红蛋白（HbA1c）   D. 葡萄糖耐量试验

E. 胰岛素释放试验

95. 调整胰岛素剂量最简便的检查是

96. 判断糖尿病控制程度的指标是

（97～98 题共用备选答案）

A. 抗核抗体   B. 抗双链 DNA 抗体   C. 抗磷脂抗体

D. 抗 Sm 抗体   E. 抗血小板抗体

97. 与习惯性流产相关的是

98. 与 SLE 病情活动相关的是

（99～100 题共用备选答案）

A. 无明显规律性   B. 疼痛-排便加重   C. 进食-疼痛-缓解

D. 疼痛-进食-缓解   E. 疼痛-排便-缓解

99. 胃溃疡患者腹痛的规律是

100. 溃疡性结肠炎患者腹痛的规律是

参 考 答 案

一、A₁型题（42 题，每题 1 分，共 42 分）

1～10 EEBEA ACEBC   11～20 BCDCA DDBBD

21～30 ECAED DEBDA   31～40 DCEAA DEBDD

41～42 ED

二、A₂ **型题**(13题,每题1分,共13分)

43～50 CEC DBDCB 51～55 BAECD

三、A₃ **型题**(33题,每题1分,共33分)

56～60 DCDCC 61～70 DCEBD BCECD

71～80 ABBCD EDEDA 81～88 DAADB CDB

四、B **型题**(12题,每题1分,共12分)

89～90 EB 91～100 EABAB CCBCE

执业助理医师模拟试卷(二)

一、A₁ **型题**(42题,每题1分,共42分,请选择一个最佳答案)

1. 肺结核患者在接受抗结核治疗时,对疗效的考核首先要看

　　A. 痰菌阴转 　　　　　　　　　B. 症状消失

　　C. X线空洞闭合,炎性阴影消失 　　D. 血沉正常

　　E. 血清结核抗体阴性

2. 治疗成人呼吸窘迫综合征最有效的措施是

　　A. 低浓度持续吸氧 　　　B. 高浓度吸氧 　　　C. 正压机械通气

　　D. 呼气末正压通气 　　　E. 应用糖皮质激素

3. 对胸腔积液患者,胸穿抽出有臭味浑浊液体,对病因诊断最有价值的诊断是

　　A. 涂片革兰染色和抗酸染色 　　　B. 查肿瘤细胞

　　C. 需氧菌和真菌培养 　　　　　　D. 厌氧菌培养

　　E. 找寄生虫虫卵

4. 对确定慢性阻塞性肺疾病(COPD)诊断最有意义的辅助检查是

　　A. 血常规 　　　　　　　B. 肺功能 　　　　　　C. 胸部 X 线

　　D. 动脉血气分析 　　　　E. 高分辨胸部 CT

5. 下列肺炎中,一般**不会**发生感染中毒性休克的是

　　A. 金黄色葡萄球菌肺炎 　　B. 肺炎克雷白杆菌肺炎 　　C. 肺炎支原体肺炎

　　D. 肺炎球菌肺炎 　　　　　E. 铜绿假单胞菌肺炎

6. 无感染高危因素的院内肺炎病原体排在首位的是

　　A. 金黄色葡萄球菌 　　　B. 肺炎克雷白杆菌 　　　C. 流感嗜血杆菌

　　D. 肺炎链球菌 　　　　　E. 大肠埃希菌

7. 有关继发型结核发生的描述,**不正确**的是

　　A. 继发型结核可以是内源性复发,也可以是外源性重染

　　B. 内源性复发是指原发结核感染后重新活动而发生的结核病

　　C. 外源性重染是指由于受到结核分枝杆菌的再感染而发病

　　D. 继发型结核痰涂片均为阳性

　　E. 继发型结核有传染性

8. 有关吸入性肺脓肿发病机制的描述**不正确**的是

　　A. 经口、鼻、咽腔吸入致病菌 　　　B. 病原体多为厌氧菌

　　C. 吸入物易进入右肺 　　　　　　 D. 仰卧位时易进入左肺

E. 脓肿常为单发

9. 原发性支气管肺癌早期最常见的表现是

   A. 刺激性咳嗽　　　　　B. 顽固性胸痛　　　　　C. 声音嘶哑

   D. 锁骨上淋巴结肿大　　E. 霍纳(Horner)综合征

10. 冠心病心绞痛发作的典型部位是

   A. 咽部　　　　　　　　B. 心前区　　　　　　　C. 心尖部

   D. 剑突下　　　　　　　E. 胸骨体中上段之后

11. **不属于**急性病毒性心肌炎常见临床表现的是

   A. 先有发热,然后出现心悸、胸闷　　B. 恶心、呕吐等消化道症状

   C. 可合并各种心律失常　　　　　　　D. 常出现器质性心脏杂音

   E. 心动过速与发热程度常不平行

12. 下列各项临床表现中**最不支持**心绞痛诊断的是

   A. 疼痛多在睡眠中发生

   B. 含服硝酸甘油,疼痛在 3~5 分钟内缓解

   C. 疼痛在劳累时发生,运动、情绪激动可诱发

   D. 反复出现的局限性心前区刺痛,每次持续仅 2~3 秒

   E. 疼痛常在休息时发生,持续可达 30 分钟以上

13. 洋地黄中毒的最常见心电图变化是

   A. 室性期前收缩　　　　B. ST-T 呈鱼钩样改变　　C. Q-T 间期缩短

   D. 心房颤动　　　　　　E. 房室传导阻滞

14. 以下哪项**不支持**食管静脉曲张破裂出现

   A. 有肝炎史 10 余年　　　　　B. 上腹痛伴呕吐咖啡样物

   C. 蜘蛛痣　　　　　　　　　　D. 脾大

   E. 移动性浊音阳性

15. 溃疡性结肠炎的临床表现下列哪项是**错误**的

   A. 腹痛-便意-便后缓解　　B. 左下腹有压痛　　　　C. 常有腹胀

   D. 易形成肠瘘　　　　　　E. 可有发热

16. 肠结核最好发的部位是

   A. 直肠、乙状结肠　　　　B. 降结肠　　　　　　　C. 横结肠

   D. 升结肠　　　　　　　　E. 回盲部

17. 在我国,引起肝硬化的主要病因是

   A. 肝静脉阻塞综合征　　　B. 酒精性肝病　　　　　C. 药物性肝炎

   D. 病毒性肝炎　　　　　　E. 自身免疫性肝病

18. 胃溃疡致瘢痕性幽门梗阻最典型的临床表现是

   A. 腹痛　　　　　　　　　B. 腹胀　　　　　　　　C. 贫血

   D. 恶病质　　　　　　　　E. 呕吐

19. 消化性溃疡最常见的并发症为

   A. 穿孔　　　　　　　　　B. 出血　　　　　　　　C. 幽门梗阻

   D. 癌变　　　　　　　　　E. 瘘管形成

20. 水杨酸类制剂在溃疡性结肠炎治疗中,主要适用于

A. 轻中度病例　　　　　　B. 重度病例　　　　　　C. 中毒性巨结肠

D. 激素治疗无效者　　　　E. 顽固病例

21. 对肝硬化诊断最有价值的病理改变是

A. 肝细胞变性和坏死　　　B. 肝内纤维组织增生　　　C. 肝细胞结节性再生

D. 肝管非化脓性炎症　　　E. 肝内假小叶形成

22. 上消化道大出血时,以下**不能**判定有继续出血或再出血的是

A. 反复呕血

B. 充分补液输血而周围循环衰竭的表现无改善

C. 血红蛋白浓度进行性或再次下降

D. 补液与尿量足够的情况下,血尿素氮持续或再次增高

E. 继续排黑粪

23. 符合下尿路感染的临床表现有

A. 寒战、高热　　　　　　　　　B. 血白细胞明显升高、核左移

C. 腰疼,肾区叩痛阳性　　　　　D. 尿频、尿急、尿痛

E. 败血症,感染中毒性休克

24. 诊断慢性肾盂肾炎的可靠证据是

A. 临床症状迁延不愈超过半年

B. 反复发作超过半年

C. 中段尿细菌培养多次阳性

D. 尿常规有蛋白及红细胞、白细胞

E. 静脉肾盂造影,肾盂、肾盏变形或双肾大小不一

25. **不符合**肾小球源性血尿的是

A. 全程血尿　　　　　　　B. 无痛　　　　　　　C. 可见少量血丝

D. 变形红细胞为主　　　　E. 可有红细胞管型

26. 慢性肾功能不全,血钾高于 6.5mmol/L 时,最有效的治疗措施是

A. 限制钾盐的摄入　　　　B. 口服降钾树脂　　　　C. 口服利尿剂

D. 静注碳酸氢钠　　　　　E. 血液透析

27. 铁剂治疗营养性缺铁性贫血,血红蛋白达正常后继续用药的时间是

A. 1 周　　　　　　　　　B. 2 周　　　　　　　　C. 4 周

D. 8 周　　　　　　　　　E. 12 周

28. 诊断缺铁性贫血最肯定的依据是

A. 有慢性失血史　　　　　　　　B. 血涂片见小细胞低色素性红细胞

C. 转铁蛋白饱和度降低　　　　　D. 血清铁降低

E. 骨髓小粒可染铁消失

29. 使慢性粒细胞白血病达到血液学缓解的首选药物是

A. 白消安　　　　　　　　B. 羟基脲　　　　　　　C. 靛玉红

D. α干扰素　　　　　　　E. 环磷酰胺

30. 有关铁的描述,正确的是

A. 食物中的铁以二价铁为主　　　　B. 肠黏膜吸收的铁为二价铁

C. 转铁蛋白结合的铁为二价铁　　　D. 体内铁蛋白中结合的铁为二价铁

E. 血红蛋白中的铁为三价铁

31. 骨髓检查巨核细胞明显减少最常见于
    A. 缺铁性贫血   B. 再生障碍性贫血
    C. 巨幼细胞贫血   D. 特发性血小板减少性紫癜
    E. 溶血性贫血

32. Graves 病甲状腺功能亢进时最早出现异常的是
    A. FT_3 B. FT_4 C. TT_3
    D. TT_4 E. TSH

33. 丙硫氧嘧啶治疗甲亢过程中,需停药处理的为
    A. 规则用药已 6 个月,甲亢仍未控制
    B. T_3、T_4 恢复正常
    C. 甲状腺较治疗前明显增大
    D. 突眼情况加重
    E. 血中中性粒细胞 $< 1.5 \times 10^9/L$

34. 口服葡萄糖耐量试验判断糖尿病标准为
    A. 葡萄糖负荷后 1 小时血糖 $\geqslant 7.8mmol/L$
    B. 葡萄糖负荷后 1 小时血糖 $\geqslant 11.1mmol/L$
    C. 葡萄糖负荷后 2 小时血糖 $\geqslant 7.8mmol/L$
    D. 葡萄糖负荷后 2 小时血糖 $\geqslant 11.1mmol/L$
    E. 葡萄糖负荷后 3 小时血糖 $\geqslant 7.8mmol/L$

35. 促进胰岛素分泌的药物是
    A. 二甲双胍   B. 罗格列酮   C. 格列齐特
    D. 吡格列酮   E. 阿卡波糖

36. **不符合**甲亢临床表现的是
    A. 易发生房性心律失常
    B. 可发生低钾性麻痹
    C. 活动时心率加快,休息则心率正常
    D. 可伴有肌病
    E. 老年患者可不出现高代谢症候群

37. 按诊断标准,下列哪项**不是**诊断类风湿关节炎的必备关节表现
    A. 关节肿痛 $\geqslant 6$ 周   B. 对称性关节肿   C. 腕、掌指、指间关节肿
    D. 关节畸形   E. 晨僵

38. 对系统性红斑狼疮的诊断常用而有价值的病理检查是
    A. 肾穿刺   B. 骨髓穿刺   C. 肺穿刺
    D. 淋巴结活检   E. 皮肤狼疮带试验

39. 思维贫乏常见于
    A. 抑郁症   B. 强迫性神经症   C. 急性精神分裂症
    D. 慢性精神分裂症   E. 癔症性精神病

40. 一种虚幻的知觉体验是
    A. 非真实感   B. 错觉   C. 幻觉

D. 虚构　　　　　　　　　　E. 人格解体

41. 下列精神分裂症症状中,属于阳性症状的是

    A. 思维贫乏　　　　　　B. 病理性象征性思维　　　　C. 情感淡漠

    D. 意志减退　　　　　　E. 情感平淡

42. 肾病综合征最常见的并发症是

    A. 低钠、低钾、低钙血症　　B. 呼吸道感染　　　　　　C. 高凝状态及血栓形成

    D. 低血容量性休克　　　　E. 急性肾功能不全

二、A_2 型题(13题,每题1分,共13分,请选择一个最佳答案)

43. 女,30岁。喘息、呼吸困难发作1天多,过去有类似发作史。查体:气促、发绀,双肺满布响亮的哮鸣音,心率120次/分,律齐,无杂音。院外已用过氨茶碱、特布他林治疗无效。对该患者除立即吸氧外,首先应给予的治疗措施为

    A. 联合应用氨茶碱、特布他林静脉滴注

    B. 联合应用抗生素静脉滴注

    C. 琥珀酸氢化可的松静脉滴注

    D. 二丙酸倍氯米松气雾吸入

    E. 5%碳酸氢钠静脉滴注

44. 患者男,30岁。低热、盗汗、咳嗽、血痰1个月。胸片示右上肺小片状浸润影,密度不均。确诊应选择的检查是

    A. PPD 试验　　　　　　B. 痰 TB-DNA　　　　　　C. 血清中结核抗体

    D. 痰检抗酸杆菌　　　　E. 血沉

45. 患者男,47岁。高血压病史18年,2年前患急性前壁心肌梗死。门诊测血压150/90mmHg,心率96次/分,该患者最适宜的降压药物是

    A. 美托洛尔　　　　　　B. 维拉帕米　　　　　　　C. 硝苯地平

    D. 吲达帕胺　　　　　　E. 哌唑嗪

46. 患者女,28岁。发热半个月,弛张热型,伴恶寒、关节痛。查体:皮肤瘀点、Osler 结节,心脏有杂音,考虑为感染性心内膜炎。最有助于确诊的是

    A. 血液学检查　　　　　B. 心电图检查　　　　　　C. X线平片

    D. 免疫学检查　　　　　E. 血培养

47. 患者女,37岁。慢性腹泻2年,大便每天2~3次,常带少量黏液,反复粪便致病菌培养阴性,结肠镜检查见直肠、降结肠和横结肠充血、水肿,有少数散在浅溃疡。拟诊为溃疡性结肠炎。首选的治疗方案是

    A. 泼尼松口服　　　　　B. 诺氟沙星口服　　　　　C. 甲硝唑保留灌肠

    D. 氢化可的松保留灌肠　E. 5-氨基水杨酸口服

48. 患者女,22岁。因服吲哚美辛数片后觉胃痛,今晨呕咖啡样胃内容物400ml,来诊。既往无胃病史。首选的检查是

    A. 血清胃泌素测定　　　B. B型超声检查　　　　　C. X线胃肠钡餐

    D. 急诊胃镜检查　　　　E. 胃液分析

49. 患者男,50岁。上腹部隐痛2年,间歇性黑便,体重下降,近3个月出现疼痛向腰背部放射。查体:贫血貌,上腹部可触及有 4cm×3cm 肿块,固定。此患者最可能的诊断是

    A. 胃溃疡　　　　　　　B. 胃癌　　　　　　　　　C. 胰腺癌

D. 胆囊结石   E. 慢性胰腺炎

50. 女,30岁。月经量多已2年,近3个月来感乏力、头晕、心悸。实验室检查:血红蛋白65g/L,白细胞$6.0×10^9/L$,血小板$140×10^9/L$,骨髓象:粒红比值为1:1,红细胞增生活跃,中晚幼红细胞45%,体积小,胞浆偏蓝,治疗首选

     A. 肌注维生素B_{12} B. 口服铁剂   C. 输血

     D. 脾切除   E. 口服叶酸

51. 患者女,36岁。已诊断肾病综合征,近两日右下肢痛、凉,右足背动脉搏动触不清,趾指皮肤发绀,应首先考虑的并发症是

     A. 下尿路感染   B. 右下肢静脉血栓   C. 心源性休克

     D. 急性肾衰   E. 右下肢动脉血栓

52. 患者男,66岁。昏迷1天入院,既往无糖尿病史,查体:BP160/85mmHg。实验室检查:血糖38.9mmol/L,血钠150mmol/L,血pH7.35,血酮体弱阳性,可能诊断是

     A. 糖尿病酮症酸中毒昏迷   B. 饥饿性酮症酸中毒

     C. 高渗性非酮症性糖尿病昏迷   D. 乳酸性酸中毒

     E. 脑血管意外

53. 患者女,55岁。体重76kg,身高160cm。因多饮、多尿确诊为2型糖尿病,经饮食治疗和运动锻炼,2个月后空腹血糖为8.8mmol/L,餐后2小时血糖13.0mmol/L。进一步治疗应选择

     A. 加磺脲类降血糖药物   B. 加双胍类降血糖药物

     C. 加胰岛素治疗   D. 加口服降血糖药和胰岛素

     E. 维持原饮食治疗和运动

54. 患者女,38岁。四肢无力、双下肢水肿及皮下出血点2月。实验室检查:尿蛋白(++),红细胞(++),ANA 1:320,血小板$62×10^9/L$,有光过敏。最可能的诊断是

     A. 多发性肌炎   B. 系统性红斑狼疮   C. 急性肾小球肾炎

     D. 慢性肾小球肾炎   E. 过敏性紫癜

55. 患者男,35岁。近3个月来经常感到不明原因地紧张、害怕,思虑多,不能控制地胡思乱想,但想法是自己的。为此感到苦恼,主动就诊。患者存在的主要症状是

     A. 焦虑症状   B. 强迫症状   C. 强制思维

     D. 恐惧症状   E. 惊恐发作

三、A_3型题(33题,每题1分,共33分,请选择一个最佳答案)

(56~58题共用题干)

患者女,20岁。反复发作呼吸困难、胸闷、咳嗽3年,每年秋季发作,可自行缓解。此次已发作半天,症状仍继续加重而来就诊。查体:双肺满布哮鸣音,心率90次/分,律齐,无杂音。

56. 该患者的诊断应首先考虑为

     A. 慢性支气管炎   B. 阻塞性肺气肿

     C. 慢性支气管炎并肺气肿   D. 支气管哮喘

     E. 心源性哮喘

57. 对该患者的治疗应选用的药物为

     A. $β_2$受体激动剂   B. $β_2$受体阻滞剂   C. $α$受体激动剂

D. α受体阻滞剂   E. 抗生素类药物

58. 该患者的主要治疗措施是

     A. 止咳、祛痰   B. 控制感染、改善呼吸功能

     C. 解痉、平喘   D. 低浓度持续吸氧

     E. 强心、利尿

(59～61 题共用题干)

患者男,48 岁。一年来每于剧烈活动时或饱餐后发作剑突下疼痛,向咽部放射,持续数分钟可自行缓解。2 周前发作频繁且有夜间睡眠中发作,2 小时来疼痛剧烈,不能缓解,向胸部及后背部放射,伴憋闷,大汗。

59. 该患者首先考虑的诊断是

     A. 主动脉夹层分离   B. 自发型气胸   C. 急性胰腺炎

     D. 急性肺动脉栓塞   E. 急性心肌梗死

60. 此时最有助于诊断的辅助检查是

     A. 超声心动图   B. 胸部 X 线片   C. 心电图

     D. 心肌酶谱   E. CT

61. 最关键的治疗方法是

     A. 硝酸甘油静脉点滴   B. 急诊再灌注治疗   C. 吗啡皮下注射

     D. 肝素静脉点滴   E. 卡托普利口服

(62～64 题共用题干)

患者男,68 岁。2 周来反复胸痛,发作与劳累及情绪有关,休息后能缓解。3 小时前出现持续性疼痛,进行性加剧,并气促,不能平卧。查体:血压 110/70mmHg,心率 120 次/分,律齐,心尖部可闻及 3/6 级收缩期杂音,双肺散在哮鸣音及湿性啰音。

62. 该患者最可能的诊断是

     A. 风心病二尖瓣关闭不全   B. 扩张型心肌病

     C. 支气管哮喘   D. 支气管肺炎

     E. 急性心肌梗死伴发左心衰竭

63. 应首选检查

     A. X 线胸片   B. 心电图   C. 超声心动图

     D. 血清心肌酶   E. 心肌核素扫描

64. 应首选下列何种治疗方案

     A. β受体阻滞剂预防室性心律失常   B. 抗生素控制感染

     C. 洋地黄类药物治疗   D. 肾上腺皮质激素减轻支气管痉挛

     E. 吗啡和利尿剂治疗

(65～66 题共用题干)

患者女,35 岁。劳累后心悸、气短 10 年,近 1 周间断咯血,无发热。查体:双颊皮肤紫红,口唇轻度发绀,颈静脉无怒张,两肺底少许湿啰音,心浊音界在胸骨左缘第三肋间向左扩大,心尖部局限性舒张期隆隆样杂音,肝脾不大,下肢无水肿。

65. 该患者最可能的诊断是

     A. 风心病二尖瓣关闭不全   B. 风心病二尖瓣狭窄

     C. 室间隔缺损   D. 扩张型心肌病

E. 肺结核

66. 本病致死的主要原因是

    A. 心力衰竭　　　　　　　　　　B. 肺栓塞

    C. 心律失常　　　　　　　　　　D. 亚急性感染性心内膜炎

    E. 肺部感染

(67～70 题共用题干)

患者男,42 岁。呕吐、腹泻两天,意识模糊、烦躁不安半天急诊入院。查体:BP110/70mmHg,神志恍惚,巩膜中度黄染,颈部可见数枚蜘蛛痣,心肺未见异常,腹软,肝肋下未触及,脾肋下 3cm,双下肢散在出血点。实验室检查:Hb90g/L,WBC3.2×10⁹/L,血糖 7.0mmol/L,尿糖(＋),尿酮(－),尿镜检(－)。

67. 最可能的诊断是

    A. 肝性脑病　　　　　　　　　　B. 糖尿病酮症酸中毒

    C. 高渗性非酮症糖尿病昏迷　　　D. 尿毒症

    E. 脑血管病

68. 确诊最有价值的辅助检查是

    A. 血气分析　　　　　B. 腹部 CT　　　　　C. 肾功能

    D. 肝功能　　　　　　E. 血氨

69. 如果患者躁动不安,**不宜**选用

    A. 东莨菪碱　　　　　B. 地西泮　　　　　　C. 水合氯醛

    D. 氯苯那敏　　　　　E. 异丙嗪

70. 对此患者的治疗,下列各项中**不正确**的是

    A. 禁食蛋白质　　　　B. 口服乳果糖　　　　C. 静滴精氨酸

    D. 肥皂水灌肠　　　　E. 补充支链氨基酸

(71～73 题共用题干)

患者女,31 岁。反复腹泻、黏液脓血便 1 年,加重 1 周,伴里急后重。既往:否认结核病史。查体:T36.9℃,轻度贫血貌,腹软,左下腹压痛,无反跳痛、肌紧张,肝脾未触及。肠鸣音正常。粪便培养未见致病菌,广谱抗生素治疗 2 周无效。钡灌肠检查提示左侧结肠及直肠弥漫性黏膜颗粒样改变,可见多发小龛影。

71. 本患者最可能的诊断是

    A. 结肠癌　　　　　　B. 肠结核　　　　　　C. 细菌性痢疾

    D. 溃疡性结肠炎　　　E. 克罗恩病

72. 如果患者在进行钡灌肠检查后出现剧烈腹痛、高热,肛门少排气排便。查体:T39.4℃,P120 次/分,腹部膨隆,全腹压痛(＋),叩诊鼓音,肝浊音界存在,无移动性浊音,肠鸣音消失。最可能的并发症是

    A. 消化道大出血　　　B. 中毒性巨结肠　　　C. 原发性腹膜炎

    D. 机械性肠梗阻　　　E. 急性肠穿孔

73. 目前最有意义的检查是

    A. 血常规　　　　　　B. 血培养　　　　　　C. 腹平片

    D. B 超　　　　　　　E. 肠镜

(74～77 题共用题干)

患者男,45 岁。酗酒后 8 小时出现中上腹疼痛,放射至两侧腰部,伴恶心、呕吐。查体:腹部有压痛、肌紧张及两侧腰腹部出现蓝棕色斑,血压 75/55mmHg,脉搏 110 次/分。

74. 最可能的诊断是
    A. 急性胆囊炎　　　　　　　B. 急性胃炎　　　　　　　C. 急性肠梗阻
    D. 急性胰腺炎　　　　　　　E. 急性胆管炎

75. 下列检查应首先选择
    A. 血、尿常规　　　　　　　B. 尿淀粉酶测定　　　　　C. 胸腹部 X 线平片
    D. 血清淀粉酶测定　　　　　E. 腹部 B 型超声检查

76. 对诊断困难者应进一步采取
    A. 剖腹探查　　　　　　　　　　　B. ERCP 检查
    C. 抗感染治疗下严密观察　　　　　D. 抗休克治疗
    E. 腹腔穿刺

77. 在诊断尚未确立之前,**不应**采用的是
    A. 禁食、胃肠减压　　　　　B. 吗啡类止痛剂　　　　　C. 胰酶抑制剂
    D. 体液补充　　　　　　　　E. 腹腔穿刺

(78～79 题共用题干)

患者男,35 岁。间断水肿 5 年余,近 1 周来加重。实验室检查:尿蛋白(＋＋＋＋),血浆白蛋白 25g/L。

78. 该患者最可能的诊断是
    A. 慢性肾炎　　　　　　　　B. 急进性肾炎　　　　　　C. 肾病综合征
    D. 隐匿性肾炎　　　　　　　E. 慢性肾盂肾炎

79. 为明确诊断,首选的实验室检查是
    A. 24 小时尿蛋白含量　　　　B. 血尿素氮　　　　　　　C. 血胆固醇
    D. 血常规　　　　　　　　　　E. 腹部 B 超

(80～83 题共用题干)

患者女,25 岁。1 周来皮肤出现紫癜来诊,无发热,大小便正常。实验室检查:血 Hb 120g/L,WBC $6.5×10^9$/L,分类正常,PLT $25×10^9$/L。

80. 该患者最可能的诊断是
    A. 过敏性紫癜　　　　　　　　　　　B. 单纯性紫癜
    C. 感染性紫癜　　　　　　　　　　　D. 特发性血小板减少性紫癜
    E. 血栓性血小板减少性紫癜

81. 下列体征支持该诊断的是
    A. 皮肤紫癜略高出皮面　　　B. 关节出血　　　　　　　C. 肌肉血肿
    D. 口腔溃疡　　　　　　　　E. 脾不大

82. 下列支持该诊断的实验室检查是
    A. 凝血时间延长,凝血酶原时间延长
    B. 血块收缩良好,血小板功能正常
    C. 抗核抗体阳性,免疫球蛋白增高
    D. 骨髓巨核细胞增多,产板型增多

E. 骨髓巨核细胞增多,幼稚、颗粒型增多

83. 该患者首选的治疗是

    A. 糖皮质激素   B. 脾切除   C. 血小板输注

    D. 长春新碱   E. 达那唑

(84～85 题共用题干)

患者女,40 岁。反复双手关节痛 1 年,曾诊断为类风湿关节炎,间断使用理疗和非甾体抗炎药,症状有缓解。近 1 个月来低热,关节痛加重,肘关节伸侧出现多个皮下结节,化验检查 ESR40mm/h,超声心动图发现少量心包积液。考虑为类风湿关节炎活动。

84. 对疾病活动诊断最有意义的检查是

    A. ALT,AST   B. 心包积液病理   C. 类风湿因子滴度

    D. 关节影像学   E. 补体

85. 最适宜的治疗措施是

    A. 维持原治疗方案

    B. 改用皮质激素

    C. 加用青霉素

    D. 选用慢作用抗风湿药

    E. 应用糖皮质激素联合慢作用抗风湿药

(86～88 题共用题干)

患者女,19 岁。1 个月来多汗、易饥饿,有时心悸,体重下降(具体未测)。查体:晨起脉搏 112 次/分,BP120/60mmHg,甲状腺Ⅰ度肿大,可闻及血管杂音。心电图示窦性心动过速。

86. 该患者最可能的诊断是

    A. 甲状腺功能亢进症   B. 神经症   C. 单纯性甲状腺肿

    D. 桥本甲状腺炎   E. 亚急性甲状腺炎

87. 确诊的主要检查是

    A. 甲状腺 B 超   B. 血 T_3、T_4、TSH   C. 颈部 CT

    D. 颈部 X 线   E. 颈部 MRI

88. 对 Graves 病诊断最有意义的体征是

    A. 心率快,第一心音亢进   B. 弥漫性甲状腺肿伴血管杂音

    C. 浸润性突眼   D. 胫前黏液性水肿

    E. 脉压大,心脏增大

四、B 型题 (12 题,每题 1 分,共 12 分,请从中选择一个答案)

(89～90 题共用备选答案)

    A. 金葡菌肺炎   B. 肺炎球菌肺炎   C. 克雷白杆菌肺炎

    D. 病毒性肺炎   E. 军团菌肺炎

89. X 线阴影具有易变性,易形成单个多发的液气囊腔

90. 可呈暴发性流行的肺炎

(91～92 题共用备选答案)

    A. 敏感抗生素分组轮流使用

    B. 用药后症状消失即停药

C. 用药 48 小时无效应换药,疗程 2 周

D. 用糖皮质激素

E. 应用吲哚美辛

91. 急性肾盂肾炎的治疗应是

92. 慢性肾盂肾炎的治疗应是

(93～94 题共用备选答案)

A. 骨髓细胞内可见 Auer 小体

B. 中性粒细胞碱性磷酸酶(NAP)积分增高

C. Ph 染色体阳性

D. 糖原染色阳性

E. 非特异性酯酶阳性,可被氟化钠抑制

93. 慢性粒细胞白血病可见

94. 类白血病反应可见

(95～96 题共用备选答案)

A. 肾活检　　　　　B. 双肾 CT　　　　　C. 双肾 B 超

D. 肾动脉造影　　　E. 静脉肾盂造影

95. 慢性肾盂肾炎主要辅助检查项目应是

96. 原发性肾病综合征主要辅助检查项目应是

(97～98 题共用备选答案)

A. 速尿(呋塞米)　　B. 螺内酯　　　　　C. 糖皮质激素

D. 环磷酰胺　　　　E. 环孢素 A

97. 可作为降血钾治疗的药物是

98. 可导致出血性膀胱炎的药物是

(99～100 题共用备选答案)

A. 急性链球菌感染后肾小球肾炎　　B. 原发性肾病综合征

C. 紫癜性肾炎　　　　　　　　　　D. 急进性肾炎

E. 狼疮性肾炎

99. 女,19 岁。以大量蛋白尿伴镜下血尿入院,体检:贫血貌,血压稍增高,血肌酐 140μmol/L,血清补体 C3 降低,血清抗核抗体阳性,抗 ds-DNA 抗体阳性。提示存在

100. 男,15 岁。上呼吸道感染后 10 余天出现腹痛和便血,经泼尼松治疗后好转。但在病理第 4 周出现尿蛋白(＋＋)、红细胞 15～20 个/HP,肾功能及血清补体 C₃ 正常。提示存在

参 考 答 案

一、A₁ 型题(42 题,每题 1 分,共 42 分)

1～10 ADDBC　DDDAE　　　　11～20 DDABD　EDEBA

21～30 EEDEC　EDEBB　　　　31～40 BEEDC　CDEDC

41～42 BB

二、A₂ 型题(13题,每题1分,共13分)

43～50 CDA　EEDBB　　　　51～55 ECBBA

三、A₃ 型题(33题,每题1分,共33分)

56～60 DABEC　　　　　　61～70 BEBEB　AAECD

71～80 DBCDD　EBCAD　　　81～88 EEACE　ABB

四、B 型题(12题,每题1分,共12分)

89～90 AE　　　　　　　　91～100 CACBE　AADEC

期中考试模拟试卷

题号	一	二	三	四	五	六	总分
题分	15	20	25	40			
得分							

得分 [　　]　　**一、名词解释**(每小题3分,共15分)

1. 慢性阻塞性肺疾病

2. 急性心肌梗死

3. 肺性脑病

4. 医院获得性肺炎

5. 消化性溃疡

得分 [　　]　　**二、填空题**(每空1分,共20分)

1. 慢性肺源性心脏病最常见的病因是_____。

2. _____是肺结核主要感染途径,_____是最简便的灭菌方法。

3. 左心衰竭主要表现为_____,而右心衰竭则以_____表现为主。

4. 高血压的靶器官损害包括_____、_____、_____和_____等脏器损伤。

5. 消化性溃疡常见的并发症有_____、_____、_____、_____。

6. 胃溃疡疼痛的节律是_____;十二指肠溃疡疼痛的节律是_____。

7. 肝硬化门静脉高压的临床表现_____、_____、_____。

8. 急性胰腺炎按病理改变分两型为_____、_____。

得分 [　　]　　**三、问答题**(共25分)

1. 慢性呼吸衰竭患者应如何给氧,为什么?(5分)

2. 试述典型心绞痛的特点(10分)

3. 试述消化性溃疡的临床特点。(10分)

得分 [　　]　　**四、单项选择题**(每题1分,40分)

1. 慢性支气管炎急性发作期最主要的治疗措施是

　　A. 止咳祛痰　　　　　　B. 控制感染　　　　　　C. 解痉平喘

D. 气雾疗法　　　　　　　　E. 吸氧补液

2. 支气管哮喘的典型表现是

A. 咳嗽、咳痰　　　　　　B. 夜间阵发性呼吸困难　　C. 呼气性呼吸困难

D. 吸气性呼吸困难　　　　E. 咯血

3. 诊断早期肺心病的主要依据是

A. 慢性肺部疾病　　　　　B. 肺气肿体征　　　　　　C. 肺动脉高压

D. 右心功能不全　　　　　E. 呼吸衰竭

4. 肺炎球菌肺炎治疗首选抗生素是

A. 庆大霉素　　　　　　　B. 红霉素　　　　　　　　C. 青霉素

D. 林可霉素　　　　　　　E. 磺胺药

5. 肺炎球菌肺炎特征性表现为

A. 寒战高热　　　　　　　B. 咳铁锈色痰　　　　　　C. 胸痛

D. 咳嗽　　　　　　　　　E. 呼吸困难

6. 判断肺结核病人有无传染性，最主要的是

A. 肺部有无空洞　　　　　B. 痰中带血　　　　　　　C. 痰中找到结核菌

D. 结核菌素试验阳性　　　E. 血沉增快

7. 肺结核传播的主要途径是

A. 饮用未消毒的牛奶　　　B. 呼吸道飞沫传播　　　　C. 外伤

D. 泌尿系传播　　　　　　E. 输血

8. 下列血气分析变化属于Ⅱ型呼衰的是

A. $PaO_2 < 60mmHg$　　$PaCO_2 > 40mmHg$

B. $PaO_2 < 55mmHg$　　$PaCO_2 > 45mmHg$

C. $PaO_2 < 60mmHg$　　$PaCO_2 > 50mmHg$

D. $PaO_2 < 85mmHg$　　$PaCO_2 > 55mmHg$

E. $PaO_2 < 75mmHg$　　$PaCO_2 > 30mmHg$

9. 男性，25岁，活动时突感右胸部撕裂样痛。查体：大汗淋漓惊恐状，气促，气管左偏，叩诊右胸空瓮音，右侧呼吸音消失。该患者最可能的诊断为

A. 胸腔积液　　　　　　　B. 大叶性肺炎　　　　　　C. 干性胸膜炎

D. 右侧张力性气胸　　　　E. 肺气肿

10. 男，34岁。因反复干咳、咯血2月，发热1周来院门诊。查体：T39.2℃，消瘦，左上肺语颤增强、叩诊呈实音、呼吸音减弱。WBC $7.8×10^9$/L，PPD试验强阳性，X线胸片示左上肺大片云雾状、密度较低、边缘模糊之阴影。最可能的诊断是

A. 肺炎球菌肺炎　　　　　B. 干酪性肺炎　　　　　　C. 支原体肺炎

D. 克雷白杆菌肺炎　　　　E. 支气管扩张症

11. 男性，62岁。慢性咳嗽10年，近半月来出现阵发性干咳，持续痰中带血。X线胸片显示左肺下叶不张。为明确诊断最有意义的检查方法为

A. 纤维支气管镜检查　　　B. 痰细菌培养　　　　　　C. 结核菌素试验

D. 肺功能测定　　　　　　E. 血清癌胚抗原测定

12. 女，35岁，支气管哮喘重度发作2天，使用氨茶碱、沙丁胺醇、大剂量激素治疗无效。体检：呼吸浅快，口唇发绀，神志不清，双肺哮鸣音较弱。血气分析：PaO_2 50mmHg，$PaCO_2$

70mmHg 进一步救治措施应为

    A. 静脉推注地塞米松   B. 给予高浓度吸氧

    C. 静脉滴注 5% 碳酸氢钠   D. 联合应用抗生素静脉滴注

    E. 气管插管,正压机械通气

13. 慢性充血性心力衰竭急性发作最常见的诱因是

    A. 妊娠与分娩   B. 环境气候的急剧变化   C. 过劳与情绪激动

    D. 输液过多过快   E. 感染

14. 心源性哮喘与支气管哮喘难以鉴别时,治疗宜选用

    A. 洋地黄   B. 氨茶碱   C. 硝普钠

    D. 利尿剂   E. 吗啡

15. 左心衰竭最早出现和最重要的症状是

    A. 咯痰   B. 疲倦、乏力   C. 咯血

    D. 咳嗽   E. 呼吸困难

16. 治疗急性肺水肿的主要措施是

    A. 快速利尿   B. 休息   C. 静脉补液

    D. 控制感染   E. 限制钠盐摄入

17. 风湿性心瓣膜病最常被侵犯的瓣膜是

    A. 二尖瓣   B. 主动脉瓣   C. 肺动脉瓣

    D. 三尖瓣   E. 三尖瓣和主动脉瓣

18. 导致冠心病心绞痛的最主要病因是

    A. 风湿性冠状动脉炎   B. 主动脉瓣狭窄或关闭不全

    C. 冠状动脉粥样硬化   D. 肥厚性心肌病

    E. 甲状腺功能亢进症

19. 洋地黄中毒出现频发室性期前收缩,治疗应首选

    A. 利多卡因   B. 胺碘酮   C. 心律平

    D. 美西律   E. 电复律

20. Ⅱ、Ⅲ、aVF 导联出现梗死图形,心肌梗死发生的部位是

    A. 前间壁梗死   B. 前壁梗死   C. 下壁梗死

    D. 右心室梗死   E. 高侧壁梗死

21. 急性心肌梗死患者最常见的心律失常是

    A. 窦性心动过速   B. 房性期前收缩   C. 室性期前收缩

    D. 房室传导阻滞   E. 房性心动过速

22. 风湿性心瓣膜病二尖瓣狭窄最重要的体征是

    A. P_2 亢进   B. 二尖瓣面容

    C. 心尖区隆隆样舒张中、晚期杂音   D. 心尖部全收缩期杂音

    E. 舒张早期奔马律

23. 高血压最常见的死亡原因是

    A. 尿毒症   B. 脑血管意外   C. 心力衰竭

    D. 高血压危象   E. 合并冠心病

24. 确诊感染性心内膜炎最重要的辅助检查是

A. 血培养　　　　　　B. 血白细胞计数　　　　C. 血红细胞计数

D. 尿蛋白检测　　　　E. 血沉检测

25. 女性,62 岁。冠心病心绞痛史 8 年,无高血压史,夜间突发心前区疼痛 8 小时入院,入院时血压为 150/90mmHg,经心电图检查诊断为急性前壁心肌梗死。最可能的心电图表现为

A. Ⅱ、Ⅲ、aVF 出现异常 Q 波,伴 ST 段弓背向上抬高

B. V₁～V₄ 出现异常 Q 波伴 ST 段弓背向上抬高

C. V₁～V₄ 出现冠状 T 波

D. 频发室性早搏

E. Ⅲ度房室传导阻滞

26. 男,65 岁。2 周来反复胸痛,发作与劳累及情绪有关,休息可以缓解。1 小时前出现持续性疼痛,进行性加剧,并气促,不能平卧,血压 110/70mmHg,心率 118 次/分,律齐,心尖部可闻及Ⅲ级收缩期杂音,双肺散在哮鸣音及湿性啰音。应首选检查

A. X 线胸片　　　　　B. 心电图　　　　　　　C. 超声心动图

D. 血清心肌酶　　　　E. 心肌核素扫描

27. 女性,65 岁。发现高血压 25 年,活动后心悸、气短 2 年,突发喘憋 4 小时。患者有慢性支气管炎病史 10 年。查体:端坐位,BP190/110mmHg,呼吸 30 次/分,脉搏 108 次/分,心界向左侧扩大,双肺可闻及哮鸣音,两肺底有较密集的中小水泡音。该患者突然喘憋的最可能病因是

A. 支气管哮喘　　　　　　　　B. 慢性支气管炎急性发作

C. 慢性肺源性心脏病　　　　　D. 心源性哮喘

E. 肺动脉栓塞

28. 慢性胃炎最主要的病因是

A. 幽门螺杆菌感染　　B. 自身免疫因素　　　　C. 理化刺激

D. 十二指肠液反流　　E. 老年性改变

29. 确诊消化性溃疡的首选和主要方法是

A. 胃液分析　　　　　B. 血清学检查　　　　　C. 胃镜及活组织检查

D. 钡餐检查　　　　　E. 幽门螺杆菌检测

30. 肝硬化失代偿期患者最突出的表现是

A. 出血倾向和贫血　　B. 腹水　　　　　　　　C. 侧支循环的建立

D. 内分泌紊乱　　　　E. 脾大

31. 在我国引起急性胰腺炎最常见的病因是

A. 胆道疾病　　　　　B. 暴饮暴食　　　　　　C. 胰管阻塞

D. 外伤　　　　　　　E. 肥胖

32. 男性,30 岁,反复上腹部疼痛十余年,以餐前饥饿痛为主,进食后可缓解,伴嗳气、反酸。该患者最可能的诊断是

A. 胃溃疡　　　　　　B. 十二指肠溃疡　　　　C. 慢性胃炎

D. 胃癌　　　　　　　E. 食管炎

33. 下列哪项表现仅见于急性出血坏死型胰腺炎

A. 发热　　　　　　　B. 恶心、呕吐　　　　　C. 休克

D. 胰腺肿大　　　　　E. 剧烈腹痛

34. 肝硬化最常见的并发症是
    A. 上消化道大出血　　　　B. 感染　　　　　　　C. 肝性脑病
    D. 原发性肝癌　　　　　　E. 门静脉血栓形成

35. 在下列疾病中,胃癌发病率较高的是
    A. 十二指肠溃疡　　　　　B. 胃食管反流病　　　C. 慢性浅表性胃炎
    D. 慢性萎缩性胃炎　　　　E. 十二指肠球炎

36. 消化性溃疡合并出血时,下列止血治疗措施中最有效的是
    A. 口服去甲肾上腺素盐水溶液　　　B. 口服凝血酶盐水溶液
    C. 口服氢氧化铝凝胶　　　　　　　D. 静脉注射雷尼替丁
    E. 静脉注射奥美拉唑

37. 关于胃溃疡,下列**不正确**的是
    A. 多发生于慢性萎缩性胃炎背景　　B. 好发生于胃体大弯侧
    C. 与口服非甾体消炎药有密切关系　D. 根除幽门螺杆菌可降低复发率
    E. 可发生癌变

38. 结核性腹膜炎最常见的并发症是
    A. 肠梗阻　　　　　　　　B. 肠穿孔　　　　　　C. 腹腔脓肿
    D. 感染中毒性休克　　　　E. 消化道出血

39. 在急性胰腺炎的下列并发症中,较常见的是
    A. 上消化道大出血　　　　B. 血栓性静脉炎　　　C. 胰腺假性囊肿
    D. 胰性脑病　　　　　　　E. 急性肾衰竭

40. 女性,27岁,低热,便秘腹泻交替两年,查体:右下腹5cm×5cm肿块,质中等,较固定,轻压痛。最有可能的诊断是
    A. 结肠癌　　　　　　　　B. 肠结核　　　　　　C. 克罗恩病
    D. 溃疡性结肠炎　　　　　E. 肠血吸虫病

参 考 答 案

一、名词解释(每小题3分,共15分)

1. 慢性阻塞性肺疾病:是一组以气流受限为特征的肺部疾病,其特征为气流受限不完全可逆,呈进行性发展。

2. 急性心肌梗死:是在冠状动脉病变的基础上,发生冠状动脉供血急剧减少或中断,使相应的心肌出现严重持久的急性缺血而导致急性心肌坏死。其主要临床表现为持久剧烈胸痛、血清心肌酶升高、心电图系列演变。

3. 肺性脑病:是由于呼吸功能衰竭,缺氧和(或)二氧化碳潴留,引起各种神经精神症状,如头痛、精神错乱、抽搐、意识障碍等。是肺心病死亡的首要原因。

4. 医院获得性肺炎:指患者入院时不存在,也不处于感染潜伏期,而在入院48小时后在医院内发生的肺炎。

5. 消化性溃疡:是指发生在胃和十二指肠的慢性溃疡,即胃溃疡和十二指肠溃疡,因溃疡的形成与胃酸—胃蛋白酶的消化作用有关而得名。

二、填空题(每空 1 分,共 20 分)

1. 慢性阻塞性肺疾病(或 COPD)
2. 呼吸道传播　将痰吐在纸上烧掉
3. 肺循环淤血　体循环淤血
4. 心　脑　肾　视网膜
5. 消化道出血　幽门梗阻　穿孔　癌变
6. 进食—疼痛—缓解　疼痛—进食—缓解
7. 脾肿大　腹水　侧支循环形成
8. 水肿型　出血坏死型

三、问答题(共 25 分)

1. 慢性呼吸衰竭患者应如何给氧,为什么?(5 分)

Ⅰ型呼衰主要是氧合功能障碍,可予高浓度吸氧(浓度>35%),提高动脉血氧分压(1分)。Ⅱ型呼衰时,呼吸中枢对二氧化碳的反应性差,呼吸的维持主要靠缺氧对外周化学感受器的兴奋作用(1分),因此只能予低浓度(浓度<35%)低流量持续吸氧(2分),既可解除严重缺氧,又可维持缺氧对外周化学感受器的刺激作用(1分)。

2. 试述典型心绞痛的特点。(10 分)

①部位:疼痛多发生在胸骨上中段的后方,可稍偏左波及心前区。范围如手掌大小,可放射(2分)。②性质:多为压榨样或紧束感样胀闷或闷痛,常伴恐惧感(2分)。③持续时间:大多 3～5 分钟,一般不超过 15 分钟(2分)。④诱因:劳累和情绪激动是主要的诱因(2分)。⑤缓解措施:停止活动或舌下含化硝酸甘油,疼痛常在 2～3 分钟完全缓解(2分)。

3. 简述消化性溃疡的临床特点。(10 分)

消化性溃疡的临床表现有三大特点:①慢性病程:病程可达数年甚至数十年(1分);②周期性发作:发作与缓解交替出现,以秋冬和冬春之交发作多见(1分);③节律性疼痛:是消化性溃疡的特征性表现(1分)。

症状:上腹部疼痛是消化性溃疡的主要症状(1分)。①疼痛部位:GU 在剑突下,DU 在剑突下稍偏右(2分);②疼痛性质:可为钝痛、灼痛、剧痛或饱胀感、饥饿感(1分);③疼痛规律:GU 常在餐后 1/2～1 小时出现,1～2 小时后逐渐缓解,即进食—疼痛—缓解;DU 常在餐后 2～4 小时后出现,进食后可缓解或消失,即疼痛—进食—缓解(2分)。部分患者可伴有嗳气、反酸等消化不良等症状(1分)。

四、单项选择题(每题 1 分,40 分)

1～10 BCCCB　CBCDB　　11～20 AEEBE　AACAC

21～30 CCBAB　BDACB　　31～40 ABCAD　EBACB

期末考试模拟试卷(一)

题号	一	二	三	四	五	六	总分
题分	15	10	15	10	50		
得分							

得分 |

一、名词解释(每小题 3 分,共 15 分)

1. 呼吸衰竭
2. 肝性脑病
3. 肾病综合征
4. 贫血
5. 癫痫持续状态

得分 |

二、填空题(每空 0.5 分,共 10 分)

1. 抗结核化学治疗的基本原则是_____、_____、_____、_____、_____。
2. 对慢性肺心病出现右心衰竭的患者,最重要的治疗是_____,不需要常规使用_____和_____,较重患者可酌情使用。
3. 最常见的期前收缩是_____,其次是_____,_____最少。
4. 糖尿病典型表现"三多一少"是指_____、_____、_____和_____。
5. 急性冠脉综合征包括_____、_____、_____。
6. 少尿指尿量少于_____,无尿指尿量少于_____。

得分 |

三、问答题(共 15 分)

1. 简述肺炎球菌肺炎的诊断要点。
2. 何谓甲状腺危象?如何处理甲状腺危象?

得分 |

四、病案分析题(共 10 分)

男,26 岁,进油腻食物 2 小时后突发上腹部持续剧烈疼痛,呈绞痛,可阵发性加剧,向后背放射,伴恶心、呕吐,吐后腹痛不缓解;已经 10 小时。患者平时进食油性食物后可引起右上腹隐痛。查体:T38.2℃,BP110/85mmHg,急性痛苦貌,巩膜无黄染,心肺(一),腹平软,上腹轻压痛,肝脾未触及。实验室检查:WBC10.8×10^9/L,中性粒细胞占 78%;血清淀粉酶 600U(正常值 180U)。

问题:(1)最可能的诊断是什么?(2 分)诊断依据有哪些?(4 分)

(2)制定相应的治疗措施。(4 分)

得分 |

五、单项选择题(每题 1 分,共 50 分)

1. 慢性阻塞性肺病祛痰镇咳,**不宜**选用的药物是
   A. 乙酰半胱氨酸　　　　B. 溴己新　　　　C. 可待因
   D. 盐酸氨溴索　　　　　E. 甘草片

2. 引起慢性肺源性心脏病最常见的病因是
   A. COPD　　　　　　　B. 重症肺结核　　　C. 肺炎球菌肺炎
   D. 肺血管病变　　　　E. 胸廓疾病

3. 血液检查对诊断支气管哮喘有价值的是
   A. 白细胞总数增高　　B. 中性粒细胞增高　　C. 嗜碱性粒细胞增高
   D. 嗜酸性粒细胞增高　E. 红细胞降低

4. 目前已经取代支气管碘油造影而成为确诊支气管扩张的检查方法是
   A. 血液常规　　　　　　　　　　B. B 超

    C. 胸部 X 线   D. 胸部高分辨率 CT 检查

    E. 痰液检查

5. 血源性肺脓肿最常见的病原菌是

    A. 大肠杆菌   B. 产气杆菌   C. 金黄色葡萄球菌

    D. 肺炎杆菌   E. 草绿色链球菌

6. 抗结核化学治疗过程中应用乙胺丁醇,最易出现的不良反应是

    A. 皮疹   B. 药物热   C. 胃肠道刺激

    D. 肾功能损害   E. 球后视神经炎

7. 胸水检查为:血性,比重 1.020,蛋白定量 39g/L,LDH 503U/L,葡萄糖定量 2.4mmol/L,ADA 110U/L,最可能的诊断为

    A. 右心衰竭胸水   B. 结核性胸水   C. 癌性胸水

    D. 丝虫病性胸水   E. 结缔组织病性胸水

8. 某肺结核患者因突发性胸痛、呼吸困难,右侧胸廓饱满,叩诊呈鼓音,气管向左侧移位,诊断考虑是

    A. 结核性胸膜炎   B. 左侧气胸   C. 右侧气胸

    D. 呼吸衰竭   E. 急性肺水肿

(9~10 题题干)

患者男性,67 岁,肺心病病史多年。3 天前,受凉感冒后,咳喘加重,大量脓痰,发热,烦躁;今日出现神志模糊,嗜睡,血压 100/60mmHg,神经系统检查未见明显异常。

9. 病人最可能的诊断是

    A. 肺心病合并休克   B. 肺心病、肺性脑病

    C. 肺心病并发 DIC   D. 肺心病合并急性脑血管病

    E. 肺心病并发消化道出血

10. 这种情况下考虑首选哪种检查

    A. 粪便隐血培养   B. 纤维支气管镜检查   C. 动脉血气分析

    D. 头颅 CT   E. 血常规检查

11. 下列**不是**左心衰竭表现的是

    A. 夜间阵发性呼吸困难   B. 心源性哮喘   C. 咯血

    D. 劳力性呼吸困难   E. 肝颈静脉回流征阳性

12. 心源性哮喘与支气管哮喘一时难以鉴别,治疗宜选用

    A. 肾上腺素   B. 氨茶碱   C. 硝普钠

    D. 利尿剂   E. 吗啡

13. 下列哪项**不是**阵发性室上性心动过速的特点

    A. 心率通常超过 150 次/分   B. 心律十分整齐

    C. 突然发作、突然终止   D. 第一心音强弱不等

    E. 多不伴有器质性心脏病

14. 下列关于房颤的说法**错误**的是

    A. 窦性 P 波消失

    B. R-R 间期绝对不等

    C. QRS 波形态多正常,除非发生室内差异性传导

    D. 第一心音强弱不等

    E. 多不伴有器质性心脏病

15. 高血压靶器官损害的表现**不包括**

    A. 左心室肥厚

    B. 心肌梗死

    C. 超声或 X 线证实有动脉粥样斑块(颈、髂、股或主动脉)

    D. 视网膜动脉局灶或广泛狭窄

    E. 蛋白尿或(和)血肌酐轻度升高

(16~17 题题干)

    患者男性,49 岁,因劳力性胸闷半月,夜间熟睡时突发胸闷 2 小时入院。既往高血压病史 7 年。查体:180/90mmHg,半卧位,呼吸急促。双肺底闻及多量湿性啰音。心浊音界略向左下扩大,心率 96 次/分,律齐,心音低钝,未闻杂音。双下肢胫前轻度可凹性水肿。辅助检查:心电图示左室肥厚改变。胸片见肺野模糊,肺门影增浓。尿常规及肾功能无异常。

16. 该患者高血压最全面正确的诊断应该是

    A. 原发性高血压 3 级,高危

    B. 原发性高血压 2 级,高危,急性肺水肿

    C. 原发性高血压 2 级,极高危,高血压性心脏病

    D. 原发性高血压 3 级,高危,高血压性心脏病,急性左心衰竭

    E. 原发性高血压 3 级,极高危,高血压性心脏病,急性左心衰竭

17. 此临床情形下下列哪种药物**不宜**应用

    A. 速尿静脉推注　　　　　　　　B. 西地兰静脉推注

    C. 依那普利口服　　　　　　　　D. 硝酸甘油持续静脉点滴

    E. 美托洛尔口服

18. 急性心肌梗死患者缓解疼痛的最有效手段是

    A. 哌替啶肌内注射　　　B. 吗啡皮下注射　　　C. 硝酸甘油静脉滴注

    D. β受体阻滞剂　　　　E. 心肌再灌注治疗

19. 患者女性,62 岁,无明显诱因突发胸骨后压榨样疼痛 3 小时入院,无放射痛,无胸闷、咳嗽。既往身体健康。体检:BP120/75mmHg,双肺清,未闻啰音。心界不大,心率 70 次/分,心音可,无杂音。心电图示 $V_1 \sim V_4$ 导联及 II、III、aVF 导联 ST-T 出现动态演变,血清心肌酶显著升高。该患者可诊断为

    A. 冠心病,急性前壁、下壁心肌梗死

    B. 冠心病,急性下壁心肌梗死

    C. 冠心病,急性前壁心肌梗死

    D. 冠心病,不稳定型心绞痛

    E. 冠心病,急性前间壁心肌梗死

20. 男性,45 岁,10 天前患急性前壁心肌梗死入院,一天来胸痛再发,呈持续性,在吸气时及仰卧位时加重,坐位或前倾位时可减轻。查体:体温 37.5℃,血压正常,右肺底叩浊,呼吸音减弱,可闻及心包摩擦音,胸部 X 线片示右侧胸腔少量积液。WBC 11×10^9/L,血沉 28mm/h。最可能的诊断是

    A. 心肌再梗死　　　　　B. 不稳定型心绞痛　　　　　C. 变异型心绞痛

D. 肺栓塞　　　　　　　　E. 心肌梗死后综合征

21. 风湿性二尖瓣狭窄最常见的心律失常是
    A. 室上性心动过速　　　B. 心房颤动　　　　　　C. 室性期前收缩
    D. 房室传导阻滞　　　　E. 房性期前收缩

22. 亚急性感染性心内膜炎最主要的病原体是
    A. 金黄色葡萄球菌　　　B. 流感嗜血杆菌　　　　C. 草绿色链球菌
    D. 肺炎球菌　　　　　　E. 表皮葡萄球菌

23. 慢性胃炎最可靠的诊断方法是
    A. 胃液分析　　　　　　B. 胃镜及活组织检查　　C. 血清学检查
    D. 钡餐检查　　　　　　E. 幽门螺杆菌检测

24. 最易发生幽门梗阻的溃疡是
    A. 胃角溃疡　　　　　　B. 胃窦溃疡　　　　　　C. 十二指肠球后溃疡
    D. 幽门管溃疡　　　　　E. 复合性溃疡

25. 下列哪种并发症在溃疡性结肠炎最少见
    A. 中毒性巨结肠　　　　B. 直肠结肠癌变　　　　C. 直肠结肠大量出血
    D. 肠梗阻　　　　　　　E. 瘘管形成

26. 结核性腹膜炎常见的并发症是
    A. 肠梗阻　　　　　　　B. 急性肠穿孔　　　　　C. 慢性肠穿孔
    D. 腹腔脓肿　　　　　　E. 肠瘘

27. 肝硬化失代偿期患者最突出的临床表现是
    A. 出血倾向和贫血　　　B. 腹水　　　　　　　　C. 侧支循环的建立
    D. 内分泌紊乱　　　　　E. 脾大

28. 在我国引起急性胰腺炎最常见的病因是
    A. 胆道疾病　　　　　　B. 暴饮暴食　　　　　　C. 胰管阻塞
    D. 外伤　　　　　　　　E. 肥胖

29. 关于肝性脑病的氨中毒学说,下列正确的是
    A. NH₄⁺有毒性,能透过血脑屏障
    B. 肠内 pH>6 时,NH₃不易被吸收
    C. 低钾碱中毒时增加氨毒性
    D. 腹泻时增加氨毒性
    E. 感染时减弱氨毒性

30. 某患者,女,40 岁,有乙型肝炎病史 15 年。因乏力、发热、腹胀来院就诊。查体:巩膜黄染,腹部膨隆,移动性浊音(＋)。B超提示:肝内纤维增殖,肝硬化结节形成,门静脉增宽,脾大。诊断为肝炎后肝硬化、门静脉高压症。对该患者**不适合**的治疗措施为
    A. 卧床休息　　　　　　　　B. 低盐饮食
    C. 反复穿刺放腹水　　　　　D. 给予白蛋白
    E. 合并应用保钾和排钠利尿剂

31. 男,36 岁,肝硬化患者,1 周前钡餐检查仅发现胃小弯处龛影。今上午突起呕吐咖啡色液,后解柏油样便,发病前无服药史及酗酒史。其上消化道出血最可能的原因是
    A. 急性出血糜烂性胃炎　　B. 胃溃疡　　　　　　C. 食管静脉曲张破裂

205

D. 贲门黏膜撕裂症　　　　　E. 十二指肠溃疡

32. 有利于急性肾炎诊断的血液生化改变是
    A. 血浆白蛋白明显下降　　　　　B. 血清胆固醇升高
    C. 血清 C3 暂时下降,6～8 周恢复　　D. 抗"O"抗体滴度升高
    E. 血清免疫球蛋白升高

33. 最易发生肾静脉血栓的肾病综合征的病理类型是
    A. 微小病变型肾病　　　　　B. 系膜增生性肾小球肾炎
    C. 系膜毛细血管性肾小球肾炎　　D. 膜性肾病
    E. 局灶性节段性肾小球硬化

34. 尿路感染最常见的感染途径为
    A. 由其他感染灶血行性感染　　　　B. 淋巴道感染
    C. 直接感染　　　　　　　　　　　D. 由盆腔炎症引起感染
    E. 上行感染

35. 尿毒症最早出现的症状发生于
    A. 血液系统　　　　B. 消化系统　　　　C. 循环系统
    D. 呼吸系统　　　　E. 神经系统

(36～38 题题干)

男性 35 岁,蛋白尿 5 年,乏力、恶心、夜尿增加 3 月。血压 180/110mmHg,Hb60g/L,Cr1125μmol/L,钾 6.8mmol/L,钙 1.8mmol/L,B 超双肾体积缩小。

36. 临床诊断为尿毒症,最可能的病因是
    A. 慢性肾盂肾炎　　　B. 高血压肾小动脉硬化　　C. 慢性肾小球肾炎
    D. 慢性间质性肾炎　　E. 急进性肾炎

37. 此时治疗首选
    A. 口服降压药　　　　　　　　　B. 血液透析
    C. 低蛋白加必需氨基酸　　　　　D. 肾移植
    E. 皮下注射促红细胞生成素

38. 在降压、纠正酸中毒及降钾治疗中,病人突然出现四肢抽搐,但神志清,无大小便失禁,最可能的原因是
    A. 尿毒症脑病　　　　B. 高血压脑病　　　　C. 阿-斯综合征
    D. 低钙血症　　　　　E. 低钠血症

39. 若缺铁饮食,最先出现的变化是
    A. 血清铁下降　　　　　　　　　B. 血清铁蛋白下降
    C. 转铁蛋白饱和度下降　　　　　D. 红细胞游离原卟啉升高
    E. 可溶性转铁蛋白受体升高

40. 治疗慢性再障首选的药物是
    A. 环磷酰胺　　　　B. 东莨菪碱　　　　C. 雄激素
    D. 一叶萩碱　　　　E. 白消安

41. 确诊急性髓系白血病的主要依据是
    A. 末梢血全血细胞减少
    B. 血中出现幼稚细胞

    C. 骨髓增生极度活跃

    D. 骨髓中原始及早幼粒细胞显著增高

    E. 骨髓中可见破碎细胞增多

42. 由我国科学家发现的全反式维A酸、三氧化二砷对哪一型白血病有极高的缓解率

    A. M_2 B. M_3 C. M_4

    D. M_5 E. M_7

43. 女,22岁,月经增多半月。体查:贫血貌,皮肤有散在出血点,肝脾未触及;血象:血红蛋白55g/L,白细胞8×10^9/L,血小板10×10^9/L。骨髓增生活跃,巨核细胞增多。可能的诊断是

    A. 急性白血病   B. 再生障碍性贫血

    C. 特发性血小板减少性紫癜   D. 系统性红斑狼疮

    E. 脾功能亢进

44. 某甲亢病人感冒后2天突然出现高热,心率160次/分,大汗淋漓,恶心、呕吐,最大可能是出现了

    A. 甲状腺危象   B. 毒血症   C. 心律失常

    D. 恶性突眼   E. 甲状腺功能减退

45. 25岁甲亢病人,甲状腺Ⅱ度肿大,首选的治疗方法是

    A. 甲状腺次全切除术   B. 放射性^{131}I治疗   C. 口服复方碘溶液

    D. 口服丙基硫氧嘧啶   E. 口服左旋甲状腺素

46. **不符合**1型糖尿病特点的是

    A. 青少年多见   B. "三多一少"症状明显

    C. 胰岛素水平低下   D. 自身抗体多阳性

    E. 不易发生酮症或酮症酸中毒

47. 晨僵主要见于下列哪一种疾病

    A. 系统性红斑狼疮   B. 多发性肌炎   C. 骨性关节炎

    D. 类风湿关节炎   E. 以上疾病均可出现

48. 患者,女,46岁,类风湿关节炎病史1年,定期在专科门诊随访。请问下列哪些指标与本病的活动性有关

    A. 血、尿常规   B. 血沉及C反应蛋白   C. 肝、肾功能

    D. 胸部X线片   E. ANA

49. 一病人求诊时呈昏迷状态,体格检查:血压120/60mmHg,呼吸18次/分,对光反射迟钝,胆碱酯酶活力80%,碳氧血红蛋白(COHb)35%,最可能的诊断是

    A. 有机磷农药中毒   B. 杀鼠药中毒   C. 急性一氧化碳中毒

    D. 中暑   E. 高原病

50. 有机磷农药中毒的特效解毒剂是

    A. EDTA   B. 美蓝   C. 氯解磷定

    D. 氟马西尼   E. 纳洛酮

参考答案

一、名词解释(每小题 3 分,共 15 分)

1. 呼吸衰竭:是指各种原因引起的肺通气和(或)肺换气功能障碍,以致不能进行有效的气体交换,导致缺氧或伴二氧化碳潴留,从而引起的一系列生理代谢紊乱的临床综合征。

2. 肝性脑病:由肝功能衰竭或门体分流引起的,以机体代谢紊乱为基础的中枢神经系统功能紊乱,而表现出的神经精神综合征。主要表现可以从人格改变、行为异常、扑翼样震颤到出现意识障碍、昏迷。

3. 肾病综合征:是由各种肾脏疾病引起的具有以下共同临床表现的一组综合征:①大量蛋白尿(尿蛋白>3.5g/d);②低蛋白血症(血浆白蛋白<30g/L);③水肿;④高脂血症。其中①②两项为诊断的必备条件。

4. 贫血:是指外周血单位容积内,血红蛋白、红细胞数和(或)红细胞比容低于正常。

5. 癫痫持续状态:是指反复癫痫发作,发作之间意识未完全恢复,或一次癫痫发作持续30 分钟以上未能自行停止。

二、填空题(每空 0.5 分,共 10 分)

1. 早期　联合　规则　适量　全程

2. 控制呼吸道感染　利尿剂　强心剂

3. 室性期前收缩　房性期前收缩　交界性期前收缩

4. 多尿　多饮　多食　消瘦

5. 不稳定心绞痛　非 ST 段抬高型心肌梗死　ST 段抬高型心肌梗死

6. 400ml/d　100ml/d

三、问答题(共 15 分)

1. 简述肺炎球菌肺炎的诊断要点。(5 分)

①有受凉、淋雨或上呼吸道感染等诱因(1 分);②急性起病,出现高热、寒战,咳嗽、咳铁锈色痰或黏液脓性痰等症状(1 分);③具备肺实变的体征或有水泡音(1 分);④X 线检查可见叶、段性均匀的大片密度增高阴影(1 分);⑤白细胞计数增高或中性粒细胞比例增高;血或痰培养出肺炎链球菌可确诊(1 分)。

2. 何谓甲状腺危象? 如何处理甲状腺危象? (10 分)

甲状腺危象是指在甲亢过程中,结合甲状腺激素过多转化为游离甲状腺激素所致,常因精神刺激、感染、手术和放射性碘治疗等引起(2 分)。早期表现为甲亢症状加重,发展期主要表现为高热(>39℃)、心率增快(140~240bpm),恶心、腹泻甚至出现昏迷、休克等(2 分)。

甲状腺危象处理:①抑制甲状腺激素合成:丙基硫氧嘧啶首次 500~1000mg 口服或经胃管注入,继之每次 250mg,每 4 小时口服,待症状缓解后减至一般剂量(1 分);②抑制甲状腺激素释放:口服丙基硫氧嘧啶 1~2 小时后,口服复方碘溶液每 6~8 小时 5~10 滴,视病情逐渐减量,一般用 3~7 天(1 分);③拮抗交感神经兴奋症状:普萘洛尔 30~50mg/d,每 4 小时 1 次口服(1 分);④糖皮质激素:氢化可的松 300mg 首次静滴,以后 100mg,每 8 小时 1 次(1 分);⑤对症治疗:吸氧、抗感染、降温、纠正水或电解质紊乱、纠正酸中毒等(1 分);⑥待危象控制后,视具体病情选择适当的甲亢治疗方案(1 分)。

四、病案分析题(共 10 分)

(1)诊断:轻症急性胰腺炎(或 MAP)(2分)

诊断依据:①慢性胆囊炎病史,有进油腻食物的诱因(1分);②上腹部持续剧烈疼痛,呈刀绞样,阵发性加剧,吐后腹痛不缓解(1分);③上腹轻压痛(1分);④血清淀粉酶 600u。(1分)

(2)治疗措施如下:①禁食 3～5 天,胃肠减压,止痛如阿托品,哌替啶等(1分);②积极补充血容量,维持水、电解质和酸碱平衡(1分);③抑酸治疗:常用 H_2 受体拮抗剂或质子泵抑制剂(1分);④抗生素的应用(1分)。

五、单项选择题(每题 1 分,50 分)

1～10 CADDC　EBCBC　　　11～20 EBDEB　EEEAE

21～30 BCBDE　ABACC　　　31～40 BCDEB　CBDBC

41～50 DBCAB　EDBCC

期末考试模拟试卷(二)

题号	一	二	三	四	五	六	总分
题分	15	25	10	50			
得分							

得分 [　] **一、名词解释**(每小题 3 分,共 15 分)

1. 原发综合征
2. 高血压脑病
3. 穿透性溃疡
4. 缺铁性贫血
5. 短暂性脑缺血发作

得分 [　] **二、问答题**(共 25 分)

1. 简述肝性脑病的诊断依据。(5分)
2. 简述糖尿病的诊断标准。(5分)
3. 试述抗甲状腺药物的适应证。(5分)
4. 试述食管、胃底静脉曲张破裂大出血的治疗措施。(10分)

得分 [　] **三、病案分析题**(共 10 分)

女性,59 岁,间断咳嗽、咳痰 5 年,加重伴咯血 2 个月。患者 5 年前受凉后低热、咳嗽、咳白色黏痰,给予抗生素及祛痰治疗,1 个月后症状不见好转,体重逐渐下降,后拍胸片诊为"浸润型肺结核",肌注链霉素 1 个月,口服利福平、异烟肼 3 个月,症状逐渐减轻,遂自行停药,此后一直咳嗽,少量白痰,未复查胸片。2 个月前劳累后咳嗽加重,少量咯血伴低热、盗汗、胸闷、乏力又来诊。病后进食少,二便正常,睡眠稍差。既往 6 年前查出血糖高,间断用过降糖药,无药物过敏史。查体:T 37.4℃,P 94 次/分,R 22 次/分,BP 130/80mmHg,无皮疹,浅表淋巴结未触及,巩膜无黄染,气管居中,两上肺呼吸音稍减低,并闻及湿啰音,心界不大,心率 94 次/分,律齐,无杂音,腹部平软,肝脾肋下未触及,下肢不肿。实验室检查:血 Hb 110g/L,WBC $4.5×10^9$/L,N 53%,L 47%,PLT $210×10^9$/L,ESR 35mm/h,空腹血糖 9.6mmol/L,尿蛋白(一),尿糖(++)。

问题:1. 请写出该病人的完整诊断。(4 分)

2. 需与哪些疾病鉴别?(3 分)

3. 请写出该患者的治疗原则。(3 分)

得分 | |

四、单项选择题(每题 1 分,共 50 分)

1. 肺炎链球菌肺炎经青霉素及对症支持治疗后,其预后最可能是
   A. 完全吸收,不留痕迹　　B. 肺部空洞形成　　　　C. 肺部留下瘢痕条索影
   D. 支气管扩张　　　　　　E. 脓胸

2. 下列哪项肺功能检查对阻塞性肺气肿的诊断最有价值
   A. 潮气量　　　　　　　　　　B. 肺活量
   C. 动脉血气分析　　　　　　　D. 残气量及残气量/肺总量
   E. 每分钟静息通气量

3. 肺源性心脏病肺动脉高压形成最主要的因素为
   A. 肺部毛细血管床减少　　　　B. 血液黏稠度增加
   C. 血容量增多　　　　　　　　D. 肺部毛细血管栓子形成
   E. 缺氧引起的肺小动脉痉挛

4. 关于肺源性心脏病胸部 X 线表现,下列哪项是**错误**的
   A. 肺气肿征及右心增大
   B. 右肺下动脉干扩张,横径大于 15 毫米
   C. 右肺下动脉横径与气管横径之比大于或等于 1.07
   D. 肺动脉突出,其高度大于或等于 3mm
   E. 心脏向左下扩大

5. 周围型肺癌常见的细胞类型
   A. 鳞状细胞癌　　　　B. 大细胞癌　　　　　C. 未分化癌
   D. 腺癌　　　　　　　E. 类癌

6. 慢性支气管哮喘的主要肺功能损害是
   A. 限制性通气功能障碍　　　　B. 阻塞性通气功能障碍
   C. 混合性通气功能障碍　　　　D. 弥散功能障碍
   E. 残气量增加

7. 下面哪种类型为小细胞肺癌
   A. 燕麦细胞癌　　　　B. 类癌　　　　　　　C. 透明细胞癌
   D. 巨细胞癌　　　　　E. 细支气管-肺泡癌

8. 肺心病呼吸衰竭患者,入院后急查血气分析:PaO_2 40mmHg,$PaCO_2$ 75mmHg,立即鼻导管给氧 4L/min,2 小时后病人发绀减轻,但神志不清呈现昏睡状态,复查血气分析为 PaO_2 80mmHg,$PaCO_2$ 95mmHg,此时首先应立即给予的处理是
   A. 加大吸氧流量　　　　B. 降低吸氧流量　　　　C. 静脉注射地塞米松
   D. 静脉滴注头孢菌素　　E. 继续观察

9. 慢性肺心病人,血气分析示:pH 7.51,PaCO$_2$ 60mmHg,HCO$_3^-$ 38mmol/L,Na$^+$ 134mmol/L,Cl$^-$ 76mmol/L,K$^+$ 2.4mmol/L,下列哪项诊断最合适

    A. 呼吸性酸中毒代偿　　　　　　B. 呼吸性酸中毒失代偿

    C. 呼吸性酸中毒+代谢性碱中毒　　D. 呼吸性酸中毒+代谢性酸中毒

    E. 代谢性碱中毒

10. 胸腔积液抽液量过大过快会导致

    A. 促进胸水形成　　　B. 复张后肺水肿　　　C. 脱水

    D. 营养不良　　　　　E. 胸膜反应

11. 洋地黄中毒最常见的心律失常

    A. 室性早搏二联律　　　　　　B. 房性早搏

    C. 心房纤颤　　　　　　　　　D. 房室传导阻滞

    E. 非阵发性交界区心动过速

12. 以下何者是预激综合征病人最常并发的心律失常

    A. 阵发性室性心动过速　　　　B. 阵发性室上性心动过速

    C. 心房颤动　　　　　　　　　D. 心房扑动

    E. 心室颤动

13. 下列哪一项心律失常常见于器质性心脏病

    A. 室性过早搏动　　　　　　　B. 房性过早搏动

    C. 不完全性右束支传导阻滞　　D. Ⅱ度Ⅰ型房室传导阻滞

    E. 心房颤动

14. 心电图Ⅱ导联中出现下列哪项表现,最符合房性期前收缩的诊断

    A. 提前出现变形异位P波,P'-R间期0.16秒

    B. 提前出现倒置异位P波,P'-R间期0.10秒

    C. QRS波之前隐约可见P波,P-R间期0.06秒

    D. 提前出现正常QRS波,其后可见倒置P波,R-P间期0.08秒

    E. 提前出现宽大畸形之QRS波

15. 下列哪项有助于恶性高血压的诊断

    A. 血压明显升高舒张压>130mmHg

    B. 眼底出血、渗出、视乳头水肿

    C. 肾功能不全,可有心衰等

    D. 病理改变以肾脏最明显

    E. 以上都是

16. 患者,男,58岁。突然胸骨后剧痛1小时,伴心悸、气短,诊断为急性前间壁心肌梗死,其特征性心电图应见于

    A. V$_1$~V$_3$　　　　　B. Ⅱ、Ⅲ、aVF　　　　C. V$_3$~V$_5$

    D. V$_1$~V$_5$　　　　　E. Ⅰ、aVL、V$_8$

17. 患者,女,65岁,活动后胸痛,向左肩及左手臂内侧及小指放射,活动平板试验阳性。含化硝酸甘油,可开始起作用于

    A. 1~2分钟　　　　　B. 3~4分钟　　　　　C. 5~6分钟

    D. 7~8分钟　　　　　E. 9~10分钟

18. 亚急性感染性心内膜炎最常见的病原菌是
    A. 草绿色链球菌　　　B. 白色葡萄球菌　　　C. 肠球菌
    D. 金黄色葡萄球菌　　E. 溶血性链球菌

19. 风湿性心脏病二尖瓣狭窄患者,若发生心功能不全,最早出现的症状为
    A. 咯血　　　　　　　B. 烦躁　　　　　　　C. 劳力性呼吸困难
    D. 夜间哮喘　　　　　E. 嗜睡

20. 病毒性心肌炎的主要病理改变是
    A. 非特异性心肌间质炎症　　　　　B. 心肌间质的特异性细胞浸润
    C. 心肌间质的广泛纤维化　　　　　D. 附壁血栓
    E. 心肌细胞坏死,遗留瘢痕

21. 下列哪一类药物治疗胃食管反流病疗效最好
    A. H₂受体拮抗剂　　　B. 质子泵抑制剂　　　C. 抗酸药
    D. 胃黏膜保护剂　　　E. 促胃肠动力药

22. 慢性浅表性胃炎最主要的病因为
    A. NSAIDs　　　　　　B. 幽门螺杆菌　　　　C. 自身免疫
    D. 酗酒　　　　　　　E. 饮食和环境因素

23. 消化性溃疡的内镜下形态,下列哪项**不正确**
    A. 溃疡多呈圆形或椭圆形,少数呈线形
    B. 周围黏膜可有充血水肿
    C. 可见皱襞向溃疡集中
    D. 边缘不整齐,常有结节状的突起
    E. 底部平坦,常覆有灰黄色或灰白色的苔

24. 质子泵抑制剂治疗消化性溃疡的机制为
    A. 直接中和胃酸　　　　　　　　　B. 抑制壁细胞膜上的组胺 H₂ 受体
    C. 抑制壁细胞膜上的乙酰胆碱受体　D. 抑制壁细胞膜上 H⁺-K⁺-ATP 酶
    E. 抑制壁细胞膜上的胃泌素受体

25. 溃疡性结肠炎的临床表现为
    A. 腹痛　　　　　　　　　　　　　B. 便秘
    C. 腹泻　　　　　　　　　　　　　D. 腹痛与便秘交替
    E. 腹痛、腹泻,可伴全身及肠外表现

26. 肝硬化失代偿期病人的下列检验中,哪项**不正确**
    A. 凝血因子减少　　　B. 血红蛋白减低　　　C. 雄激素减少
    D. 雌激素减少　　　　E. 肾上腺糖皮质激素可减少

27. 肝硬化腹水患者,应首选的利尿药为
    A. 甘露醇　　　　　　B. 依他尼酸钠　　　　C. 氢氯噻嗪
    D. 螺内酯　　　　　　E. 呋塞米

28. 下列哪项检查对明确诊断肝性脑病最有帮助
    A. BUN　　　　　　　B. 血氨　　　　　　　C. SGPT
    D. 黄疸指数　　　　　E. 血糖

29. 下列哪种疾病与 AFP 增高**无关**

A. 生殖系胚胎肿瘤　　　B. 转移性肝癌　　　C. 活动性肝炎

D. 食管鳞癌　　　E. 原发性肝癌

30. 关于急性胰腺炎下列哪一项是**错误**的

A. 急性轻型胰腺炎症状相对较轻,有自限性过程

B. 急性轻型胰腺炎患者可出现急性呼吸窘迫综合征

C. 急性重型胰腺炎症状严重,常伴休克和多种并发症

D. 急性重型胰腺炎患者可有胰腺假性囊肿形成

E. 胰腺炎患者可产生腹水和胸水

31. 24岁女性,颜面及全身水肿,伴关节痛、间歇发热、浆膜腔积液,尿蛋白＋＋＋＋,RBC＋,WBC＋,最可能的诊断是

A. 急性肾炎　　　B. 慢性肾炎　　　C. SLE

D. 原发肾病综合征　　　E. 急进性肾炎

32. 肾病综合征水肿的主要原因是

A. 水钠潴留　　　B. 血浆胶体渗透压下降　　　C. 肾小球滤过率下降

D. 抗利尿激素增多　　　E. "球-管失衡"

33. 诊断急性肾盂肾炎最有价值的是

A. 尿急、尿频、尿痛

B. 尿急、尿频、尿痛伴尿培养菌落计数＞10^5/ml

C. 畏寒、发热、腰痛伴尿培养菌落计数＞10^5/ml

D. 尿急、尿频、尿痛伴尿白细胞计数＞$3×10^5$/h

E. 尿急、尿频、尿痛伴亚硝酸盐试验阳性

34. 下述哪项**不是**急性肾衰竭患者的主要临床表现

A. 高钠血症　　　B. 水潴留　　　C. 高钾血症

D. 氮质血症　　　E. 代谢性酸中毒

35. 女性,40岁,体重50kg,10年来反复出现颜面及下肢浮肿,1年来乏力,血压160/110mmHg,Hb 90g/L。尿常规:蛋白(＋＋),沉渣RBC 3～5/HP,比重1.010～1.012。血BUN 15mmol/L,SCr 250μmol/L,CCr 40ml/min,B超示:双肾偏小。延缓慢性肾衰肾功能进行性恶化措施,**不包括**

A. 低磷饮食　　　B. 使用ACEI类药物

C. 利尿剂　　　D. 低蛋白饮食加必需氨基酸

E. 积极治疗慢性肾衰的原发病

36. 关于溶血性贫血的定义,哪一项是正确的

A. 红细胞寿命缩短

B. 红细胞破坏增加

C. 骨髓造血功能亢进

D. 红细胞破坏增加,骨髓功能代偿

E. 红细胞破坏增加,超过骨髓代偿能力

37. 下列哪项**不是**重型再生障碍性贫血的表现

A. 进行性贫血　　　B. 肝、脾肿大

C. 严重感染　　　D. 广泛出血

E. 起病急、进展快、病情重

38. 特发性血小板减少性紫癜(ITP)主要发病机制是
   A. 脾脏吞噬血小板增多　　　　　B. 骨髓巨核细胞生成减少
   C. 骨髓巨核细胞成熟障碍　　　　D. 雌激素抑制血小板生成
   E. 有抗血小板抗体

39. 下列哪种类型白血病易发生中枢神经系统白血病
   A. 急性非淋巴细胞白血病　　　　B. 急性淋巴细胞白血病
   C. 急性早幼粒细胞白血病　　　　D. 慢性粒细胞白血病
   E. 慢性淋巴细胞白血病

40. 男,65岁,左上腹胀痛半年。查:肝大2cm,脾肋下齐平。Hb 60g/L,WBC 3×10^9/L,Plt 15×10^9/L,最有助于诊断的检查是
   A. 脾穿刺活检　　　　B. 骨髓穿刺　　　　C. 肝穿刺
   D. 腹部 CT 检查　　　E. 肝功能检查

41. 播散性血管内凝血的临床特点中,下列哪一项**不对**
   A. 溶血　　　　B. 发热　　　　C. 血栓形成
   D. 血压降低　　E. 出血

42. 男性,66岁,常规体检时发现贫血,外周血涂片上可见缗钱状红细胞,血清蛋白电泳显示均一的单株血清蛋白。以下哪些临床发现有助于鉴别此病人为多发性骨髓瘤而非其他浆细胞性恶性肿瘤
   A. 骨骼 X 线片示普遍性骨质疏松　　B. 有长期胆道病史
   C. 高钙血症　　　　　　　　　　　　D. 肾功能不全
   E. 易合并带状疱疹

43. 关于 2 型糖尿病,正确的说法是
   A. 应有"三多一少"的症状
   B. 尿糖阳性
   C. 胰岛素水平低于正常
   D. 空腹血糖应升高
   E. 糖耐量试验有助于可疑病例的诊断

44. 关于胰岛素的使用,下列**不正确**的是
   A. 适用于所有 1 型糖尿病　　　　B. 适用于有急性代谢紊乱的糖尿病
   C. 适用于新近诊断的 2 型糖尿病　D. 适用于妊娠糖尿病
   E. 适用于合并严重并发症的糖尿病

45. 抗甲状腺药物丙基硫氧嘧啶、他巴唑最严重的不良反应是
   A. 永久性甲低　　　B. 药疹　　　　　C. 胃肠道反应
   D. 肝功能损害　　　E. 粒细胞缺乏

46. Graves 病甲状腺功能亢进时最早出现异常的是
   A. FT_3　　　　B. FT_4　　　　C. TT_3
   D. TT_4　　　　E. TSH

47. 皮质醇增多症最典型的临床表现哪项是**错误**的
   A. 向心性肥胖、紫纹、多血质　　B. 皮肤感染

C. 血压增高　　　　　　　　D. 骨质疏松

E. 性功能亢进

48. 女性,45岁,食欲不振、乏力,经常腹泻。体检:消瘦、血压偏低、心界不大、心音弱、皮肤黏膜黑色素沉着,可能的诊断为

A. 1型糖尿病

B. 慢性腹泻

C. 甲状腺功能亢进症

D. 皮质醇增多症

E. 原发性慢性肾上腺皮质功能减退症

49. 男,30岁,因昏迷入院。查体:浅昏迷,呼吸有蒜味,瞳孔缩小,皮肤多汗,两肺满布湿啰音。为明确诊断,首选的检测项目是

A. 血液碳氧血红蛋白测定　　　B. 尿酮体测定

C. 血胆碱酯酶活力测定　　　　D. 脑脊液常规检查

E. 排泄物毒物分析

50. 慢性呼吸衰竭最常见的酸碱失衡是

A. 呼吸性酸中毒　　　　　　　B. 呼吸性碱中毒

C. 代谢性酸中毒　　　　　　　D. 代谢性碱中毒

E. 呼吸性酸中毒＋呼吸性碱中毒

参考答案

一、名词解释(每小题 3 分,共 15 分)

1. 原发综合征:是初次感染结核分枝杆菌在肺部形成的原发病灶、局部淋巴管炎和肺门淋巴结炎。

2. 高血压脑病:突然或短期内血压升高的同时,出现中枢神经功能障碍征象。发生机制可能为过高的血压突破脑血管的自身调节机制,导致脑灌注过多,液体经血脑屏障漏出到血管周围脑组织造成脑水肿。

3. 穿透性溃疡:十二指肠或胃后壁的溃疡深至浆膜层时已与邻近的组织或器官发生粘连,穿孔时胃肠内容物不流入腹腔,称为慢性穿孔,又称为穿透性溃疡。

4. 缺铁性贫血:是指体内可用来制造血红蛋白的储存铁缺乏,使血红蛋白的合成减少而引起的一种小细胞低色素性贫血。

5. 短暂性脑缺血发作:由颅内血管病变引起的一过性、局灶性脑功能障碍,每次发作持续数分钟,通常在 60min 内完全恢复,不超过 24 小时。

二、问答题(共 25 分)

1. 简述肝性脑病的诊断依据。(5 分)

肝性脑病的诊断依据:①有严重肝病和(或)广泛门体侧支循环形成的基础(1分);②有肝性脑病的诱因(1分);③出现精神紊乱、昏睡或昏迷,可引出扑翼样震颤(1分);④肝功能的血生化指标明显异常及(或)血氨增高(1分);⑤脑电图异常(1分)。

2. 简述糖尿病的诊断标准。(5 分)

糖尿病的诊断标准:症状(三多一少)(1分)加随机血糖≥11.1mmol/L(1分)或 FPG≥

7.0mmol/L(1分);或 OGTT 中 2HPG≥11.1mmol/L(1分);症状不典型者、需另一天再次证实(1分)。

3. 试述抗甲状腺药物的适应证。(5分)

①病情轻、中度患者;②甲状腺轻、中度肿大;③年龄<20 岁;④孕妇、高龄或由于其他严重疾病不适宜手术者;⑤手术前和131I 治疗前的准备;⑥手术后复发不适宜131I 治疗者。(每小点1分,答对 5 点给全分)

4. 试述食管、胃底静脉曲张破裂大出血的治疗措施。(10分)

①一般治疗:平卧休息,抬高下肢,保持呼吸道通畅,必要时吸氧。酌情给以镇静剂,以减轻恐惧和烦躁,禁用吗啡、巴比妥类药物(2分);②密切观察病情:观察呕血、黑便情况,监测血压、心率、呼吸、尿量变化及神志等,定期复查红细胞计数、血红蛋白浓度及血细胞比容(2分);③积极补充血容量:先输平衡液或葡萄糖盐水,再输足量新鲜血(2分);④止血措施:药物止血:可用加压素、生长抑素(1分),气囊压迫止血(1分),内镜止血(1分),外科手术或经颈静脉肝内门-体静脉分流术(1分)。

三、病案分析题(共 10 分)

1. 诊断:(1)肺结核(浸润型-慢性纤维空洞型)(2分);(2)2 型糖尿病(2分)。

2. 鉴别诊断:(1)支气管扩张 (1分);(2)肺脓肿 (1分);(3)肺癌 (1分)。

3. 治疗原则:(1) 正规抗结核治疗,坚持规则、适量、足疗程治疗,联合用药,注意监测肝功能(1.5 分)。(2) 积极治疗糖尿病:最好加用胰岛素(1.5 分)。

四、单项选择题(每题 1 分,40 分)

1~10 CADDC　EBCBC　　　11~20 EBDEB　EEEAE
21~30 BCBDE　ABACC　　　31~40 BCDEB　CBDBC
41~50 DBCAB　EDBCC

期末考试模拟试卷(三)

题号	一	二	三	四	五	六	总分
题分	15	10	15	10	50		
得分							

得分	

一、名词解释(每小题 3 分,共 15 分)

1. 社区获得性肺炎(CAP)

2. 心绞痛

3. 肝硬化

4. 中毒

5. 尿路刺激征

得分	

二、填空题(每空 0.5 分,共 10 分)

1. 成人最常见的肺结核类型为_____。

2. 心房颤动的典型体征是_____、_____、_____。

3. 上消化出血常见的病因有_____、_____、_____、_____。

4. 肾病综合征表现为_____、_____、_____、_____。

5. 尿路感染常见致病菌是_____,常见感染途径是_____。

6. 急淋白血病诱导缓解最基本的化疗方案为_____方案,急非淋白血病诱导缓解基本化疗方案为_____。

7. 有机磷农药中毒对人的毒性作用机制是抑制体内的_____。

8. 脑梗死包括_____、_____、_____。

| 得分 | |

三、问答题(共 15 分)

1. 试述慢性肺心病强心剂的使用原则。(7 分)

2. 试述急性左心衰竭的抢救措施。(8 分)

| 得分 | |

四、病案分析题(共 10 分)

男性,68 岁,间断性头晕 20 年,活动后气短、胸闷 2 个月。患者 20 年前因经常头晕,检查发现血压增高达 160/100mmHg,此后感头晕时测血压多在 160～170/100～105mmHg 左右,间断服用降压药。近 2 个月出现活动后胸闷,心悸、气短,休息可以缓解。偶有四肢乏力,无发作性头痛和呕吐,二便正常。既往无糖尿病、冠心病史、无药物过敏史,吸烟 20 年,每天 1 包。父 54 岁时死于高血压脑出血。查体:T 36.5℃,P 89 次/分,R 18 次/分,BP 160/100mmHg,神清,巩膜无黄染,口唇无发绀,双肺底可闻及湿性啰音,心尖呈抬举性搏动,心界向左下扩大,心率 89 次/分,律齐,心尖部 2/6 级 SM,A_2亢进,$A_2 > P_2$。辅助检查:血常规:Hb 138g/L,WBC 6.8×10^9/L,PLT 160×10^9/L,尿常规:蛋白(＋)、尿糖(一);血肌酐 88μmol/L,BUN 7mmol/L,血 K^+ 5.0mmol/L,空腹血糖 5.6mmol/L,总胆固醇 6.1mmol/L。

请回答下列问题:1. 该患者的诊断。2. 诊断依据。

| 得分 | |

五、单项选择题(每题 1 分,共 50 分)

1. 慢性支气管炎最主要的病因是

   A. 过敏因素　　　　　B. 环境污染　　　　　C. 气候因素

   D. 长期吸烟　　　　　E. 真菌感染

2. 早期慢性肺心病的诊断依据是

   A. 长期肺、支气管疾病史　　　　　B. 发绀

   C. 双肺干湿啰音　　　　　D. 肺动脉高压及右心室增大征象

   E. 高碳酸血症

3. 中重度支气管哮喘发作首选治疗药物是

   A. 茶碱类　　　　　B. 糖皮质激素　　　　　C. β受体激动剂

   D. 抗胆碱能类　　　　　E. 抗过敏类

4. 随着抗生素广泛应用,引起细菌性肺炎的病原体最主要的变化是

   A. 肺炎球菌肺炎不断增加　　　　　B. 革兰阴性杆菌肺炎不断增加

   C. 军团菌肺炎的发病率逐年下降　　　　　D. 葡萄球菌肺炎很少发生

   E. 支原体肺炎很少发生

5. 哪种肺炎容易并发脓气胸

  A. 肺炎球菌肺炎   B. 支原体肺炎   C. 病毒性肺炎

  D. 克雷白杆菌肺炎   E. 葡萄球菌肺炎

6. 与吸烟关系最为密切的肺癌是

  A. 鳞癌   B. 腺癌   C. 腺鳞癌

  D. 小细胞癌   E. 细支气管肺泡癌

7. 下列类型中,哪一项为最常见的继发性肺结核

  A. 原发型肺结核   B. 血行播散型肺结核

  C. 浸润型肺结核   D. 慢性纤维空洞型肺结核

  E. 结核性胸膜炎

8. 3 岁女孩,反复咳嗽 2 月,查体:体温正常,浅表淋巴结(一),咽(一),两肺多哮鸣音,无水泡音,反复抗生素治疗不愈,以往无呛咳病史,有过敏性鼻炎。首选的治疗是

  A. 抗生素   B. 病毒唑   C. 沙丁胺醇

  D. 骨化三醇   E. 多巴酚丁胺

(9~10 题共用题干)

女性,21 岁,2 年来反复喘息发作,近一年来发作频繁,夜间重,双肺散在呼气性哮鸣音,心音正常。心率 110 次/分,呼吸频率 32 次/分,胸片双肺纹理增强,WBC 11×10^9/L,嗜酸性粒细胞 7%。

9. 该病人血气分析最可能出现下列哪项变化

  A. 呼吸性酸中毒   B. 呼吸性碱中毒   C. 呼酸合并代酸

  D. 代谢性碱中毒   E. 呼酸合并代碱

10. 该病人在喘息症状得到控制后,为预防喘息发作,应使用下列哪项治疗方法

  A. 长期口服 β_2 受体激动剂

  B. 长期应用 β_2 受体激动剂气雾吸入

  C. 长期使用抗胆碱能药物

  D. 口服茶碱类药物

  E. 激素气雾剂长期吸入

11. 左心衰竭的临床表现主要是由于

  A. 肺淤血、肺水肿所致   B. 左心室扩大所致

  C. 体循环静脉压增高所致   D. 肺动脉压增高所致

  E. 心室重构所致

12. 老年人伴有心力衰竭的治疗

  A. 不宜选用洋地黄类药物   B. 洋地黄类药物无效

  C. 需要用较大剂量洋地黄类药物   D. 洋地黄类药物的剂量应减少

  E. 洋地黄类药物可使病情恶化

13. 亚急性感染性心内膜炎,最常发生于

  A. 先天性心血管病   B. 风湿性心瓣膜病   C. 心脏手术后

  D. 梅毒性心脏病   E. 正常心脏

14. 洋地黄中毒所致的室性心动过速忌用

  A. 利多卡因   B. 普罗帕酮   C. 苯妥英钠

D. 氯化钾　　　　　　　　　　E. 直流电复律

15. 急性前壁心肌梗死最常见的心律失常是
    A. 心房颤动　　　　　　　　　　B. 预激综合征
    C. 房室传导阻滞　　　　　　　　D. 室性心动过速
    E. 非阵发性交界部心动过速

16. 洋地黄治疗房颤,减慢心室率的最主要作用是
    A. 降低窦房结自律性　　　　　　B. 直接延长房室结的不应期
    C. 减慢心房的传导　　　　　　　D. 兴奋迷走神经
    E. 降低心房自律性

17. 原发性高血压的主要病理生理是
    A. 心排出量升高　　　　　　　　B. 交感神经兴奋性增加
    C. 肾素分泌过多　　　　　　　　D. 周围血管阻力增加
    E. 血管内皮细胞过多分泌内皮素

18. 心肌梗死后 24 小时内避免使用
    A. 洋地黄　　　　　　B. 罂粟碱　　　　　　C. 速尿
    D. 吗啡　　　　　　　E. 杜冷丁

19. 患者,女性,65 岁,因阵发性胸闷 8 年,持续胸痛 8 小时收入院。入院时血压为 150/90mmHg,诊断急性前壁心肌梗死。起病 4 周后,病人反复低热,左肺底有湿性啰音,心前区闻及心包摩擦音,此时应考虑并发
    A. 肺结核　　　　　　B. 尿毒症　　　　　　C. 感染性心内膜炎
    D. 心肌梗死后综合征　E. 肺栓塞

20. 19 岁,男性,腹泻 2 周后出现心悸,ECG:频发室性期前收缩,下述哪项**不符合**室性期前收缩心电图改变
    A. 提前出现宽大畸形的 QRS 波　B. T 波方向与 QRS 主波方向相反
    C. QRS 波群前出现倒置 P 波　　　D. 代偿间歇完全
    E. 室性融合波

(21～22 题共用题干)
    A. 利多卡因　　　B. 体外同步直流电复律　　C. 异搏定
    D. 西地兰　　　　E. 苯妥英钠

21. 洋地黄治疗中出现室性期前收缩二联律,首选

22. 室性心动过速有严重血流动力学障碍,首选

23. 易发生幽门梗阻的溃疡是
    A. 胃窦溃疡　　　　　B. 幽门管溃疡　　　　C. 胃角溃疡
    D. 球后溃疡　　　　　E. 胃多发溃疡

24. 溃疡性结肠炎的首选治疗药物
    A. 灭滴灵　　　　　　B. 柳氮磺胺吡啶　　　C. 羟氨苄青霉素
    D. 强的松　　　　　　E. 硫唑嘌呤

25. 肝硬化患者肝功能减退的临床表现**不包括**
    A. 齿龈出血　　　　　B. 脾大　　　　　　　C. 黄疸
    D. 水肿　　　　　　　E. 肝掌

26. 肝性脑病的治疗,下列各项中**不正确**的是
    A. 禁食蛋白质　　　　　B. 口服乳果糖　　　　　C. 静滴精氨酸
    D. 肥皂水灌肠　　　　　E. 补充支链氨基酸

27. 对出血坏死型胰腺炎最具诊断价值的是
    A. 血脂肪酶增高　　　　B. 血淀粉酶增高　　　　C. 血钙降低
    D. 血胆红素增高　　　　E. B超检查胰腺增大

28. 女性,35岁,2个月来每于饭前上腹痛、进食缓解,伴反酸。钡透:十二指肠球变形,局部压痛,考虑可能是什么疾病
    A. 胃溃疡　　　　　　　B. 十二指肠球溃疡　　　C. 十二指肠球后溃疡
    D. 复合性溃疡　　　　　E. 巨大溃疡

(29～30题共用题干)

男性,36岁,1周来上腹痛,反酸,2小时前疼痛加重,继呕血约200ml,呕血后疼痛减轻

29. 该患者应考虑是哪种疾病
    A. 急性胃炎　　　　　　B. 消化性溃疡　　　　　C. 慢性胃炎
    D. 胃癌　　　　　　　　E. 应激性溃疡

30. 如为确诊出血原因,应立即做哪项检查
    A. 紧急胃镜检查　　　　B. 紧急钡透　　　　　　C. 胃液分析
    D. 急查血常规　　　　　E. 急查便隐血试验

31. 男,20岁,感冒后7天出现颜面及双下肢浮肿,尿少。查:血压160/100mmHg,尿蛋白(＋),尿沉渣:红细胞(＋＋),SCr 130μmol/L,2周后少尿,BUN28mmol/L,SCr620μmol/L,哪种疾病可能性大
    A. 急性肾小球肾炎　　　B. 急进性肾小球肾炎　　C. 慢性肾炎
    D. 肾病综合征　　　　　E. 高血压肾病

32. 8岁男孩,浮肿,尿色红2天入院,查体:颜面眼睑浮肿,心肺听诊无异常,尿常规有红细胞(＋＋＋),蛋白(＋),患儿半月前患过扁桃体炎。发生上述情况,首先应采取的措施是
    A. 使用降压药物　　　　B. 抗生素的运用　　　　C. 使用呋塞米
    D. 补充氯化钠　　　　　E. 血液透析

33. 女,36岁,已诊断肾病综合征,近两日右下肢疼、凉,右足背动脉搏动触不清,趾指皮肤发绀,应首先考虑的合并症是
    A. 下尿路感染　　　　　B. 右下肢静脉血栓　　　C. 心源性休克
    D. 急性肾衰　　　　　　E. 右下肢动脉栓塞

34. 缺铁性贫血的实验室检查结果应是
    A. 血清铁降低、总铁结合力降低、转铁蛋白饱和度降低
    B. 血清铁降低、总铁结合力升高、转铁蛋白饱和度降低
    C. 血清铁降低、总铁结合力正常、转铁蛋白饱和度降低
    D. 血清铁降低、总铁结合力升高、转铁蛋白饱和度正常
    E. 血清铁正常、总铁结合力升高、转铁蛋白饱和度降低

35. 引起继发性再生障碍性贫血最常见的病因是
    A. 药物及化学物质　　　B. 物理因素　　　　　　C. 病毒感染
    D. 细菌感染　　　　　　E. 营养因素

36. 再障最主要的诊断依据是
    A. 全血细胞减少,有出血或感染表现
    B. 网织红细胞减少
    C. 骨髓增生不良
    D. 肝脾淋巴结不肿大
    E. 铁剂叶酸治疗无效

37. 下列哪项符合急性淋巴细胞性白血病
    A. 为儿童最多见的急性白血病   B. 中枢神经系统白血病少见
    C. 化疗效果差   D. 易发生 DIC 出血严重
    E. 与 EB 病毒感染有关

38. 女性,20 岁,病史 10 天,发热,贫血,出血,肝脾轻度肿大,颈部淋巴结肿大,伴关节痛,血红蛋白 60g/L,白细胞 $35×10^9$/L,血小板 $80×10^9$/L,首先考虑
    A. 风湿热   B. 病毒感染   C. 急性白血病
    D. 淋巴病   E. SLE

39. 女,38 岁。四肢无力,双下肢浮肿及皮下出血点 2 月,查尿蛋白(++),红细胞(++),ANA(+),有光过敏。最可能的诊断是
    A. 多发性肌炎   B. 系统性红斑狼疮   C. 急性肾小球肾炎
    D. 慢性肾小球肾炎   E. 过敏性紫癜

40. 糖尿病病人最基础的治疗措施是
    A. 饮食治疗   B. 适当体育锻炼   C. 双胍类降血糖药
    D. 磺脲类降血糖药   E. 胰岛素

41. 双胍类降糖药最常见的副作用为
    A. 乳酸性酸中毒   B. 低血糖   C. 胃肠道反应
    D. 过敏性皮疹   E. 肝功异常

42. 男性,45 岁,肥胖 7 年,口渴多饮 2 个月,伴经常餐后 3~5 小时心悸,多汗,饥饿感,进餐后缓解,空腹血糖 8.3mmol/L,尿糖(+),最可能的诊断是
    A. 胰岛素瘤   B. 胰岛素性低血糖
    C. 糖尿病   D. 胰岛细胞增生症
    E. 2 型糖尿病,反应性低血糖

43. SLE 脏器损害最常见于
    A. 心   B. 肝   C. 脑
    D. 肺   E. 肾

44. 高血压并发脑出血好发的部位是
    A. 内囊和基底节处   B. 蛛网膜下腔   C. 大脑皮质
    D. 脑桥   E. 中脑

45. 女性,62 岁,午睡起床时感觉左侧肢体无力,说话吐字不清,口角歪斜,测血压 100/70mmHg,心肺(-),左上下肢肌张力增高,左侧中枢性面瘫、舌瘫,最有可能的诊断为
    A. 脑出血   B. 脑血栓形成   C. 脑栓塞
    D. 蛛网膜下腔出血   E. 短暂性脑缺血发作

46. 下述哪项表现是由 T_3、T_4 分泌增多直接所致

A. 甲状腺肿大   B. 浸润性突眼   C. 心率增快

D. 胫前黏液性水肿   E. 甲状腺血管杂音

47. 抢救急性一氧化碳中毒,尽快纠正组织缺氧效果最佳的是哪项

A. 高压氧舱治疗   B. 吸氧   C. 输血

D. 注射激素   E. 迅速离开现场

48. 诊断蛛网膜下腔出血最有价值的是

A. 血压增高   B. 意识丧失   C. 血性脑脊液

D. 瞳孔缩小   E. 脑膜刺激征

49. 最常见的幻觉为

A. 幻听   B. 幻视   C. 幻触

D. 幻味   E. 幻嗅

50. 关于癫痫的药物治疗,下述哪项是**不正确**的

A. 药物选择决定于发作类型   B. 药物自小剂量开始

C. 不能突然停药   D. 开始小剂量多种药同时治疗

E. 定期复查,注意毒性反应及副作用

参 考 答 案

一、名词解释(每小题 3 分,共 15 分)

1. 社区获得性肺炎(CAP):指在医院外患的感染性炎症,包括具有明确潜伏的病原体感染而在入院后平均潜伏期内发病的肺炎。

2. 心绞痛:心绞痛是冠状动脉粥样硬化狭窄等原因引起的心肌急剧而短暂的缺血、缺氧所致的临床综合征。其临床特点呈阵发性胸骨后压迫性闷痛,可放射至左肩、左臂内侧。

3. 肝硬化:由多种原因引起的以肝组织弥漫性纤维化、假小叶和再生结节形成为特征的慢性肝病,临床上以肝功能损害和门静脉高压为主要表现。

4. 中毒:毒物进入人体,达到中毒量而产生损害的全身性疾病。

5. 尿路刺激征:尿路感染时出现的尿频、尿急、尿痛、下腹不适感等症状。

二、填空题(每空 0.5 分,共 10 分)

1. 浸润型肺结核

2. 心律绝对不齐 S_1强弱不等   脉搏短绌

3. 消化性溃疡   食管胃底静脉曲张破裂   急性胃黏膜病变   胃癌

4. 大量蛋白尿   低蛋白血症   水肿   高脂血症

5. 大肠埃希菌   上行感染

6. VP   DA

7. 胆碱酯酶

8. 脑血栓形成   脑栓塞   腔隙性脑梗死

三、问答题(共 25 分)

1. 简述慢性肺心病强心剂的使用原则。(7 分)

慢性肺心病患者由于慢性缺氧及感染,对洋地黄类药物的耐受性很低,疗效较差,易发生心律失常(1分)。强心剂剂量宜小,一般约为常规剂量的 1/2 或 2/3 量(1分),同时选用

作用快、排泄快的洋地黄药物(1分)。用药前应注意纠正缺氧,防治低钾血症,以免发生毒性反应(1分)。

应用指征有:①感染已控制,呼吸功能已改善、利尿剂不能得到良好疗效而反复水肿的心力衰竭患者(1分);②以右心衰为主要表现而无明显感染的患者(1分);③出现急性左心衰者(1分)。

2. 试述急性左心衰竭的抢救措施。(8分)

急性左心衰竭的抢救措施包括(每小点1分):

(1)坐位、双腿下垂,以减少静脉回流,减轻心脏负荷。

(2)高流量吸氧,加抗泡沫剂(酒精湿化)。

(3)吗啡:5～10mg静注或肌注,伴严重肺部疾患及昏迷、休克者禁用。

(4)快速利尿:呋塞米20～40mg,静注,4小时后可重复使用。

(5)血管扩张剂:如硝普钠,硝酸甘油等,减轻心脏负荷。

(6)应用洋地黄,如毛花苷C(西地兰)静注。

(7)氨茶碱。

(8)轮流结扎肢体,减少回心血量。

四、病案分析题(共10分)

1. 诊断:高血压2级极高危(2分);高血压性心脏病,心功能Ⅲ级(2分)。

2. 诊断依据

(1)高血压2级:BP160/100mmHg。(1分)

(2)极高危:①有心血管疾病的危险因素(吸烟、高胆固醇、高血压家族史)(1分);②心脏靶器官损害:心尖呈抬举性搏动,心界向左下扩大,心尖区2/6级SM(2分);③心衰的临床表现:劳力性胸闷气短,双肺底湿性啰音(2分)。

五、单项选择题(每题1分,共50分)

1～10 DDBBE　ACCBE　　　11～20 ADBED　BDADC

21～30 ABBBB　DCBBA　　　31～40 BCEBA　CACBA

41～50 CEEAB　CACAD